CLINIQUE ET CRITIQUE

CHIRURGICALES

DU MÊME AUTEUR :

Du Tubercule du Testicule et de l'Orchite tuberculeuse. *Thèse de doctorat*, 1876.

De la Syphilis du testicule. Grand in-18, avec 6 planches, 1882.

Des Ophthalmies sympathiques. *Thèse d'agrégation*, 1878.

Des Mesures propres à ménager le sang pendant les opérations chirurgicales. *Thèse d'agrégation*, 1880.

La Fontaine d'Ahusquy. *Progrès médical.*

Paul Broca. *Revue mensuelle de médecine et de chirurgie.*

Article **Médecin.** *Dictionnaire des professions* d'Édouard Charton.

Claude Bernard. *Magasin pittoresque.*

Notice sur M. Houël. *Bulletin de la Société anatomique.*

Sur les Lésions histologiques de la syphilis testiculaire. (En collaboration avec M. Malassez.) *Archives de physiologie.*

Sur un cas d'Amputation congénitale. *Bulletin de la Société de chirurgie.*

Paris. — Typ. G. Chamerot, 19, rue des Saints-Pères. — 14927.

CLINIQUE ET CRITIQUE

CHIRURGICALES

PAR

LE Dr PAUL RECLUS

PROFESSEUR AGRÉGÉ DE LA FACULTÉ DE MÉDECINE
CHIRURGIEN DES HÔPITAUX
MEMBRE DE LA SOCIÉTÉ DE CHIRURGIE

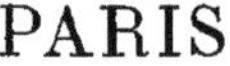

PARIS
G. MASSON, ÉDITEUR
LIBRAIRE DE L'ACADÉMIE DE MÉDECINE
120, BOULEVARD SAINT-GERMAIN, 120

M DCCC LXXXIV

A

M. LE PROFESSEUR VERNEUIL

Mon cher Maître,

Permettez-moi de vous dédier ce livre. Un philosophe prétend qu'au meilleur des discours d'autrui nous préférons l'écho de nos propres paroles. S'il disait vrai, vous aimeriez ces pages dont chaque ligne porte l'empreinte de votre enseignement.

PAUL RECLUS.

PRÉFACE

Les études que contient ce volume ont déjà paru dans des recueils périodiques, quelques-unes dans le *Progrès Médical* et la *Revue Mensuelle*, la plupart dans la *Gazette hebdomadaire* qui nous demande, depuis trois ans, d'exposer à ses lecteurs les questions nouvelles de chirurgie.

Ce n'est point cependant une simple reproduction : des lectures plus étendues, une observation mieux éclairée, de justes critiques, ont souvent modifié notre opinion; et nous n'avons pas craint, dans quelques-uns de nos mémoires, d'ajouter des exemples nouveaux, de changer l'ordonnance des faits, et même d'atténuer ou d'accentuer nos affirmations primitives.

S'il ne se fût agi que d'études critiques, nous n'aurions point osé rassembler ces articles : en ce temps de progrès rapides, les points de vue se déplacent, les théories vieillissent vite et ne présentent bientôt plus qu'un médiocre intérêt. Mais si les interprétations se modifient, les faits demeurent, et nous nous sommes toujours efforcé de prendre de solides observations, comme base de nos recherches, aussi bien pour les analyses des travaux d'autrui que pour nos mémoires originaux.

La recherche de la clarté a été notre constante préoccupation. Ce que nous essayons de faire facilement comprendre, nous l'avions souvent péniblement compris et le travail qu'ont nécessité ces articles est encore notre meilleure excuse pour les présenter de nouveau au public : comme ils nous ont coûté de la peine, nous nous révoltons un peu « contre l'oubli qui les gagne. Ils ont vécu une heure, nous voudrions les faire vivre tout un jour. »

CLINIQUE ET CRITIQUE
CHIRURGICALES

CHAPITRE PREMIER

MALADIES GÉNÉRALES

I

États constitutionnels et microbiose.

Il y a quelques mois à peine, M. Verneuil écrivait, dans l'introduction qui précède le troisième volume de ses *Mémoires de chirurgie :* « Le parasitisme lui-même, que n'a-t-il pas à gagner aux recherches que nous préconisons ! Tandis que dans le laboratoire on découvrira les microbes innombrables qui nous détruisent, nous étudierons l'homme comme terrain de leur culture, nous rechercherons quelles chances d'immunité d'une part, de réceptivité de l'autre, leur crée son état antérieur de santé ou de maladie. L'impunité contre l'empoisonnement étant avérée pour certains sujets, on s'efforcera de découvrir l'état organique particulier, les qualités spéciales des humeurs ou des solides chez ces mêmes sujets, les propriétés durables et passagères du sang, faisant de ce fluide un milieu réfractaire à la vie ou impropre à la prolifération du parasite. »

C'est là un séduisant programme, et M. Verneuil semble en avoir déjà fait le sujet de ses réflexions, car récemment nous écoutions une de ses cliniques où il développait, en traits rapides, quelques-unes des propositions ébauchées dans cette préface. Nous lui avons demandé la permission de publier les notes précises que nous avions recueillies. Certes, il eût préféré les mûrir encore et les présenter lui-même avec le degré de certitude que donne le long contrôle d'une observation quotidienne au lit du malade. Mais, d'autre part, pour s'opposer à notre dessein, il sait trop combien la discussion, la critique, la somme de toutes les expériences et de toutes les observations sont nécessaires au développement d'une idée et profitent à sa victoire définitive. Ce n'est donc pas une étude finie que nous offrons au lecteur, mais les premiers linéaments de recherches dont la poursuite doit être patiente pour devenir fructueuse.

On a semblé croire un moment que le microbe n'a qu'à pénétrer dans l'organisme pour s'y multiplier. La présence du parasite et l'effraction des tissus seraient les deux conditions nécessaires, mais toujours suffisantes, pour déterminer l'infection et constituer la maladie. D'après cette théorie facile, quelle que soit, par exemple, la constitution d'un individu, si la bactéridie charbonneuse se trouve au contact de son épiderme excorié, la pustule maligne ne tardera guère à évoluer.

Les observations abondent qui prouvent le mal fondé de cette opinion. L'organisme se défend ; il peut repousser l'agression ; le microbe languit ou meurt dans une terre inféconde. Les preuves n'en sont plus à donner : de ceux qu'a mordus un chien hydrophobe, tous ne prennent pas la rage ; on peut échapper à la diphthérie, à la rougeole, à la variole, à la scarlatine dans le milieu le plus infecté. Tel n'attrape pas la syphilis et la blennorrhagie où les gagnent successeurs et prédécesseurs ; bien des inoculations échouent et nous pourrions citer, après tant d'autres faits de ce genre, une de nos clientes de vingt-trois ans, vaccinée 19 fois, de toutes les manières et par tous les procédés et toujours infructueusement. Pour désigner ces privilégiés on a appliqué, à leur usage, le mot de réfractaires.

Nous avons observé, à Bicêtre, un jeune cuisinier qui entra dans notre service pour une pustule maligne de la nuque ; la tumeur, des mieux caractérisées, évolua sur place et guérit sans le secours d'aucun traitement. Le microscope ne révéla la bactéridie charbonneuse ni dans le sang, ni sous l'eschare, ni dans le liquide des vésicules. Mais une inoculation heureuse sur un lapin nous prouva qu'ici le microbe, en petite quantité sans doute, existait toutefois. Ne devons-nous pas admettre que les germes avaient trouvé, dans les tissus de ce garçon, un mauvais terrain de culture ? Ils avaient pu se développer assez pour provoquer l'apparition de la pustule, mais point suffisamment pour infecter l'organisme.

Il est, par contre, des individus atteints de préférence ; ils deviennent la proie facile des germes ; leur milieu organique est essentiellement fertile et, pour peu que les spores infectieux pénètrent dans leurs tissus ou ensemencent leurs humeurs, la maladie éclate. Nous parlions tout à l'heure du charbon : les troupeaux, dans les pâturages de la Normandie, n'en sont presque jamais affectés, tandis que l'on en connaît les ravages sur les animaux de labour des provinces voisines. Les inoculations anatomiques ne sont d'ordinaire dangereuses que chez les jeunes surmenés. Enfin, lorsqu'une ou deux vaccinations jenneriennes sont habituellement suffisantes, ne pourrions-nous pas opposer à ce fait général l'observation d'un médecin des hôpitaux qui, quoique plusieurs fois vacciné avec succès, prenait à l'hôpital une variole, discrète il est vrai, moins d'un an après une inoculation légitime?

Il ne faut évidemment que des changements bien infimes dans la composition des milieux pour rendre ainsi nos humeurs fertiles ou inféconds. Quelles modifications la syphilis, la variole, la scarlatine, la rougeole, le charbon provoquent-ils dans nos tissus? La chimie ne saurait guère nous répondre, et cependant l'organisme est, après une première atteinte, devenu impropre à nourrir, de nouveau, le germe de ces maladies qui n'attaquent deux fois le même individu que d'une façon tout exceptionnelle. Il n'y a plus, dans l'économie, les mêmes éléments ou la même quantité de ces éléments; les principes constituants se sont modifiés soit en plus soit en moins, et la conséquence directe en est qu'un milieu où jadis pullulaient certains germes est désormais pour eux, nettement délétère.

Une expérience de laboratoire, que Duclaux rapporte

dans son livre remarquable, rend bien sensibles la fragilité des germes, leurs exigences nutritives et leur extrême impressionnabilité. Un liquide de culture contient un cinquante-millième de zinc; une ou deux générations d'*aspergillus* absorberont complètement ce métal, et rendront l'existence d'une autre génération chétive ou impossible. « Dans un tel liquide, un nouvel ensemencement, j'allais dire une nouvelle inoculation, resterait sans effet. »

« Ajoutons, continue M. Duclaux, un seize-cent-millième de nitrate d'argent au liquide nourricier, et la végétation s'arrête brusquement. Elle ne peut pas même commencer dans un vase d'argent, bien que la chimie soit presque impuissante à montrer qu'une portion de la matière du vase se dissout dans le liquide; mais la plante l'accuse en mourant. Supposons que l'aspergillus soit un parasite humain, pouvant vivre et se développer dans l'organisme, et l'envahissant tout entier, la quantité de nitrate d'argent nécessaire pour le faire disparaître du corps d'un homme pesant 60 kilogrammes serait de 40 milligrammes. S'il ne pullulait que dans le sang, 5 milligrammes suffiraient pour arrêter le développement d'un être aussi sensible. » Il est vrai que d'autres espèces pourront vivre où meurt cet aspergillus. Chaque ferment a son liquide ou son milieu de choix, et l'on arrive à cette formule « que tous les sols ne conviennent pas à toutes les cultures, et qu'un terrain fertile est bien vite épuisé ».

On comprend l'importance d'une telle notion et les profits qu'en tireront la thérapeutique et l'hygiène. Déjà les médecins s'en sont emparés; ils ont rapproché ce fait d'anciennes constatations populaires sur l'immunité de certaines classes d'individus. Ne dit-on pas qu'il y a des ouvriers réfractaires à la contagion des maladies infectieuses, grâce aux substances qu'ils manient? N'affirme-t-on pas, par exemple, que ceux qui travaillent le cuivre et le mercure ne sauraient être atteints par le choléra? MM. Paul Bert et Capitan ont montré, par une série d'expériences communiquées à la Société de Biologie, que des bouillons, ensemencés par le microbe de la morve, devenaient stériles lorsqu'on ajoutait un décigramme, par litre, de sulfate de cuivre, de bichlorure de mercure, de chlorure d'or ou d'eau oxygénée.

A ce propos, M. Bouley a rappelé qu'autrefois Gohier, de Lyon, avait réussi à rendre imputrescibles les cadavres d'animaux soumis, pendant un certain temps de leur existence, au régime du tanin. M. le docteur Polli, de Milan, a montré que l'administration préalable d'un sulfite alcalin rendait l'organisme réfractaire à l'évolution de maladies très graves; et l'on affirme que cette pratique a été assez efficace pour conjurer les fièvres palustres, typhoïdes et puerpérales, la variole et l'infection purulente. Le docteur Crudelli, par l'emploi de l'arsenic, a pu préserver les employés des chemins de fer romains des attaques de la malaria. — La voie de l'expérimentation sur ce point particulier de doctrine est donc ouverte, et, comme on s'y élance avec ardeur, il est probable que nous aurons, sous peu, mieux que des présomptions.

Les modifications passagères ou constantes du milieu organique influencent donc, d'une manière directe, l'évolution de la maladie microbique. C'est évidemment, pour me servir des propres expressions de M. Verneuil, telle ou telle qualité des humeurs : sang, lymphe, sérosité des espaces conjonctifs, qui facilite les fermentations et les cultures ; et, comme on peut affirmer *a priori* que la composition chimique des humeurs varie d'une maladie à l'autre, on peut avancer aussi que chaque maladie constitutionnelle, spécifique ou non, fera de l'organisme un terrain plus propre à telle culture qu'à telle autre ; en d'autres termes, les germes morbides trouvent, dans les humeurs de tel ou tel diathésique, un sol propice, indifférent ou réfractaire à leur développement.

M. le professeur Bouchard nous fait une déclaration semblable dans ses récentes leçons : « Parmi les agents infectieux, il est des espèces qui peuvent prospérer dans le milieu humain, quel que soit son état de santé ou de maladie. Il en est d'autres qui respectent l'homme sain et qui ne trouvent, dans ses tissus ou dans ses humeurs, un sol favorable que dans certaines circonstances pathologiques qui ont amené une détérioration de l'économie, dans les cas où une altération de la nutrition a provoqué un changement chimique de notre milieu vivant. » Mais il ne faudrait pas s'en tenir à une affirmation d'un ordre aussi général, et nous allons chercher, avec M. Verneuil, si l'on peut déterminer déjà les milieux qui conviennent à certains germes et ceux qui arrêtent leur développement.

Les humeurs des rhumatisants, des goutteux et des diabétiques chargées d'acide urique, d'urates ou de sucre, pour ne parler que des produits chimiques reconnus, se prêtent fort bien, nous dit M. Verneuil, à la culture du microbe du furoncle et de l'anthrax, à tel point que l'on peut conclure presque certainement du développement de ces affections locales à l'existence de la diathèse arthritique. — Il est, en effet, depuis longtemps reconnu que l'anthrax est une des complications les plus communes du diabète. Le fait est classique; mais on parle moins de sa fréquence chez les goutteux, les rhumatisants, les graveleux, chez tous ceux enfin que M. Bouchard réunit en un même groupe, les malades « par ralentissement de la nutrition ».

M. Verneuil va plus loin encore, et pour lui les humeurs des scrofuleux conviennent, au contraire, si peu à la culture du microbe furonculeux, qu'il en est encore à rencontrer un cas d'anthrax chez un sujet actuellement en puissance de scrofule. Cet antagonisme remarquable mériterait d'être confirmé, et il y a là un intéressant sujet d'étude que nous nous proposons de poursuivre. Nous pensons toutefois que l'infécondité du sang scrofuleux n'est pas absolue; nous observions récemment une jeune fille tuberculeuse : elle a eu, autour du genou, une éruption de vingt-cinq furoncles; il est vrai que son père et sa mère sont rhumatisants, et que la malade elle-même est atteinte de douleurs articulaires erratiques. Nous avons donc affaire à une hybride, et la proposition du professeur de la Pitié ne se trouve pas infirmée par cet exemple.

M. Bouchard nous donne l'exemple de deux autres parasites qui ne prospèrent, sur le sol humain, que chez certains diathésiques et grâce à certaines conditions morbides nettement déterminées. « Le microsporon furfur du pityriasis versicolor a une prédilection marquée pour les phtisiques et pour les arthritiques. » Quant à l'oïdium albicans, au muguet, il ne se développe, on le sait, que sur des organismes débilités : au premier âge, chez les athrepsiques ; dans la vieillesse, chez les faibles et les usés ; aux autres périodes de l'existence, chez tous ceux que délabre une grave et longue maladie. On le voit alors pulluler sur les surfaces que lubrifie un mucus acide.

La médecine vétérinaire nous offre un fait analogue pour la gale. Delafond et Bourguignon ont démontré que les moutons « bien portants, bien propres, bien entretenus, résistent d'une façon absolue à la colonisation des acarus. Soumis à un régime débilitant, ces mêmes moutons prennent au contraire très facilement la maladie. Ramenés à la santé par un bon régime, ils se guérissent tout seuls et se refusent à tout ensemencement nouveau. »

A ces parasites ne pourrions-nous pas ajouter celui de la blennorrhagie, décrit par Hallier en 1872, puis par Salisbury, par Neisser, par Bouchard et Capitan ? Il semble prospérer sur tous les terrains ; un sol cependant lui est particulièrement favorable, et lorsque Ricord donnait, autrefois, une recette demeurée fameuse pour prendre la chaude-pisse, il avait tort d'accumuler seulement les conditions extérieures qui peuvent influer sur le développement du germe infectieux. L'individu qui va être infecté joue un rôle important. Ne voyons-nous pas, chez certains jeunes hommes, la blennorrhagie survenir une première fois au plus léger prétexte, s'implanter dans ce milieu fertile, et y défier tous les efforts du médecin? Elle peut s'amender, mais sans s'éteindre complètement, et sa marche, désormais chronique, s'entrecoupe, au moindre écart, d'épisodes aigus.

Or, ce n'est pas au hasard que s'abattent ces infections graves et persistantes, et l'on pourrait démontrer, croyons-nous, qu'ici encore la diathèse arthritique est le terrain par excellence de ces luxuriantes cultures. Nous avons, par devers nous, plusieurs faits qui nous montrent des chaudes-pisses interminables, à manifestations redoutables et multiples, développées sur des types d'individus à nutrition retardante, et chez eux exclusivement. Une hygiène sage, une nourriture appropriée, l'hydrothérapie, la campagne, l'exercice, ont pu, seuls, tarir un écoulement qui persistait malgré toutes les injections et toutes les capsules de nos meilleurs spécialistes.

Les choses se passent précisément à l'inverse, nous dit M. Verneuil, pour un autre microbe, celui de la tuberculose qu'il admet sans réserve, et qui lui paraît virtuellement découvert depuis que Villemin a démontré l'inoculabilité de la granulation et des foyers caséeux. Ce germe ne prospère point, ou ne se multiplie que très rarement, dans l'organisme arthritique. En revanche, il envahit et il détruit avec une énergie extrême l'économie des scrofuleux.

Nous touchons ici à une idée fort originale du professeur de la Pitié sur les rapports de la scrofule et de la tuberculose, et qui pourrait mettre fin aux débats entre les unicistes et les dualistes. M. Verneuil a été longtemps uniciste, et tout récemment encore il croyait à l'identité de nature de la scrofule et du tubercule. Ce dernier produit, à ses yeux, constituait la traduction anatomique la plus grave de la diathèse strumeuse; il était à la scrofule ce que la gomme est à la syphilis, le cancer à l'arthritisme, et M. Verneuil faisait de son mieux pour imposer silence aux objections qu'éveillaient dans son esprit : la coïncidence de la tuberculose avec le cancer, l'apparition rare, mais indéniable de cette tuberculose chez des sujets n'ayant jamais eu la moindre trace de scrofule, la transmission héréditaire de la strume et la contagion évidente de la tuberculose.

Aujourd'hui ses scrupules sont dissipés; il a trouvé le moyen de s'accorder avec lui-même : la scrofule et la tuberculose sont deux états morbides distincts; le premier dérive d'un trouble de la nutrition, le second est dû à une invasion parasitaire. On donne raison aux dualistes, mais on offre aux unicistes une honorable voie de retraite. En substituant à la notion d'identité celle de l'affinité extrême, de la dépendance presque complète, on efface les contradictions apparentes entre les résultats de l'observation clinique et ceux de l'expérimentation.

On entrevoit alors, continue M. Verneuil, la solution de plusieurs problèmes qu'on trouvait jadis bien obscurs. Naguère on admettait un antagonisme entre le paludisme et la tuberculose; aujourd'hui les opinions contradictoires se croisent encore sans se détruire. Il y a sans doute là un vice dans la manière dont ont été conduites les recherches. Considérons le paludique comme terrain de culture, et examinons s'il est ou non favorable à la prolifération du microbe tuberculeux; cherchons, en d'autres termes, si un sujet exempt jusqu'alors de toute tare organique, et commençant sa vie morbide par l'intoxication de la malaria, résiste mieux dans la suite au microbe tuberculeux ou si, au contraire, il en devient plus facilement la proie. Réciproquement si le tuberculeux (M. Verneuil ne dit pas le scrofuleux) devient le terrain de culture, il faut voir quelle est, dans un pays palustre, sa réceptivité pour le microbe de la malaria.

« Qui sait si l'on n'en arriverait pas à démontrer, — je fais ici une supposition tout à fait gratuite : — 1° que le terrain ensemencé de paludisme ne nourrit guère la graine tuberculeuse, auquel cas Boudin aurait raison; 2° que, tout au contraire, le phtisique envahi par la fièvre intermittente en subit plus volontiers les atteintes et en présente, plus aisément que tout autre, les formes pernicieuses.

« A défaut de l'homme, sur lequel nous ne pouvons actuellement semer et cultiver le microbe, nous avons largement ouvert le champ de l'expérimentation sur les animaux, à la condition toutefois de choisir, pour ces recherches, les terrains nettement favorables ou défavorables à la culture. Ces sols différents sont fournis par les diverses espèces animales qui, pour quelques-unes d'entre elles au moins, représentent assez fidèlement les grandes diathèses de la race humaine. Pour étudier, par exemple, les points relatifs au microbe des affections gangreneuses, on ne choisira ni le chien ni le chat, mais bien le mouton ou le bœuf. Pour cultiver la tuberculose, il n'y a pas de milieu préparé par la scrofule, mais on prendra le singe ou le veau de préférence au cheval ou au porc.

« Comme nos cachectiques qui sont presque sans défense contre la pluralité des microbioses, certains animaux, les lapins par exemple, reçoivent et font prospérer tous les germes, depuis ceux de la septicémie jusqu'à ceux de la tuberculose, en passant par les bactéridies du charbon. Et semblable à certains sujets qui, impunément, habitent les milieux les plus malsains, traversent les épidémies les plus meurtrières et s'exposent le plus imprudemment aux contagions les plus graves, le sordide pourceau restera à peu près réfractaire à toutes les inoculations. »

Voilà, reproduite, dans ses traits principaux, l'importante clinique de M. Verneuil. Si nous la publions, c'est pour élargir le cercle de ses auditeur au delà des élèves habituels du professeur de la Pitié. D'autres apporteront peut-être, pour la réalisation de ce vaste programme, leur contingent d'observations et le résultat de leur expérience. Après tout, pourquoi ne verrions-nous pas refleurir encore, au plus grand bien de la thérapeutique et de l'hygiène, les études d'étiologie à peu près délaissées par notre génération chirurgicale?

II

États constitutionnels et traumatisme.

M. Verneuil vient de publier le tome troisième de ses *Mémoires de chirurgie*. Il y traite des rapports des états constitutionnels avec le traumatisme, sujet de prédilection qui l'absorbe depuis de longues années. Si, plus que tout autre, en effet, l'auteur a su faire face à tous les problèmes soulevés par la pratique et l'enseignement quotidiens, l'influence des diathèses est le sillon qu'il a ouvert avec le plus d'ardeur et creusé le plus profondément. C'est surtout par ces travaux qu'il marquera notre époque chirurgicale d'une empreinte toute personnelle.

Aujourd'hui, nous voulons signaler au lecteur, non le livre lui-même, mais l'avertissement qui le précède. M. Verneuil y condense, en vingt pages fort belles, la méthode qui l'a guidé. Il montre le chemin qu'il a parcouru et le but qu'il désire atteindre; il donne à la jeune génération des conseils d'une haute valeur et dénonce la voie dangereuse où s'engage la chirurgie actuelle. Nous voudrions, dans ce court article, résumer les traits principaux de cette remarquable introduction. A une époque où le « procédé opératoire » semble nous obséder uniquement, il est bon, ne fût-ce qu'une fois, d'échapper à cette incessante préoccupation et de voir d'un peu haut, sur le sol de la pathologie générale, les terrains déjà ensemencés et ceux qui restent encore en friche.

Autrefois, on n'étudiait guère que la blessure : le blessé et ses « tares » organiques, le milieu et ses conditions diététiques n'entraient point en ligne de compte, du moins pratiquement : si, de tout temps, on a proclamé la mauvaise influence des cachexies sur la marche des plaies, c'était là une vague notion; encore restait-elle théorique; tout au plus se traduisait-elle par une non-intervention dans la fistule à l'anus chez les phtisiques très avancés. On n'aurait pas trouvé un mémoire sur la part que prend la constitution du sujet dans la marche, l'évolution et l'issue d'une maladie.

En tout cas, la preuve en était à faire. M. Verneuil a entrepris cette tâche et nous a montré, par une foule d'observations irrécusables, comment la diathèse réagit sur la blessure. Nous savons maintenant l'évolution ordinaire du traumatisme chez un syphilitique et chez un alcoolique, chez un diabétique et chez un scrofuleux, chez un paludique et chez un rhumatisant, et la façon dont un état constitutionnel assoupi peut être tout à coup réveillé. On pousse plus loin l'analyse : deux diathèses se compliquent parfois; un ivrogne peut être un paludique, un syphilitique tuberculeux; or certains faits prouvent que la plaie ou la maladie sont influencées à des degrés différents par les deux diathèses et qu'il y a lieu d'étudier « les hybrides ». Nous possédons déjà une thèse sur l'iritis syphilitique chez les scrofuleux, et nous savons qu'un travail autrement important se prépare sur ces sujets.

C'est grâce à un phénomène analogue qu'on s'explique comment un même traumatisme peut se traduire par des affections dissemblables. Un individu reçoit un coup sur le testicule, — nous prenons cet exemple parce que nous pourrions citer à l'appui une foule d'observations, — s'il est sain d'ailleurs et sans diathèse bien établie, la glande réagira par une inflammation franche; s'il est scrofuleux, des masses caséeuses se déposeront dans le parenchyme et l'on aura une orchite tuberculeuse; s'il a eu la vérole, c'est de la sclérose ou de la gomme qui se formera; enfin, un cancer pourra apparaître chez un arthritique.

Pour expliquer ces faits, on invoquait autrefois, nous dit M. Verneuil, « la prédisposition ou l'idiosyncrasie », mots bien vagues que tendent à remplacer maintenant des notions plus précises : l'idiosyncrasie, la prédisposition est une diathèse qui, dans un certain nombre de cas, a été dégagée avec une grande certitude. Un nom bien défini remplace maintenant le terme banal sous lequel la maladie restait confondue avec tous les autres états constitutionnels. Ne savons-nous pas, par exemple, que les opérés « prédisposés » aux inflammations gangreneuses sont, pour la plupart, des diabétiques? Et cette idée a fait un tel chemin que, pour une opération de quelque importance, les chirurgiens, même les plus réfractaires, ne touchent guère au bistouri sans une analyse préalable des urines.

Cette recherche de la diathèse, de l'état constitutionnel a ouvert une voie vraiment féconde. L'année dernière nous opérions un jeune homme pour un pied bot équin d'origine paralytique. Le tendon d'Achille fut sectionné et un appareil fut placé avec le plus grand soin par M. Collin et par moi. Il survint, en un point du talon et au niveau de la tête du premier et du cinquième métatarsiens, une eschare heureusement peu étendue; la guérison n'en fut guère retardée et le résultat définitif fut excellent. Fallait-il, pour expliquer le sphacèle, dire que le malade était « prédisposé »? Nous nous sommes rappelé alors les travaux de MM. Verneuil et Nepveu sur les gelures et les ulcères trophiques des membres atteints de paralysie infantile. Non seulement les muscles ont souffert, mais aussi les téguments, et, de cette notion, il ressort qu'il faut agir chez ces paralysés avec la plus extrême prudence. Leur peau ne peut subir indifféremment une pression qui serait sans danger sur un individu sain.

M. Verneuil a donc substitué aux termes « prédisposition et idiosyncrasie » quelques propositions fort claires. Pour lui : 1° l'homme sain peut contracter une foule de lésions, d'affections, de maladies; il n'est prédisposé à aucune d'elles; 2° l'homme prédisposé est celui qui présente, en un point quelconque de son organisme, une tare anatomique atteignant un tissu, un organe, un appareil, un système, un solide, une humeur, ou un désordre physiologique portant sur une propriété, un usage, une fonction : c'est un sujet malade ou qui l'a été, ou qui est à la veille de le devenir; 3° la prédisposition n'est donc autre chose que la tare, le désordre, le lieu de moindre résistance, de propathie. C'est la condition antérieure inconnue ou connue, latente ou patente, soupçonnée ou constatée, qui, grâce à l'adjonction d'une influence perturbatrice nommée aussi cause déterminante, fera naître ou renaître une lésion, une affection, une maladie ; 4° la santé absolue étant fort rare, chaque individu a sa prédisposition quand il n'en a pas plusieurs. A la vérité, la prédisposition peut rester fruste, si les causes déterminantes ne s'y associent pas ; 5° la prédisposition ainsi considérée n'a plus rien de mystérieux ; elle peut être plus ou moins malaisée à deviner et à démontrer ; mais la difficulté n'excède point celle qu'exige la pose d'un bon diagnostic ; 6° la connaissance exacte de la prédisposition conduit aisément à la prophylaxie et à la thérapeutique étiologique.

Ce n'est pas tout encore : au-dessous des états constitutionnels et des diathèses, il peut y avoir certains troubles locaux qui deviendront pour un tissu, un organe, un appareil ou un système, ce que les anciens appelaient « un lieu de moindre résistance ». Cette idée, lorsque M. Verneuil l'a exhumée, existait tout au plus à l'état de vague et vieille tradition. Maintenant la réalité en est démontrée par des faits irrécusables. On sait que les manifestations locales des maladies générales n'apparaissent pas, indifféremment et comme au hasard, sur une partie quelconque de l'organisme, mais qu'elles choisissent, de préférence, un point déjà affaibli, « taré » par quelque altération préalable.

« Une tare, laissée par une ancienne blessure, peut devenir, sous l'influence d'une maladie générale survenant plus ou moins longtemps après la guérison, le point de départ d'une nouvelle affection portant parfois le cachet de celle qui l'a primitivement provoquée. C'est ainsi que nous avons vu la syphilis se fixer sur d'anciennes cicatrices, le cancer sur des tumeurs restées longtemps bénignes, le rhumatisme sur des jointures autrefois malades, la scrofule sur un membre atrophié depuis l'enfance, et que nous avons également vu la fièvre typhoïde rallumer un ancien foyer d'ostéite. »

Dès 1876, moins d'un an après la publication de la note de M. Verneuil au congrès de Nantes, nous avons essayé de montrer que le testicule est souvent, pour la tuberculose, un lieu de moindre résistance. Chez un individu à constitution solide d'ailleurs, la glande spermatique peut, sous l'influence de causes nombreuses, devenir un terrain favorable à l'éclosion du tubercule, et tel choc, incapable d'ébranler tout autre point de l'organisme, suffira pour y déterminer l'apparition de la maladie. Sur 60 observations de tuberculose, nous trouvons que 36 fois le poumon et les organes génito-urinaires étaient atteints simultanément, mais 24 fois la glande spermatique était seule envahie, et cela, à la suite d'un froissement, d'un coup, d'une violence extérieure quelconque, ou bien sous l'influence d'une inflammation propagée de l'urèthre.

N'en est-il pas exactement de même dans la syphilis du testicule? et si nous ajoutons ce nouvel exemple, c'est qu'ici tous les chirurgiens semblent d'accord; ceux même qu'a moins préoccupés ce point de pathologie générale ont apporté leur contingent de preuves. « Si le testicule, nous dit-on, est un des viscères le plus souvent atteints, c'est qu'il est fatigué par les excès, son tissu se défend mal, la vérole y trouve un lieu de moindre résistance. » D'après Fournier, le sarcocèle succède souvent « à un véritable surmenage, à des prouesses érotiques immodérées ».

Les inflammations antérieures, les orchites blennorrhagiques par exemple, sont une prédisposition indéniable. « Ce sont là, nous dit Ricord, les causes les plus puissantes de mise en scène du sarcocèle syphilitique. » Et pour lui, cette influence est telle qu'elle peut intervertir l'ordre de succession des accidents. « Il y a une sorte de changement dans l'allure et la marche de la maladie qui, au lieu de commencer par le testicule lui-même, envahit d'abord l'épididyme... Nous sommes convaincus que ce n'est guère que dans les cas où des circonstances particulières ont agi sur ces organes que la tumeur se développe. »

Pour bien comprendre l'étendue du chemin parcouru par M. Verneuil, il faut lire, dans le livre III de ses *Mémoires,* son premier travail,— il date de 1867,— « De l'influence des états diathésiques sur le résultat des opérations chirurgicales », et le comparer à sa communication, au congrès d'Amsterdam, en 1879, sur « les indications et les contre-indications opératoires chez les sujets atteints de maladies constitutionnelles ». C'est le même thème ; mais il faut voir, à douze ans de distance, combien la route devient sûre et de quel pas délibéré on avance !

Certes, en 1867, M. Verneuil avait posé nettement les termes du problème et prévu la plupart des solutions avec une pénétration d'esprit remarquable ; mais aucune preuve n'était donnée encore, et le bilan des connaissances était rapidement dressé. L'observation par Delpech et Bouisson, chez des opérés paludiques, d'hémorrhagies intermittentes qu'arrêtaient seules les préparations de quinquina; la constatation par Norman Chevers, en 1845, de l'influence des altérations des grands viscères sur la mortalité après les plaies opératoires dans les hôpitaux; enfin, en 1864, la démonstration par Marchal de Calvi de la gravité de l'intervention chirurgicale chez les diabétiques, voilà, en dehors des affirmations gratuites et des suppositions sans preuves, ce que possédait, en propre, la science positive.

En 1879, les preuves affluent : M. Verneuil et ses élèves les accumulent sur nombre de sujets; nous avons des notions exactes sur les rapports du traumatisme avec la scrofule, la tuberculose, le rachitisme, le rhumatisme, le cancer, le scorbut, l'infection purulente, l'albuminurie, l'urémie, le diabète, les maladies virulentes et les intoxications; nous savons comment réagissent les alcooliques aigus ou chroniques et les paludiques; nous connaissons la valeur de certaines hémorrhagies secondaires, de certaines gangrènes, des suppurations orangées et des névralgies traumatiques.

Et de cet ensemble de faits, M. Verneuil dégage les quatre propositions suivantes : 1° la terminaison des blessures accidentelles ou chirurgicales est dominée par l'état constitutionnel du vulnéré; 2° les maladies antérieures à l'opération modifient souvent d'une façon fâcheuse la marche du trauma opératoire et favorisent notablement par là l'invasion des accidents ou complications traumatiques; 3° fréquemment, à son tour, le trauma opératoire agit sur la maladie constitutionnelle, la provoque quand elle est en germe, la rallume quand elle est éteinte, accélère son évolution progressive et surtout aggrave infiniment ses localisations anciennes ; 4° bref, toutes choses égales d'ailleurs et les influences du milieu mises de côté, le pronostic des opérations est toujours plus grave chez les diathésiques que chez les sujets sains...

M. Verneuil ne s'en est pas tenu là et il se demande quel tempérament ces notions nouvelles apportent à l'intervention opératoire chez les diathésiques. C'est, en effet, un élément qu'avant d'agir le chirurgien doit peser, et qui peut-être, dans la balance habituelle des avantages et des inconvénients, fera pencher le plateau du côté des inconvénients. Mais de là à prétendre, comme certains, qu'avec M. Verneuil sombre toute chirurgie active, il y a, ce me semble, quelque exagération. Nous aurons, comme autrefois, les opérations *permises,* les opérations *utiles* et les opérations *indispensables,* mais leurs limites seront déplacées, voilà tout.

Un sérieux examen du malade devient maintenant nécessaire et le chirurgien doit se doubler d'un médecin : « La connaissance approfondie des diathèses, de leur origine, de leur évolution, de leur manifestation interne ou externe, de leur terminaison, facilite tant le diagnostic, éclaire si vivement le pronostic et dirige si sûrement la cure qu'on ne saurait mieux employer son temps qu'en s'efforçant de l'acquérir. Je me demande même quelle peut-être la pratique de ceux qui ne sont pas au courant de cette partie de la pathologie. Le règne des purs opérateurs est fini. Le chirurgien ne doit plus être qu'un médecin armé, quand il le faut, mais le moins souvent possible. »

On comprend l'importance pratique des recherches de M. Verneuil. En fin de compte, l'étiologie guide le traitement, et toute conquête dans le domaine des causes a pour conséquence une conquête semblable dans la thérapeutique. Qui prévoit sait bientôt prévenir. La chirurgie contemporaine a donc mieux à faire que de perfectionner à l'excès le procédé opératoire, elle doit tendre surtout à éviter l'opération qui doit être « un expédient, un pis-aller que l'on emploie faute de mieux... chaque prise de bistouri n'est-elle pas un aveu d'impuissance? »

Il faut lire les vigoureuses pages de M. Verneuil et comment il s'élève contre les « impatients, les téméraires, les chercheurs de bruit et d'aventures » qui, sans examen suffisant, sans diagnostic précis, au hasard du couteau, pratiquent de folles opérations, condamnées sans appel possible et dont l'issue ne peut laisser le moindre doute à tout esprit raisonnable. Certainement, les pansements nouveaux mettent d'ordinaire à l'abri des catastrophes immédiates, mais quel résultat espère-t-on obtenir? Ces chirurgiens s'avisent-ils seulement, selon les règles de notre art, de mettre en parallèle de leurs décevantes espérances les dangers qu'ils font courir au malade?

Et ce ne sont pas seulement « les chercheurs d'aventures » qui ont été saisis par le délire opératoire. Un vent de vertige semble souffler sur toute une génération. Nous lisions, il y a peu de temps, le résumé d'un récent congrès d'outre-Rhin, et nous crûmes tout d'abord à quelque fantaisie de chroniqueur, tant nous paraissait invraisemblable une telle série de communications. Chacun semblait vouloir renchérir sur le préopinant par la hardiesse, l'étrangeté, l'étendue, et, il faut le dire aussi, la stérilité de son opération. L'un avait enlevé le larynx tout entier et une partie de la trachée; un deuxième y avait ajouté la langue et le pharynx; un troisième, un bout de l'œsophage. L'extirpation du rein, de la rate, de l'utérus, la résection de l'estomac, du côlon, du rectum étaient citées comme des choses banales. Et cela pour des tumeurs cancéreuses dont la récidive rapide est fatale. Pour voir mourir un opéré après quelques jours ou même quelques mois, vaut-il la peine d'infliger aux patients de pareilles mutilations qui parfois les tuent sur le coup? « En fait d'intervention sanglante, on semble moins chercher les limites du raisonnable que celles de l'absurde. »

Si là était encore le seul danger de cette fureur opératoire, la vie de quelques malheureux en serait abrégée, voilà tout. Mais on prend à ce métier des habitudes détestables; on oublie d'étudier son malade et de parfaire son diagnostic. On ne classe même plus les tumeurs en celles que l'on enlève et celles que l'on n'enlève pas. On extirpe d'abord : à l'anatomiste de déterminer dans son laboratoire la nature du néoplasme. Pour l'abdomen, par exemple, à quoi bon ces palpers prolongés, ces recherches de tout ordre, ces investigations rigoureuses? Ouvrons largement le ventre et voyons. Et comme le malade réchappe le plus souvent à cette audacieuse conduite, on oublie volontiers les catastrophes dont elle est parfois la cause et l'on ne se demande pas si par une voie plus longue, plus lente, plus délicate, plus fatigante pour l'esprit, mais du moins sans péril pour le malade, on n'eût pas obtenu de renseignements aussi précis. Les antiseptiques ne suffisent pas à tout. Oh! Lister, que de crimes on a commis en ton nom!

« Si on blâme, avec raison, le zèle excessif des opérateurs contemporains, il convient, pour être juste, de gourmander les thérapeutes; car si les premiers font trop, les seconds véritablement ne font pas assez et montrent vis-à-vis de la néoplasie une indifférence bien regrettable. Certes il est fâcheux que notre génération presque tout entière consacre son activité et son intelligence à trouver de nouvelles façons d'ouvrir le ventre et d'extirper les grands viscères, mais il est également pitoyable de voir les thérapeutes se borner à prescrire *intus* et *extra* l'inévitable iodure de potassium auquel on pardonnerait d'être inutile s'il n'était pas nuisible, et l'arsenic plus avantageux sans doute, mais qui pourtant ne guérit pas mieux.

« Au lieu de gémir à la façon des fatalistes, pourquoi ne pas puiser les indications à la seule source qui puisse les fournir, c'est-à-dire aux études étiologiques? Pourquoi enregistrer toujours les mêmes banalités sur les origines du cancer et des produits similaires, au lieu de reprendre, de contrôler, de vérifier, d'utiliser enfin cette importante idée que la néoplasie vraie dérive en droite ligne de l'arthritisme! »

Nos lecteurs connaissent déjà le livre de M. Bouchard. On y a vu que le ralentissement de la nutrition, la *bra-*

dytrophie serait la cause de l'arthritis dont les manifestations les plus ordinaires sont la goutte, l'obésité, la lithiase biliaire, la gravelle, le diabète sucré. Nous avons été profondément surpris que le sagace professeur de pathologie générale n'ait pas fait figurer le cancer dans les dérivés de la diathèse commune. Cette idée n'est donc pas aussi connue ou aussi acceptée que M. Verneuil et ses élèves semblent le croire. M. Verneuil ne peut donc s'en tenir à une affirmation ; il nous doit les preuves de cette assertion qui revient si souvent sous sa plume et qui ouvrirait à la thérapeutique d'heureuses perspectives. Nous ne saurions mieux finir que par cette page qui d'ailleurs termine son introduction :

« Avec cette vue du moins, l'espérance pourra renaître. On se demandera s'il est possible de prévenir, de combattre, de détruire la néoplasie d'origine arthritique, comme on prévient, combat et détruit la néoplasie syphilitique jadis supprimée souvent et sans façon avec le bistouri ; comme on guérit aussi sans opération la néoplasie inflammatoire simple, et comme on guérira prochainement certaines néoplasies parasitaires superficielles et naissantes ; comme on guérit enfin assez souvent la néoplasie strumeuse en favorisant la métamorphose caséeuse ou fibreuse du tubercule...

« Pour ma part, en condamnant sans hésitation l'abus que l'on fait aujourd'hui de la thérapeutique instrumentale, en exhortant les jeunes à lutter contre l'entraînement et à poursuivre plutôt l'œuvre de la chirurgie conservatrice, j'ai la ferme conviction de combattre le bon combat. On m'accusera sans doute d'être rétrograde et de méconnaître le progrès ; on verra, dans ma protestation contre la sanglante monomanie du jour, l'indice d'une sénilité commençante et l'effet des lustres nombreux dont je suis affligé; mais peu m'importe si j'ai raison et si je parviens à ramener dans la bonne voie quelques esprits incertains. Qui pourrait d'ailleurs me reprocher sérieusement de rêver pour cet art chirurgical, que je trouve si noble, quelque chose de plus humain, de plus glorieux et de plus efficace que cette folle course dans le champ de la médecine opératoire à laquelle nous assistons depuis une dizaine d'années? »

III

Rachitisme et syphilis héréditaire.

On a soupçonné de tout temps qu'un lien étroit pouvait unir le rachitisme à la syphilis héréditaire, et l'idée d'une descendance éloignée ou prochaine était faite pour tenter bien des esprits, frappés par l'étrange et subite apparition de ces deux maladies, dont la première, la syphilis, ne précède la seconde que d'un siècle et demi environ.

Mais quelle est la part d'influence de la syphilis? Doit-on incriminer la vérole des ascendants comme une simple cause de dystrophie pour les descendants, au même titre que la scrofule, l'alcoolisme, la vieillesse, toute déchéance de l'organisme ou toute misère physiologique? L'enfant mal venu, chétif, sans résistance de par son père et sa mère, nouera ses articulations, incurvera ses os et fera du rachitisme, tout comme, dans les mêmes conditions, il laisserait prospérer le germe tuberculeux. Boerhaave et Van Swieten, Portal et Boyer sont les plus illustres parmi les défenseurs de cette doctrine.

Devons-nous, au contraire, considérer le rachitisme comme né de la vérole et engendré directement par elle, et serait-il un accident, sinon nécessaire, du moins habituel, qui prendrait sa place, dans l'évolution de la syphilis héréditaire, à côté du coryza, de l'alopécie, du pemphigus, des plaques muqueuses et des gommes viscérales, de telle sorte qu'il faudrait conclure par cet aphorisme : sans syphilis chez les parents, point de rachitis chez l'enfant? C'est cette thèse, proclamée par le professeur Parrot et soutenue par lui avec le plus rare talent, que nous allons examiner dans notre article.

Le rachitisme, nous dit M. Parrot, est un accident de la syphilis héréditaire. Pour démontrer cette proposition, il ne s'agit pas seulement de retrouver la vérole chez les ascendants du rachitique; car, outre que la recherche est parfois épineuse et souvent négative, cette coïncidence, fût-elle constatée, prouverait l'influence de la syphilis sur le développement du rachitisme, mais non la filiation directe de celui-ci. De ce que des alcooliques engendrent des scrofuleux, nul ne dira que la scrofule est une manifestation de l'alcoolisme. M. Parrot l'a bien compris, et c'est à l'enfant qu'il demande des preuves de syphilis héréditaire.

La syphilis héréditaire, tout comme la syphilis acquise, se manifeste d'habitude par des accidents multiples qui éclatent simultanément ou se succèdent; ils évoluent et peuvent guérir, mais non sans laisser quelques vestiges de leur existence. Pour démontrer la nature syphilitique du rachitisme, il faudra trouver chez l'enfant, en même temps que les altérations osseuses caractéristiques du rachitisme, une ou plusieurs lésions, actuelles ou anciennes et caractéristiques de la syphilis héréditaire. Telle est la méthode qu'a suivie M. Parrot.

Ce terrain est encore mal exploré et la tâche est fort

difficile. M. Parrot est arrivé cependant à grouper un certain nombre de lésions, les unes déjà bien connues, les autres signalées et décrites par lui. Elles constituent la base de son diagnostic et leur constatation permettrait d'affirmer l'existence d'une syphilis héréditaire. Ce sont d'abord les accidents d'une vérole en pleine activité, les syphilides muqueuses de la bouche et de l'anus, l'alopécie, les bulles, les taches, les pustules, les ulcérations, les gommes, avec leurs caractères particuliers, leur siège d'élection et leur évolution habituelle.

Parmi les altérations des muqueuses il en est une fort remarquable et dont l'importance, d'après M. Parrot, aurait échappé à la sagacité de la plupart des observateurs. Des premiers mois de la naissance jusqu'à la septième année peut se développer, seule ou simultanément avec d'autres accidents syphilitiques, une affection circinée et desquamative de la muqueuse linguale. Au début, on voit apparaître « des taches blanches circulaires où l'épithélium est plus épais que dans le voisinage; elles se dépouillent à leur centre tandis qu'à la périphérie elles envahissent de nouvelles régions, et des croissants ouverts en avant se dessinent qui s'étendent et se succèdent sur la langue, comme des ondes sur une surface liquide. Elles naissent, s'éteignent, puis renaissent de nouveau sans causes appréciables et durant des périodes indéterminées ».

Nous n'insisterons pas sur les altérations profondes de la vérole que, d'ordinaire, révèle la seule autopsie. Nous voulons parler de gommes viscérales trouvées surtout dans le foie, mais qu'on rencontre aussi dans d'autres organes; certaines dégénérescences scléro-caséeuses et qui, d'après les recherches de MM. Parrot et Hutinel, sont fréquentes dans le testicule, organe dont l'examen doit toujours être fait lorsqu'on soupçonne l'existence d'une syphilis héréditaire. Ces gommes d'ailleurs, pour n'être le plus souvent reconnues qu'après la mort, n'en sont pas moins précieuses pour démontrer les rapports qui unissent le rachitisme à la vérole.

Ce n'est pas tout. M. Parrot prétend reconnaître à certains stigmates indélébiles des vestiges d'une syphilis éteinte : la vérole a évolué; elle a guéri, mais non sans laisser des traces de son passage et, grâce à des signes qu'un œil exercé ne saurait ignorer, on pourra reconstituer l'histoire de la maladie, sa gravité et même l'âge respectif des divers accidents. Ces lésions, qui siègent sur le tégument externe et sur les dents, ont une importance fort grande dans la question qui nous occupe, et nous devons les décrire avec quelque soin.

La syphilis transmise, comme d'ailleurs la syphilis acquise, laisse souvent après elle des cicatrices cutanées dont le siège suffit parfois à révéler l'origine. Ces cicatrices sont groupées dans des points toujours les mêmes, ceux où se rencontrent d'habitude les plaques, les bulles, les pustules et les ulcérations diathésiques. On les rencontre, aux lèvres, sous la forme « de sillons blancs, à droite et à gauche du lobule et sur les commissures ». Mais le plus souvent elles se montrent sur l'extrémité inférieure du tronc, à la région sacro-coccygienne, aux fesses, à la partie interne des cuisses où semblent s'exagérer leur nombre, leur forme et leur étendue.

Ces stigmates, du reste, varient suivant leur âge et la gravité des accidents qui les ont produits. Ils sont rouges d'abord, violacés; puis ils deviennent blancs et nacrés et s'entourent parfois d'une zone de pigment. Lorsqu'ils succèdent à des bulles, à des ulcérations superficielles, ils laissent une empreinte circulaire peu accentuée et à peine plissée. Lorsqu'ils ont une gomme pour origine, on trouve çà et là quelques rares dépressions, une sorte d'entonnoir au fond duquel se voit une dépression linéaire qui témoigne de la perte de substance de la peau et de l'évacuation bourbillonneuse.

Les altérations des dents, plus rares il est vrai, fournissent, lorsqu'elles existent, de bien précieux renseignements. La syphilis, en effet, ne peut marquer son empreinte sur l'organe adulte. Une fois formés, l'ivoire et l'émail ne sont plus entamés par la vérole. C'est donc pendant l'évolution du follicule que s'est produite la lésion. Comme d'ailleurs il y a deux dentitions et que les dents de chacune des deux dentitions apparaissent dans la mâchoire et se développent à des époques dont les variations individuelles oscillent dans des limites assez restreintes et bien connues, on pourra, au simple examen d'une dent malade, indiquer l'âge exact de l'agression morbide. On examinera donc s'il s'agit d'une dent temporaire ou permanente; dans l'un et l'autre cas, on verra si la lésion siège sur une incisive, une canine, une prémolaire ou une molaire; on constatera, sur la couronne, la hauteur des empreintes, et de ces divers facteurs on déduira, à un mois près, à quelle époque a sévi la diathèse.

Ces altérations des dents, entrevues depuis le commencement du siècle dernier par Fauchard, ont été bien étudiées par Hutchinson, Charles Tomes, Broca, Magitot, Rattier, et enfin par M. Parrot, dont les articles sur « la syphilis dentaire », qu'a publiés la *Gazette des hôpitaux,* peuvent être discutés comme doctrine, mais n'en demeurent pas moins très remarquables à tous égards. M. Parrot décrit, sous le nom commun d'*atrophie,* des lésions diverses qu'il range dans cinq catégories : l'atrophie *cupuliforme,* l'atrophie *sulciforme,* l'atrophie *cuspidienne,* l'atrophie *en hache* et l'atrophie d'*Hutchinson.*

M. Magitot préfère à celui d'atrophie le mot d'*érosion,* dont il distingue plusieurs variétés : érosion en *échancrure* ou en *coup d'ongle* du bord libre des incisives; érosion en *mamelons* de la face triturante des molaires; érosion en *sillon simple* ou *pointillé, unique* ou *multiple;* érosion en *nappe,* avec absence congénitale de l'émail; enfin érosion *totale* de la couronne de certaines dents. Ces deux nomenclatures se complètent l'une l'autre plutôt qu'elles ne s'excluent, et si nous avons tenu à transcrire ces désignations pittoresques, c'est qu'elles en disent presque autant au lecteur qu'une description véritable.

Ces altérations, dont plusieurs peuvent se rencontrer sur la même dent, sont systématiques; elles atteignent les deux dents correspondantes de la même mâchoire, y siègent au même niveau, et d'ordinaire s'y montrent avec la même forme et la même profondeur. Si l'on constate, par exemple, un ou deux sillons sur la canine inférieure droite, la canine inférieure gauche présentera un ou deux sillons nettement symétriques. Le trouble de formation, l'arrêt de développement a porté, en effet, sur des follicules dont l'évolution se fait sensiblement du même pas. C'est donc en des points homologues d'une même mâchoire que la diathèse laissera son empreinte, ce qui permettra, comme nous l'avons déjà dit, de conclure du niveau et de l'étendue de la lésion dentaire à l'époque précise où a sévi la cause pathologique, et à sa plus ou moins grande intensité.

M. Parrot attribue ces altérations à la syphilis. Il faudrait donc les ajouter à celles que nous avons déjà signalées, et après les taches, les plaques, les bulles, les ulcérations, les gommes, la desquamation particulière de la muqueuse linguale, qui permettent de reconnaître la vérole en action, on aura les cicatrices du tégument externe et des muqueuses, et les atrophies des dents, vestiges d'une vérole éteinte. Certaines cataractes zonulaires viendront encore témoigner dans le même sens. C'est ainsi que M. Parrot a résolu le problème qu'il s'était posé, et lorsqu'il constate l'une quelconque de ces lésions, il se croit en droit d'affirmer l'existence de la syphilis héréditaire.

L'affection du squelette qui, par une série d'étapes successives, conduit au rachitisme, coïncide, et cela d'une manière à peu près constante, avec les altérations d'une vérole active ou les vestiges d'une vérole ancienne. Aussi, nous dit M. Parrot, la syphilis héréditaire doit être considérée comme la cause immédiate du rachitisme, dont nous allons maintenant étudier l'évolution en suivant pas à pas la description qu'en donne l'éminent professeur de clinique infantile.

Le rachitisme est une lésion « systématique »; elle

frappe le tissu osseux en des points déterminés, les mêmes pour les os homologues, et les altérations qui atteignent une côte, un humérus, un tibia, retentissent également sur la côte, l'humérus, et le tibia correspondants. Le rachitisme est encore une lésion « chronologique » dont les types distincts répondent toujours à des époques invariables : le premier type apparaît à la fin de la vie intra-utérine et peut sévir pendant cinq ou six semaines après la naissance. Passé ce terme, on voit se développer le deuxième type; le troisième, qui, selon M. Parrot, se confond absolument avec le rachitisme classique, ne survient guère que vers deux ans environ. Certainement, l'affection peut parcourir ces diverses étapes; mais si la diathèse endormie ne se réveille qu'à la deuxième ou la troisième époque, c'est par la deuxième ou par la troisième forme, et non par la première, que débutera l'altération osseuse.

Le premier type, celui des *ostéophytes durs*, est caractérisé par des couches nouvelles qui se déposent autour des os longs et plats, mais particulièrement vers la moitié inférieure de l'humérus et à la face interne du tibia; souvent ils ont pour siège le crâne, surtout vers les angles péribregmatiques du frontal et des pariétaux; la déformation singulière qu'ils provoquent a fait qualifier ces crânes de « natiformes ». Les masses juxtaposées diffèrent de l'os normal par une teinte particulière et par la direction des trabécules perpendiculaires à l'axe de la diaphyse. Il n'est pas rare de constater en même temps, au voisinage de l'épiphyse, une couche crayeuse, friable, d'une épaisseur qui ne dépasse guère 1 à 2 millimètres, et que M. Parrot nomme *chon-*

dro-calcaire, « parce qu'elle n'est autre chose que le tissu cartilagineux infiltré de sels de chaux ».

Le deuxième type, celui de l'*atrophie gélatiniforme,* nous montre, avec les altérations précédentes, — ostéophytes et couche chondro-calcaire, — des portions circonscrites où l'os est remplacé par un tissu mou, sorte de géode remplie d'une substance « aqueuse transparente, de nuances diverses, souvent jaune-maïs, sucre d'orge, et assez semblable à une gelée ». Au niveau de ces foyers, l'os sans résistance se brise, et l'on observe souvent des fractures juxta-épiphysaires et une impuissance des membres qui a fait croire à des pseudo-paralysies syphilitiques.

Enfin le troisième type, celui du *tissu spongoïde,* correspond au rachitisme classique. La couche chondroïde du cartilage conjugal est devenue fort épaisse, et un tissu nouveau, mou, vasculaire, la pénètre sous forme de bourgeons rouges; c'est le tissu *spongoïde* de Jules Guérin; ses masses exubérantes soulèvent autour des épiphyses des ostéophytes dont le volume et la flexibilité expliquent à la fois l'apparence noueuse des extrémités, les incurvations de la diaphyse et les fractures que l'on observe. Les os sont en partie décalcifiés et presque uniquement constitués par des amas d'éléments médullaires.

Ces trois types, avons-nous dit, peuvent se succéder; ils passent de l'un à l'autre par des transitions insensibles que néglige la rigueur de la classification. Il n'est pas rare de constater, sur un même os, les traces de ces trois états, qui ont écrit chacun ses caractères particuliers sur les couches concentriques de la diaphyse;

on peut ainsi reconstituer l'évolution de la maladie et l'histoire pathologique de l'os. D'ailleurs le microscope ne démontre-t-il pas que ces trois variétés, en apparence si distinctes, appartiennent au même processus morbide? Leur physionomie n'est qu'une question d'âge.

En effet, « si l'on aborde les détails de structure, on voit que l'atrophie gélatiniforme, la décalcification et la médullisation peuvent être rejetées au second rang puisqu'elles consistent, la première, en une fonte des éléments osseux auxquels se substitue un réseau fibrillaire; la deuxième, en la résorption des sels de chaux, et la troisième, en la prédominance des parties molles sur les parties dures, — tandis que les ostéophytes, qui marquent ces différentes périodes et les relient entre elles, constituent un fait propre caractéristique et d'ordre vraiment spécifique ».

Dans ces ostéophytes, l'os normal est remplacé « par de larges espaces, disposés perpendiculairement à l'axe de la diaphyse et occupés par un réseau conjonctif, des vaisseaux et de rares médullocelles »; des trabécules ossiformes les limitent, que constellent des corpuscules semblables à ceux du tissu conjonctif, irréguliers, avec des angles d'où partent des prolongements fibrillaires anastomosés. Ils forment un réseau dont la densité va croissant avec les progrès du mal et atteint son maximum dans le tissu spongoïde.

« L'élément anatomique fondamental de ces productions nouvelles est donc toujours le même aux différentes périodes de l'évolution morbide. Ce qui varie et donne aux ostéophytes des différents types une physionomie particulière, c'est le nombre de ces éléments, la dureté de la substance fondamentale où ils sont enchâssés, la largeur des espaces qui séparent les trabécules, toutes particularités de valeur minime et qui laissent subsister, entre les produits morbides, la parenté que nous montre le microscope. »

M. Parrot aurait donc établi l'identité de nature et d'origine des trois types d'altérations osseuses qu'il nous a décrites. Or, comme le troisième type n'est autre que le rachitisme, il faut conclure, d'une part, que les ostéophytes durs et l'atrophie gélatiniforme ne sont que le rachitisme des nouveau-nés et, d'autre part, comme corollaire, que le rachitisme n'est que la traduction de la syphilis héréditaire des os vers la deuxième année de l'existence.

Et, de fait, M. Parrot n'a jamais rencontré les deux premiers types sans altération syphilitique concomitante; en même temps que les ostéophytes durs et l'atrophie gélatiniforme on trouve, « dans les viscères ou sur la peau, quelque marque incontestable de syphilis héréditaire ». Pour les enfants, pour les adultes à déformation rachitique, la même démonstration clinique est plus délicate. Maïs il n'en est pas moins vrai que, chez un nombre considérable d'entre eux, on peut constater des manifestations de syphilis actuelle ou des stigmates de syphilis ancienne.

Ne pouvons-nous pas résumer, dans ses points essentiels, la doctrine de M. Parrot par cette courte phrase : Ostéophytes durs, atrophie gélatiniforme et tissu spongoïde sont les formes variées d'une même affection. Or, les deux premières sont évidemment d'origine syphilitique, donc la troisième doit l'être également, et nous arrivons à cette conclusion générale : le rachitisme est engendré par la syphilis héréditaire.

Cette doctrine n'est pas sans avoir soulevé quelque défiance et, malgré l'autorité du distingué professeur, il nous semble que, lors de sa récente communication devant la Société de chirurgie, M. Parrot n'a convaincu qu'à demi ses auditeurs. C'est que la mémoire se heurte tout à coup à des faits de clientèle où, chez des enfants et des parents suivis avec une minutieuse attention pendant de longues années, jamais on n'a constaté de traces de syphilis. Or, dans ces familles, le rachitisme s'est parfois montré.

Et puis M. Parrot observe dans un milieu particulier où les syphilitiques abondent. Mais, outre qu'ils sont syphilitiques, n'ont-ils pas été exposés à toutes les causes qui provoquent, dit-on, le rachitisme? Ils sont nés de parents vérolés, c'est incontestable, leur syphilis héréditaire en fait foi; mais ne sont-ils pas, en outre, mal nourris, mal vêtus, n'ont-ils pas subi le froid, l'humidité, et ne trouvons-nous pas, en dehors de la diathèse incriminée, toutes les déchéances organiques capables, d'après nos auteurs, d'engendrer le rachitisme?

M. Cornil appelle d'ailleurs notre attention sur ce fait qui a bien quelque importance : « Pourquoi, nous dit-il, le rachitisme est-il rare chez les citadins, si souvent syphilitiques, mais toujours mieux nourris et mieux vêtus, tandis qu'il est si fréquent dans certaines campagnes presque indemnes de syphilis, mais très misérables? N'y a-t-il pas là matière à réflexion? »

La syphilis est-elle la cause du rachitisme, la cause

unique, comme la bactéridie est la cause du charbon? Dans le milieu singulièrement favorable où observe M. Parrot, sur cent rachitiques il en est dix, nous dit-il, chez lesquels la vérole ne se révèle par aucun signe appréciable. Et cependant M. Parrot admet, comme preuve de syphilis héréditaire, certains accidents qui, d'après d'autres auteurs, sont d'une origine au moins discutable. Nous avons entendu contester la valeur des taches circinées de la muqueuse linguale et de certaines cicatrices des fesses et de la partie interne des cuisses.

Bien plus : M. Magitot, dans une remarquable communication au Congrès des sciences médicales de Londres, combat, avec une rare vigueur, l'origine syphilitique de ces altérations des dents que M. Parrot attribue à la vérole héréditaire. Il reproche à M. Parrot de s'appuyer sur l'existence des atrophies dentaires pour établir le diagnostic syphilis, avant d'avoir prouvé, par des observations rigoureuses, la nature syphilitique de l'atrophie. Or, nous dit M. Magitot, nous n'avons pas lu un seul fait où l'observation ne nous permît d'incriminer une autre cause que la vérole.

Et puis, combien d'individus atteints de syphilis héréditaire qui ne présentent pas de traces d'atrophie! M. Magitot a constaté que, chez les Kabyles d'Algérie, où la vérole est endémique et héréditaire depuis un temps fort long, les érosions dentaires sont exceptionnelles. N'a-t-on pas vu, d'autre part, des sujets affectés d'altération dentaire très manifeste chez qui se sont développés des chancres durs? Or, on admet que la syphilis héréditaire préserve presque sûrement de la syphilis acquise. D'ailleurs, la syphilis est une maladie essentiellement *humaine;* les hommes seuls devraient présenter des traces d'érosion; pourtant M. Magitot a trouvé, chez le bœuf, la même altération symétrique. Enfin, l'auteur a recueilli quarante observations d'atrophie dentaire et une enquête très minutieuse a démontré, dans l'immense majorité des cas, l'absence totale de syphilis.

Dans une nouvelle communication, M. Magitot ajoute : « M. Remy, pendant son récent voyage au Japon, écrivait que la syphilis y est extrêmement commune et le rachitisme inconnu. Si l'on trouve cette assertion trop hardie, je me contenterai de celle d'un autre observateur, le docteur Ernest Martin, qui fut, pendant plusieurs années, médecin de la légation de France à Pékin et qui affirme que la syphilis est connue en Chine et au Japon depuis la plus haute antiquité, tandis que le rachitisme y est à l'état d'exception.

« Ce n'est pas tout : qu'on lise les travaux des médecins qui ont traité de la pathologie des pays intertropicaux, MM. Saint-Vel, Rufz de Lavison, et l'on y trouvera ce fait qui n'avait point échappé à Humboldt dès 1810, c'est qu'aux Antilles, au Mexique, au Pérou, la syphilis exerce les plus grands ravages, et le rachitisme ne s'y observe pas. — Ainsi, voilà des peuples, des races chez lesquels la syphilis est très répandue et le rachitisme extrêmement rare. — Quelle conclusion en tirer? »

La communication de M. Parrot a suscité en outre deux mémoires importants, l'un dû à M. Cazin et inséré dans les *Bulletins de la Société de chirurgie,* l'autre écrit par M. Gibert du Havre et publié par la *Gazette hebdomadaire.* M. Cazin ne croit pas à l'origine syphilitique du rachitisme ; nous laissons de côté ses arguments de doctrine, mais le point vraiment intéressant de ce mémoire, c'est celui qui a trait à l'examen de 49 rachitiques, actuellement à l'hôpital de Berck. Or, chez aucun d'entre eux, on n'a trouvé ni syphilis actuelle, ni trace de syphilis ancienne.

M. Gibert, au contraire, accepte la doctrine de M. Parrot. Et cependant, que nous dit-il?... Sur 196 malades rachitiques ou syphilitiques observés par lui, 106 ne présentaient aucun des signes classiques de syphilis héréditaire; 67 étaient syphilitiques sans être rachitiques; enfin, 23 étaient à la fois syphilitiques et rachitiques. Mais comme, au début de ces examens, il ne connaissait pas les recherches de M. Parrot et les nouveaux signes de syphilis infantile décrits par lui, M. Gibert pense qu'il faut enlever, dans la première série, 106 cas qui n'ont pas été l'objet d'une recherche suffisante. Il reste donc 67 cas de syphilis sans rachitisme, 52 cas de rachitisme sans syphilis, et 23 cas de rachitiques atteints de syphilis.

Malgré cette statistique, peu favorable à l'opinion de M. Parrot, M. Gibert conclut à l'influence directe de la syphilis sur le rachitisme; aussi sent-il la nécessité d'altérer la doctrine, de la transformer, tout au moins d'y ajouter un terme nouveau, et, pour lui, un syphilitique engendre un rachitique, qui lui-même pourra donner naissance à un nouveau rachitique; de la syphilis héréditaire, il n'aura légué à son descendant que cette manifestation de la syphilis primitive. C'est bien ingénieux, mais ne nous éloignons-nous pas beaucoup du dogme premier, et la syphilis n'agit-elle pas alors non comme maladie spécifique intégralement transmissible au descendant, mais comme cause de dystrophie?

Entre des assertions aussi nettement dissemblables, l'observation laborieuse peut seule prononcer, et nous ne saurions prendre parti. Certes, lorsqu'on lit les mémoires de M. Parrot, la tentation est grande d'adopter son opinion, et l'on ne peut méconnaître la force des arguments qu'il invoque : la généralisation des deux maladies à une époque à peu près contemporaine et leur développement exclusif chez l'homme, car les expériences de M. Tripier infirment les recherches anciennes et, pour l'heure, le rachitisme des animaux n'est rien moins que démontré. Nous ajouterons encore que l'esprit est las d'une étiologie banale et qu'il voudrait sortir à tout prix d'affirmations gratuites et souvent contradictoires.

N'a-t-on pas, en effet, accusé, chez les parents, la tuberculose, la scrofule, l'épuisement, la trop grande jeunesse, la vieillesse, l'alcoolisme, la pléthore, les tempéraments sanguins et bilieux, l'oisiveté, l'excès de travail, la luxure; chez les enfants la toux, la diarrhée, toutes les fièvres; puis l'influence du chaud, du froid, de l'humidité, des habitations basses, obscures et mal aérées, la mauvaise qualité des aliments, le lait, les farineux, les substances trop azotées, l'allaitement trop prolongé, le sevrage trop hâtif? Or, lorsqu'on considère cette affection si nette dans sa marche, d'une allure si décidée, d'une évolution si caractéristique, on admet difficilement que de telles causes puissent vraiment engendrer le rachitisme.

On serait donc tenté de faire du rachitisme un accident spécifique. Malheureusement, si l'anatomie pathologique nous semble consentante, malgré l'opinion contraire de Kassowitz, la clinique proteste encore et, en tout état de cause, la démonstration est loin d'être complète : jusqu'à présent les magnifiques travaux de M. Parrot n'ont pas encore apporté l'entière conviction dans l'esprit de la généralité des pathologistes.

Ses recherches sont plus cependant qu'un sérieux appel à l'édification d'une étiologie vraiment scientifique ; elles établissent nettement un point, et, si nous n'osons pas conclure avec l'auteur que « le rachitisme est engendré par la syphilis héréditaire », il est hors de conteste maintenant que « la syphilis est un des plus puissants affluents du rachitisme ». A M. Parrot revient l'honneur de l'avoir prouvé.

IV

Rapports de l'inflammation avec la tuberculose.

La tuberculose est une maladie trop chirurgicale pour qu'aucun de ses problèmes puisse nous rester étranger. M. Hanot vient de présenter, au concours d'agrégation, une thèse remarquable sur « les rapports de l'inflammation avec la tuberculose » et, bien que ce travail soit plutôt du domaine de la médecine, nous allons l'analyser ici, en nous réservant toutefois de choisir, autant que possible, nos exemples dans le champ de la pathologie externe.

Ce n'est pas d'hier que le problème est posé. Il y a longtemps déjà qu'on s'est demandé « si la tuberculisation n'est pas une manière de suppurer de certains individus ». Mais c'est au commencement du siècle que la question se précise, comme l'attestent les recherches de Bayle et la discussion célèbre qui s'éleva entre Laënnec et Broussais.

Laënnec tenait pour l'indépendance absolue de la tuberculose qui, pour lui, « n'est jamais un produit de l'inflammation ». Il laisse de côté les raisonnements métaphysiques et, se plaçant sur le terrain qui lui est le plus familier, il se demande si, dans le poumon, la pneumonie aiguë ou chronique, le catarrhe des bronches et la pleurésie peuvent engendrer les infiltrations ou les dépôts caséeux. Sur tous ces points la réponse du grand clinicien est négative. N'est-il pas exceptionnel de trouver des tubercules chez les individus qui ont succombé à une fluxion de poitrine? Et si ces tubercules existent, n'est-il pas aisé de constater qu'ils sont antérieurs à l'inflammation qu'ils ont pu provoquer, mais qui, elle, a été sans influence sur leur développement?

Même réponse pour la pleurésie et pour le catarrhe bronchique : un « rhume négligé » pas plus qu'une pleurésie ne dégénère en phtisie. D'abord beaucoup sont tuberculeux sans pleurésie ou catarrhe antérieurs; ensuite beaucoup s'enrhument ou prennent une pleurésie à la moindre variation de l'atmosphère sans devenir tuberculeux; enfin, lorsque le catarrhe et la pleurésie d'une part, la tuberculose de l'autre coexistent, pleurésie et catarrhe « sont les premiers symptômes apparents d'une phtisie latente jusqu'alors ».

Les affirmations contraires de Broussais ne sont pas moins catégoriques, mais les preuves qu'il fournit sont peu abondantes. Aussi l'opinion reste perplexe et si la grande autorité de Laënnec semble rallier la masse, surtout après le naufrage de la doctrine générale de Broussais, beaucoup hésitent à dénier à « l'irritation » toute influence sur le développement du tubercule. Andral même pense que, dans certains cas, l'inflammation prélude à la tuberculose. Cruveilhier est plus explicite encore, et pour lui le nodule « est le produit d'un mode tout particulier d'inflammation ».

Hors de France, l'opinion de Broussais suscite de

nouveaux défenseurs. Graves s'élève contre la doctrine absolue de Laënnec : le catarrhe, la pneumonie *a frigore,* « ont une influence directe et puissante sur la genèse de la tuberculose... une bronchite commune devient, chez un scrofuleux, le point de départ d'une phtisie ». En 1850, Reinhart essaie de démontrer, dans des recherches restées célèbres, que la tuberculose n'est qu'une inflammation, une véritable pneumonie chronique.

C'est alors que Virchow restreint tout à coup le domaine de la tuberculose. Il rejette la tuberculose en nappe, la tuberculose « infiltrée » de Laënnec. Ces masses dégénérées ne sont, pour lui, que les vestiges d'une inflammation. Le vrai tubercule est la granulation grise qui n'a rien de commun avec les hépatisations caséeuses. Niemeyer accentue encore le dogme de la double origine de la phtisie, l'une de nature inflammatoire, la pneumonie caséeuse, l'autre d'essence tuberculeuse et consécutive à l'ulcération des granulations grises. Une sorte de jugement de Salomon vidait la vieille querelle de Laënnec et de Broussais ; il attribuait à l'un la granulation, vierge de toute cause inflammatoire, à l'autre la pneumonie caséeuse, fille légitime de l'ancienne « irritation ».

Cette doctrine fut éphémère. Les travaux de Grancher, de Thaon et de Charcot lui portèrent un coup mortel et, en 1876, il n'en restait plus trace. On tient désormais pour acquis que les infiltrations caséeuses, la granulation grise, le tubercule miliaire ne sont que les formes dérivées d'un même processus, le groupement différent du tissu embryonnaire tuberculeux. Le siège, l'origine et la nature de ce tissu sont identiques dans la tuberculose infiltrée et dans la granulation grise.

Puis on semble, d'autre part, se mettre d'accord pour considérer comme très étroits les rapports de la tuberculose et de l'inflammation. La tuberculose devient une inflammation spécifique qui emprunte ses caractères particuliers tant au terrain sur lequel elle se développe, — scrofuleux, cachectiques ou surmenés, — qu'à la cause première de son évolution, un parasite dont l'histoire naturelle commence à s'ébaucher. Telle est la voie nouvelle ; elle est fort séduisante, mais n'oublions pas que le sol y est encore mobile par place, et que la plus grande prudence est nécessaire.

L'histologie nous montre que le développement d'une granulation reproduit les principaux phénomènes de l'inflammation expérimentale. On observe d'abord une accumulation de petites cellules rondes, qui provient de leucocytes émigrés et de la prolifération des cellules fixes du tissu ; puis des vaisseaux apparaissent dans cet amas embryonnaire, par bourgeonnement des capillaires adjacents ou par évolution des éléments vaso-formateurs. Le nodule, avec ses cellules jeunes, ses vaisseaux et sa substance intercellulaire, ne ressemble-t-il pas alors à un bourgeon charnu vulgaire, dérivé de quelque inflammation banale ?

Là cessent, il est vrai, les ressemblances avec l'inflammation ordinaire, et notre inflammation spécifique se particularise d'habitude par sa forme nodulaire, par sa tendance à la caséification, les rapports étroits qu'elle affecte avec les conduits glandulaires et les vaisseaux, enfin, ajoute-t-on, par sa cause qui pourrait bien être la présence d'un microbe. Mais quoique à peu près constants, aucun de ces caractères n'est invariable, sauf toutefois le dernier, malheureusement encore hypothétique, et on peut suivre et noter, entre les néoformations tuberculeuses et le tissu embryonnaire de l'inflammation banale, tous les intermédiaires et tous les degrés.

Voyons d'abord la forme nodulaire. Elle existe d'habitude, mais ne trouve-t-on pas aussi une zone de jeunes cellules qui s'insinuent dans les tissus voisins? Que cette zone s'étende outre mesure, qu'elle envahisse une région tout entière, et nous aurons la tuberculose « infiltrée » confondue par les Allemands avec l'inflammation. En tout cas, il est souvent fort difficile de déterminer où finit la granulation proprement dite et où commence l'irritation périphérique. D'ailleurs n'avons-nous pas souvent des masses plus volumineuses étudiées par Grancher et Charcot et qui présentent, quelle que soit leur grosseur, « les caractères fondamentaux de la granulation isolée, un centre caséeux et une zone périphérique embryonnaire »?

La tendance à la caséification n'est pas non plus un caractère absolument distinctif. MM. Cornil et Ranvier affirment encore la dégénérescence caséeuse des produits inflammatoires ordinaires. En tout cas on l'observe très nettement dans la syphilis et, ici, la ressemblance est telle entre la gomme et le nodule que certains histologistes proclament l'identité des deux néoplasmes. Quant au groupement des cellules embryonnaires autour des vaisseaux et des conduits des glandes, il est certainement fort remarquable, mais il n'y a là encore rien de décisif puisque le nodule morveux du poumon est aussi péribronchique et périvasculaire.

Donc, aucun de ces caractères ne peut, s'il est isolé, entraîner la conviction. Mais dès qu'ils sont réunis, ils imposent le diagnostic. On ne pourrait hésiter qu'entre la tuberculose et la gomme syphilitique. Et encore croyons-nous avoir démontré dans notre *syphilis du testicule*, en nous appuyant sur les recherches de M. Malassez, que l'évolution clinique, le siège exact des amas cellulaires, leurs connexions particulières avec les divers éléments du tissu, permettent, dans la plupart des cas, un diagnostic fort rigoureux.

Cependant l'existence d'un microbe spécial, susceptible de culture hors de l'organisme, et dont les générations successives seraient capables de reproduire la maladie première, deviendrait le caractère essentiel si la démonstration absolue en était faite. On sait les étapes qu'a parcourues la question : en 1865, Villemin inocule des substances caséeuses à des animaux qui deviennent tuberculeux ; Chauveau reprend les mêmes expériences, mais sur des espèces chez lesquelles la granulation ne se développe pas spontanément. Et comme, pour expliquer le développement des granulations chez les animaux inoculés, les adversaires de la nature infectieuse de la tuberculose incriminent le traumatisme, le physiologiste lyonnais provoque l'infection par l'absorption intestinale des matières tuberculeuses.

Plus tard, H. Martin, dans ses remarquables recherches, nous montre la différence qui sépare les amas embryonnaires tuberculeux des accumulations analogues que détermine l'inflammation banale. Les uns et les autres provoquent bien, par leur inoculation, l'apparition de nodules identiques en apparence. Seulement les uns, ceux qui dérivent d'une inoculation non tuberculeuse, perdent bientôt toute activité et, inoculés à leur tour, ne provoquent dans les tissus qu'une prolifération presque nulle ; les autres, au contraire, ceux qui proviennent d'une inoculation tuberculeuse, conservent indéfiniment leur puissance initiale et la dixième, comme la deuxième inoculation, reproduira le nodule ; le virus infectieux se revivifie intégralement dans chacun des organismes où on le dépose. Il y fait souche. La maladie est spécifique.

Koch est allé plus loin : il a tenté, pour la tuberculose, ce que Pasteur a fait pour le charbon et le choléra des poules, et Bouchard pour la morve. Il a d'abord démontré l'existence d'un élément spécial, d'un bacillus qui foisonne dans les nodules caséeux du poumon, de la rate et du foie des phtisiques. Il l'a isolé au moyen de cultures successives et par son inoculation a créé, de toutes pièces, la tuberculose chez des animaux indemnes jusque-là.

De cette rapide étude il résulte donc que la tuberculose est une maladie inflammatoire. D'ailleurs la clinique confirme cette notion et vient ajouter ses preuves aux preuves histologiques. Andral, Grisolle, et plus tard M. Charcot, ont vu la fièvre survenir comme premier signe de la tuberculose. Wunderlich généralise ce fait et déclare nettement « que la tuberculose donne toujours lieu à des modifications de température permettant d'établir le diagnostic alors même qu'il n'existerait pas encore d'autre signe ».

Le nodule ou les nodules agglomérés, résultat d'une inflammation spécifique, deviennent eux-mêmes, d'ordinaire, le point de départ et comme le centre d'une inflammation nouvelle. Le dépôt caséeux agit comme épine ; il provoque une irritation d'intensité variable ; les tissus voisins réagissent et les cellules embryonnaires apparaissent. A côté de l'inflammation tuberculeuse, il faut donc étudier l'inflammationorituberculeuse qui joue, en clinique, un rôle d'une grande importance.

En chirurgie, cependant, cette inflammation pérituberculeuse a perdu du terrain. La plupart des abcès froids, la classe nombreuse des abcès ossifluents et des abcès circonvoisins semblait autrefois lui appartenir sans conteste. A cette heure, depuis les travaux de Lannelongue, on admet que ces collections puriformes ne sont que la liquéfaction définitive d'un dépôt tuberculeux. Les foyers osseux et articulaires ont gagné de proche en proche, en suivant d'ordinaire le trajet des vaisseaux, puis ils se sont ramollis en une région souvent fort éloignée du point de départ primitif. L'inflammation, dans ces cas, est donc tuberculeuse et non pérituberculeuse.

Il faut tenir grand compte de ces faits. Mais il n'en reste pas moins établi que les noyaux tuberculeux provoquent, dans les tissus environnants, des inflammations aiguës ou chroniques. Nous avons étudié ce point de fort près dans l'appareil génital de l'homme qui peut nous fournir des exemples très probants. L'épididyme renferme parfois une bosselure caséeuse dont le clinicien a bien déterminé les limites : tout à coup se déclarent des phénomènes inflammatoires intenses auxquels participe la glande tout entière ; puis peu à peu les symptômes s'amendent, la tumeur s'affaisse et, si l'on examine à nouveau l'organe, on trouve la vaginale libre, le testicule sain, l'épididyme souple, sauf, bien entendu, au niveau du foyer primitif qui persiste évidemment. Ne s'agissait-il pas là d'une inflammation périttuberculeuse franche, puisqu'elle a disparu sans laisser après elle de nodules tuberculeux?

Même remarque pour la tuberculose linguale. Nous avons observé un fait, classique d'ailleurs et publié, depuis 1872, par notre maître Féréol. Il existait sur les bords de la langue un ulcère profond et large ; mais combien les lésions reconnues à l'autopsie se trouvèrent moindres que ne semblaient l'indiquer, avant la mort, la tuméfaction énorme de l'organe, sa congestion, sa rougeur vineuse et les douleurs intenses qu'éprouvait le malade ! A certains moments et sous l'influence de certaines irritations, on était en présence d'une véritable hémiglossite dont les symptômes s'apaisaient parfois pour s'accentuer de nouveau.

Et les abcès tuberculeux de la région anale ? Certainement on voit des fistules se former sournoisement, sans réaction bien vive ! Nous avons observé, en ville, un malade chez qui, après une première opération d'un trajet long et ramifié, de petites fistules secondaires se sont creusées jusqu'à cinq fois sous nos yeux. Une ulcération se produisait, à froid, à la base d'un poil, elle s'allongeait rapidement sous la peau pour rejoindre une galerie semblable forée par un mécanisme analogue. Mais d'habitude il n'en est point ainsi ; le dépôt tuberculeux s'évacue, après avoir provoqué, dans la fosse ischio-rectale, de la suppuration et de larges décollements.

L'inflammationərituberculeuse peut prendre une allure chronique. Nous avons autrefois beaucoup insisté sur la périorchite et la périépididymite tuberculeuses. « Le tissu conjonctif de formation nouvelle entre pour une très large part dans l'augmentation de volume que l'épididyme subit et, dans tous nos examens nécroscopiques, nous trouvons signalée l'existence d'une coque fibreuse de 4 à 6 millimètres d'épaisseur, dure, résistante, surtout au niveau de la queue que l'on ne dégage qu'avec les difficultés les plus grandes. Dans ses parties les plus excentriques, cette coque est nettement fibreuse, mais sur les confins des cavernes qu'elle limite, elle devient lardacée et rappelle les tissus des vieilles tumeurs blanches. »

Nous voulons insister sur cette périépididymite trop mal connue des cliniciens. Il nous est arrivé récemment encore d'examiner un malade que nous envoyait un confrère pour une tuberculose génitale d'après nous absolument guérie. Des lésions primitives il ne restait que cette coque fibreuse, indolore et stationnaire depuis plus de cinq ans. Nous avons fait l'autopsie d'un individu mort d'un cancer du foie et qui, trente ans auparavant, avait eu une fistule scrotale d'origine tuberculeuse : l'épididyme contenait un petit foyer crayeux entouré d'une couche épaisse d'un tissu sclérosé qui avait fait croire à un gros noyau caséeux en activité.

Ces inflammations aiguës et chroniques ne rappellent-elles pas celles qu'on trouve dans les poumons et que M. Hanot nous décrit avec tant de soin, les pneumonies aiguës de toutes variétés, les pneumonies chroniques et leurs productions fibreuses? Nous pourrions pousser plus loin le parallèle. L'orchite tuberculeuse provoque du côté de la vaginale les mêmes lésions que les foyers caséeux pulmonaires sur la plèvre. Comme des pleurésies nous avons des vaginalites plastiques, comme des vaginalites nous avons des pleurésies avec épanchements.

Il faut dire cependant, que, dans la vaginale, ces deux formes extrêmes sont assez rares, la seconde surtout. On observe, le plus souvent, des cas mixtes; la séreuse est adhérente en certains points, soulevée en d'autres par le liquide; des néomembranes cloisonnent des cavités secondaires traversées par des cordons fibreux semblables aux tendons des muscles papillaires du cœur. Souvent la surface de la séreuse est recouverte d'une incrustation de matière colorante, vestige de quelque ancienne hémorrhagie. Sur les néomembranes et sur la vaginale se dessinent de nombreuses arborisations vasculaires. Les altérations de la plèvre ne sont-elles pas identiques?

La tuberculose, qui est une inflammation, peut donc devenir elle-même la cause d'une inflammation de voisinage. Ce n'est pas tout, et la clinique nous montre qu'une inflammation précède souvent la tuberculose et la provoque. De sorte qu'il est des cas où le processus se résumerait de la manière suivante : nous aurions d'abord une inflammation prétuberculeuse, ensuite une inflammation tuberculeuse, enfin une inflammation pérituberculeuse ou post-tuberculeuse.

Nous séparerons ici les faits des théories : les faits sont incontestables et les inflammations prétuberculeuses, niées par Laënnec, ne sont plus à démontrer. Les théories demeurent encore obscures. Pour les uns, « la tuberculose serait une manière de suppurer des scrofuleux » ; une irritation banale, exercée sur les tissus affaiblis des cachectiques et des surmenés, provoquerait tout d'abord les phénomènes ordinaires de segmentation de cellules ou de migration de leucocytes. Mais ces éléments ne pourraient s'élever jusqu'à complète organisation et leur masse avortée est vouée à la dégénérescence caséeuse. Voilà pourquoi les vérolés, qui sont des cachectiques, produiraient, eux aussi, les gommes dont le tissu est presque identique à celui du nodule tuberculeux.

Pour les autres, les microbes inertes que charrie le sang seraient, lors d'un traumatisme ou à la suite d'une inflammation, versés au milieu des tissus et là, si l'organisme, en état de déchéance, ne peut se défendre, une colonie va se former plus ou moins prospère, plus ou moins envahissante, et la tumeur tuberculeuse sera constituée. Cette théorie, que M. Verneuil nous a parfois exposée dans ses conversations, nous semble d'autant plus séduisante qu'il l'applique aux kystes hydatiques dont l'origine traumatique est admise sans conteste. Les germes roulent avec le sang ; une rupture des parois a lieu et les échinocoques, sortant des vaisseaux, se fixent dans les tissus avoisinants.

Les expériences récentes de Max Schuller confirment l'opinion de M. Verneuil. Schuller injecte dans les bronches de chiens et de lapins des crachats tuberculeux et des détritus de poumons dégénérés. Il contusionne en même temps le genou de ces animaux. Or, l'arthrite qui se développe est caractérisée « par la présence, dans la synoviale, de cellules fusiformes et étoilées au centre desquelles on trouve une cellule géante, à noyaux multiples. Rien de pareil ne se manifeste dans les cas de traumatisme simple plusieurs fois répétés. »

Schuller croit aussi à l'issue, hors du vaisseau ouvert par le traumatisme, de corpuscules infectieux. Des bacilli déposés directement dans la jointure produisent des lésions tuberculeuses absolument semblables à celles de ses premières expériences; tandis que des injections de substances diverses déterminent une arthrite simple ou suppurée, mais jamais tuberculeuse. L'inflammation simple, sans rupture des vaisseaux, peut aussi provoquer des nodules spécifiques chez les individus qui roulent des bacilli. « La dilatation des vaisseaux due à la phlegmasie attire, dans le point enflammé, un plus grand nombre des agents infectieux qui séjournent aussi plus longtemps et les chances d'infection locale s'en trouvent augmentées. »

Cette théorie est fort séduisante et nous voudrions bien l'admettre, mais elle nous paraît soulever encore beaucoup d'objections. Les histologistes, que je sache, ne nous ont pas encore démontré l'existence du bacille dans le sang, et sa généralisation par les vaisseaux nous semble peu compatible avec l'existence de tuberculoses locales, de ces foyers qui restent, quoique remplis de microbes actifs, sans retentissement sur l'organisme. Les canaux sanguins, cependant, entourent les dépôts, irriguent au moins les zones suspectes et les bacilles sont au contact de leurs parois. Pourquoi ne seraient-ils pas emportés par le courant circulatoire? Faut-il admettre que, dans ces cas, le sang est un milieu impropre à leur existence et les tue?

Quel que soit le sort réservé à ces théories, le fait, avons-nous dit, demeure, et la clinique multiplie les exemples de tuberculose d'origine inflammatoire ou traumatique. Tous les appareils, tous les organes nous en fournissent des preuves. Pour l'intestin, Cruveilhier nous raconte l'histoire d'un individu porteur de deux hernies inguinales chez qui « le sac et les portions déplacées du mésentère étaient seules couvertes de granulations transparentes ». Brissaud a observé un fait semblable chez un opéré de hernie étranglée. L'anse intestinale et le collet du sac étaient le siège d'une infiltration tuberculeuse abondante. Hors ces points, la cavité péritonéale était saine.

Des péritonites tuberculeuses succèdent à de violents traumatismes. Broussais cite un cas où l'inflammation spécifique de la séreuse fut provoquée par un coup de pied de cheval; une observation analogue a été publiée par G. Marchand. A la langue, l'ulcération tuberculeuse a souvent, pour point de départ, l'irritation produite par une dent; récemment Brissaud en a vu un cas remarquable. Nous avons observé une fistule anale de nature tuberculeuse et provoquée par l'inflammation d'une hémorrhoïde. Enfin, sans entrer dans une discussion obscurcie par trop de controverses, n'admet-on pas maintenant que les catarrhes bronchiques répétés, les diarrhées rebelles, les uréthrites négligées sont souvent la cause de phtisies pulmonaires, intestinales et génitales?

Pour les organes génitaux, l'influence du traumatisme et de l'inflammation est hors de conteste. Après Fossard, Béraud et Després, nous avons publié des observations péremptoires. Entre autres celle d'une orchite survenue chez un individu de robuste apparence et provoquée par un coup violent dans les bourses : douleur intense, gonflement immédiat qui ne se résout point, puis commence la série des abcès. Au bout d'un an, la castration est pratiquée et nous trouvons toutes les lésions de la tuberculose génitale. Renvoyons d'ailleurs qui pourrait douter encore, au mémoire publié sur ce sujet par M. Verneuil dans le premier numéro de la *Revue mensuelle de médecine et de chirurgie.*

Et les articulations? Nous venons de citer les expériences de Schuller. Mais la clinique est loin d'être avare de faits semblables. A l'hôpital Sainte-Eugénie nous avons vu plusieurs ostéo-arthrites tuberculeuses d'origine traumatique. Brissaud en a publié un cas très remarquable. M. Verneuil et son élève Charles Leroux ont signalé des synovites tuberculeuses consécutives à des entorses. Enfin Kiener, dans un travail récent, confirme cette opinion et, pour lui, « la tuberculose du tissu osseux et des articulations inscrit fréquemment à son étiologie le traumatisme ».

Les pneumonies tuberculeuses consécutives aux traumatismes sont aussi fort nombreuses. M. Denucé a vu la phtisie se développer chez un jeune homme de dix-sept ans, dont le thorax avait été contusionné par un éclat d'obus. Sokoleski nous donne huit observations analogues dans son mémoire de 1878. Mais citons, avant tout, un travail de M. Perroud, de Lyon, sur la phtisie des mariniers provoquée par l'usage de l'*harpi*, longue perche dont on se sert pour faire avancer les bateaux et qui, par une de ses extrémités, plus ou moins irrégulièrement arrondie, se fixe sur le haut de la poitrine, dans la région sous-claviculaire où elle prend un point d'appui.

« Chez les sujets prédisposés à la phtisie, ce traumatisme peut être une cause occasionnelle de tuberculisation et faciliter l'éclosion de la diathèse préexistante. Mais il peut aussi, à lui seul et en dehors de tout état diathésique, entraîner une inflammation chronique du poumon qui aboutit souvent à la formation de cavernes. M. Perroud a constaté, plusieurs fois, cette évolution chez des gens robustes, exempts de tout antécédent héréditaire et vivant dans des conditions hygiéniques relativement satisfaisantes. Les malades eux-mêmes ont conscience du rôle étiologique de l'*harpi* dans le développement de leur affection : ils sont les premiers à l'accuser. »

Nous ne saurions mieux terminer cette longue énumération que par le rapide exposé d'un cas où se sont succédé, sous l'influence d'inflammations et de traumatismes divers, la plupart des manifestations tuberculeuses. Il s'agit d'un malade de cinquante-trois ans, que nous observons actuellement à Bicêtre. Son père est mort fort âgé, malgré des hémoptysies annuelles qui commencèrent dès sa jeunesse ; ses deux frères crachent aussi du sang, bien que leur santé paraisse bonne ; seule, une sœur a succombé à une maladie de poitrine nettement caractérisée.

A douze ans, notre malade a eu les écrouelles ; à quinze, les hémoptysies surviennent. Cependant l'état général est satisfaisant et jusqu'en 1868 il ne note pas de nouveaux accidents tuberculeux. C'est alors qu' « un engorgement de poumon » se déclare, qui finit par se résoudre grâce à l'emploi prolongé de l'huile de foie de morue. En 1870, après une marche prolongée, douleurs vives dans les muscles de la cuisse droite, tuméfaction, apparition d'un abcès qu'on ouvre au bout de trois semaines et qui donne issue à une grande quantité de pus. Une fistule consécutive n'est tarie qu'au bout de quatre ans.

Vers cette époque, coup sur l'articulation tibio-tarsienne gauche qui s'enflamme. Au bout de six ans, ponction de la jointure, évacuation de pus. Après de nombreuses alternatives, l'amputation est pratiquée. En 1876, chute sur le coude droit, formation rapide d'une tumeur blanche ; amputation six mois après le début des accidents. Entre temps étaient survenues des suppurations de l'oreille moyenne, du cou, de la jambe. Cependant une grande amélioration se manifeste, et de 1879 à 1882 la santé n'est pas mauvaise.

A ce moment, une chaussure trop serrée par un garçon de salle un peu brutal provoque un gonflement du cou-de-pied droit, un abcès se forme, puis des fistules qui suppurent encore. Un peu plus tard, il fatigue trop le seul bras qui lui reste, en voulant travailler dans son lit : nouvelle collection purulente; de petits abcès circonvoisins se développent bientôt dans les points comprimés par les pièces du pansement et au niveau du coude, dans la région qu'il appuie d'habitude sur le rebord du lit.

On ne saurait, il nous semble, trouver un exemple plus net d'inflammation prétuberculeuse et de tuberculose traumatique. Mais ce qui nous frappe surtout dans cette observation, c'est que ce malheureux, couturé d'écrouelles, deux fois amputé, suppurant par dix fistules, criblé de tubercules périphériques depuis l'âge de douze ans, ait atteint cinquante-trois ans sans que son état général soit profondément altéré. Il paraît pouvoir fournir encore une assez longue carrière. Quelle théorie nous expliquera comment tous les tissus de son organisme se sont laissé envahir au moindre assaut, tandis que ses poumons, attaqués pourtant dès l'âge de seize ans, date de la première hémoptysie, résistent et ne témoignent encore que de lésions circonscrites au sommet droit?

Tels sont les rapports étroits qui unissent la tuberculose à l'inflammation. Nous croyons pouvoir résumer dans la phrase suivante les développements ci-dessus : La tuberculose est une inflammation spécifique souvent précédée, accompagnée ou suivie d'une inflammation vulgaire qu'elle provoque ou qui la provoque.

V

De l'extirpation des tumeurs d'origine tuberculeuse.

La bénignité actuelle des plaies chirurgicales et leur marche vers une guérison presque assurée, ont profondément modifié les indications opératoires. Grâce aux nouveaux pansements, on intervient là où jadis on se tenait,— on devait se tenir,— sur une prudente réserve. La gravité « du trou à la peau », mise en balance avec les avantages qu'on pouvait espérer d'une extirpation, faisait bien souvent pencher le plateau vers l'abstention systématique.

Les tumeurs d'origine tuberculeuse ont plus que toute autre bénéficié de cette révolution. Mais là n'est point la seule cause du mouvement prononcé qui, à cette heure, entraîne vers leur extirpation nombre de chirurgiens autorisés. D'abord, depuis quelques années, des travaux importants ont montré que la tuberculose pouvait se cantonner un long temps dans un tissu ou un organe, lieu de moindre résistance dont a profité la diathèse pour y déposer ses produits.

En 1876, nous prouvions, après Cruveilhier, après Velpeau, un fait qui semblait oublié, c'est que les dépôts caséeux des testicules ne s'accompagnent pas toujours d'autres dégénérescences. Ils sont parfois locaux et « sur

30 autopsies d'individus morts avec des tubercules de la glande spermatique, on trouvait 20 cas où il y avait simultanément des altérations génitales et pulmonaires, 10 où la tuberculose génitale existait seule ».

Depuis, de remarquables recherches ont démontré le même fait pour d'autres organes. Nous ne citerons que les travaux de Josias et Brissaud sur les gommes scrofuleuses du tissu cellulaire sous-cutané; ceux de Tapret sur la tuberculose urinaire; le mémoire de M. Lannelongue sur les différentes variétés d'abcès froids, de Volkmann sur les tumeurs blanches, de M. Trélat sur les follicules de la langue et de la muqueuse buccale, de Th. Anger sur les granulations de l'iris, enfin la série d'études entreprises par les dermatologistes sur les ulcérations diathésiques de la peau.

Ce n'est pas tout encore; la pathologie générale vient de soulever un grave problème : on se demande si la tuberculose n'est pas de nature infectieuse; si un dépôt caséeux n'est pas un foyer où se développent les éléments dont la migration déterminera au loin l'apparition de colonies nouvelles. D'abord localisées, les manifestations deviendraient multiples et se généraliseraient. De remarquables esprits regardent cette hypothèse comme démontrée ; en tout cas, cette présomption, appuyée sur des faits dont on ne saurait méconnaître la valeur, prend de la consistance et grandit.

Ne voit-on pas les conséquences qui découlent de ces faits? Si l'incision de la peau et l'extirpation d'une tumeur sont des choses maintenant bénignes et sans danger réel; si la tuberculose est souvent localisée au début, et si d'autre part le dépôt caséeux est un foyer d'infection, au contact duquel l'économie tout entière pourra se contaminer, pourquoi ne pas traiter les dégénérescences tuberculeuses comme s'il s'agissait de cancers? Pourquoi ne pas les enlever, dès que leur diagnostic est nettement établi?

Il ne faudrait pas croire cependant qu'il n'y eût qu'avantage à l'extirpation des tumeurs d'origine tuberculeuse. Une discussion, qui marquera certainement dans les Bulletins de 1883, s'est élevée à la Société de chirurgie, à propos d'un rapport où M. Verneuil disait « que l'aggravation des manifestations tuberculeuses par les opérations n'est plus à démontrer ». Quelques réserves exprimées par M. Trélat rappelèrent le clinicien de la Pitié à la tribune, et, par un nombre considérable d'observations, il prouva que les résections articulaires, les grattages d'abcès, la castration, le redressement des membres ankylosés, l'ablation des tumeurs ganglionnaires, provoquent ou exagèrent les accidents tuberculeux.

On lui répondit bien que la tuberculose est une maladie à évolution irrégulière qui parfois sommeille un fort long temps pour se réveiller tout à coup; qu'on ne peut savoir si telle crise du côté du poumon ou des méninges était, quoi qu'on fasse, dans les destinées du patient, ou si c'est l'intervention qui en a provoqué ou hâté l'apparition; on a ajouté qu'en tout cas il serait nécessaire, pour que le réquisitoire de M. Verneuil eût une réelle autorité, de dresser deux tableaux, sur un nombre considérable d'observations et où l'on verrait, d'une part, combien d'accidents subits, granulie, pneumonie méningite, éclatent sans cause opératoire et combien se déclarent à la suite d'un acte chirurgical.

Il y a du vrai dans cette dernière objection; le tableau présenté par M. Verneuil est peut-être trop sombre, mais les documents qu'il a fournis, ceux de MM. Berger, Polaillon, Perrier, prouvent sans réplique l'influence souvent nocive du traumatisme sur la diathèse. La tuberculose n'échappe pas à la loi générale, déjà si bien établie pour le diabète, le rhumatisme, l'alcoolisme, le cancer, la malaria, et désormais tout opérateur, avant de songer à extirper une tumeur de nature tuberculeuse, devra faire entrer en ligne de compte l'aggravation possible des premiers accidents, ou l'apparition de lésions nouvelles dont quelques-unes, comme la méningite tuberculeuse, pourraient, en peu de jours, emporter le malade.

Est-ce à dire qu'on n'opèrera plus les tuberculeux? Telle n'est ni la théorie ni la pratique de M. Verneuil; il demande seulement plus de discrétion : il croit que, trop souvent fier d'un succès *opératoire*, on a cru au succès *thérapeutique* sans rechercher plus tard si tel réséqué, par exemple, sorti guéri des mains du chirurgien n'a pas vu deux mois, six mois, un an après, survenir une nouvelle manifestation. Il est loin toutefois de nier les résultats heureux qu'une extirpation peut produire. Le nombre des dépôts caséeux enlevés non seulement sans accidents immédiats, mais avec un avantage durable, est trop grand pour qu'il veuille renoncer à l'ablation.

En effet, il est hors de doute que si l'intervention chirurgicale, l'appréhension qui l'accompagne, la douleur, la perte de sang qu'elle entraîne, la fièvre qu'elle provoque parfois, peuvent éveiller ou activer la diathèse, l'extirpation d'une tumeur tuberculeuse supprime souvent une cause de douleur incessante, la source d'une suppuration profuse, un foyer d'infection pour l'organisme, soit par les bacilles qu'il renferme, soit par les germes septiques qui s'y développent. Et l'on ne compte plus les amputations après lesquelles tel malade a repris appétit, couleur, embonpoint et forces. Certainement, le terrain est encore fertile pour une nouvelle culture des microbes, mais n'a-t-on pas gagné du temps et le médecin, prenant alors la place du chirurgien, n'a-t-il pas devant lui un organisme tout disposé à bénéficier d'une thérapeutique ou d'une hygiène bien conduites?

Il ressort de la discussion récente de la Société de chirurgie que M. Verneuil nous a rendu un grand service. Nous étions trop hardiment partis en guerre contre les tumeurs de nature tuberculeuse et peut-être y portions-nous trop volontiers le fer. Il est très bon qu'on nous ait rappelé les désastres chirurgicaux qui pourraient tout à coup nous surprendre. Notre pronostic sera plus réservé et notre décision plus inquiète.

Aussi acceptons-nous volontiers comme conclusion cette phrase de M. Trélat : « Lorsque, chez un tuberculeux, l'une des localisations aggrave l'état général, il faut, si c'est possible, supprimer cette localisation par une opération d'exérèse; si, au contraire, ce sont les lésions viscérales qui dominent la scène, il faut s'abstenir de toute opération; la répartition de ces influences est toujours délicate, souvent difficile, parfois trompeuse. »

Cette règle une fois acceptée, on devra traiter la tumeur tuberculeuse comme une autre tumeur. Il faudra l'opérer le plus tôt possible pour éviter au malade les souffrances qu'elle détermine parfois, et la suppuration que souvent elle provoque. Ainsi l'état général n'aura pas eu le temps de s'altérer. Plus les lésions ont de tendance à s'accroître et plus on intervient rapidement, moins grande sera la brèche faite aux tissus. Enfin, si la masse tuberculeuse est un foyer d'où les microbes peuvent essaimer, pourquoi laisser à des colonies le loisir d'aller se fonder dans d'autres points de l'économie?

L'extirpation devra aussi être radicale. Il ne faut pas oublier de foyer tuberculeux qui pourrait devenir l'origine d'une tumeur nouvelle. On doit même, autant que possible, dépasser la « zone suspecte » où déjà des bacilles ont élu domicile sans manifester leur présence par des lésions visibles à l'œil nu. Ici la règle est cependant moins absolue que pour le cancer. Nous venons d'opérer, à Bicêtre, un enfant dont le creux axillaire était distendu par une énorme adénite strumeuse. Nous avons ouvert largement et extirpé plusieurs des ganglions. Mais le tissu lardacé entourait les vaisseaux; fallait-il, pour la plus grande gloire de la règle qui consiste à tout enlever, réséquer artère et veine? Nous avons tenu notre plaie béante par une éponge saupoudrée d'iodoforme. Le tissu tuberculeux s'est vite exfolié et la guérison a été rapide.

Voilà pour les questions d'ordre général. Mais, dans chaque cas particulier, que d'éléments viennent encore compliquer le problème! Nous n'obéissons plus aux mêmes règles pour la tuberculose osseuse et pour celle des tissus mous, pour les foyers profonds et pour les foyers superficiels. Il ne faut pas oublier, — et M. Nélaton l'a bien mis en lumière dans sa récente thèse d'agrégation, — que les lésions tuberculeuses peuvent guérir spontanément. Dans les régions superficielles, sur la peau, les muqueuses, les dépôts mortifiés peuvent s'éliminer facilement, mais au centre d'un os, sous une membrane résistante comme l'albuginée, ne sera-t-il pas souvent nécessaire que le chirurgien fraye une voie à la matière puriforme pour éviter au malade bien des souffrances et abréger la durée de la maladie?

Nous comptons étudier dans un autre chapitre le traitement de plusieurs tumeurs d'origine tuberculeuse, les abcès froids, les abcès par congestion d'origine vertébrale, les synovites fongueuses, le testicule tuberculeux. Aussi nous n'essaierons pas de montrer maintenant les tempéraments que l'organe, ses fonctions et la région où il se trouve, apportent à chacune des notions que nous avions émises. Mais, bien que nous n'ayons pas d'observation à fournir à l'appui, nous voulons dire ici quelques mots sur la conduite à tenir pour les ulcérations tuberculeuses de la langue, ulcérations dont M. Trélat s'est occupé récemment devant la Société de chirurgie.

La tuberculose de la langue n'est pas indolente ; dans un grand nombre d'observations, on signale de cruelles souffrances. Nous avons, en 1872, étudié dans le service de M. Féréol, un des premiers malades chez lequel la nature de l'ulcération ait été nettement reconnue. Les travaux de M. Trélat venaient de paraître, et au semis de points jaunâtres, à la faible profondeur de la perte de substance, à sa légère induration, à une sorte de dissection particulière des fibres musculaires on put porter le diagnostic : ulcère tuberculeux. M. Trélat, à qui le malade fut envoyé, sanctionna le diagnostic.

C'était la première manifestation de la diathèse; les poumons étaient encore indemnes. Or ce malade, comme d'autres d'ailleurs que nous avons observés depuis, ressentait de vives souffrances, de véritables accès névralgiques spontanés, ou provoqués par le moindre mouvement de la langue. Et comment immobiliser cet organe? La déglutition était surtout pénible et, la sécrétion salivaire se trouvait fort exagérée; le malheureux se tenait sans cesse penché au-dessus d'un crachoir, et le liquide s'écoulait continuellement des deux commissures. Le spectacle était lamentable. Cette déperdition incessante, l'insuffisance de l'alimentation, la douleur, amenèrent une cachexie rapide et la tuberculose envahit le poumon, respecté encore lors de l'entrée du malade. D'apparence robuste au début, notre malade était phtisique au bout de quatre mois; au bout de six, il mourait.

N'est-ce pas une semblable histoire que racontait M. Trélat à la Société de chirurgie? Malheureusement, dans ce cas, le diagnostic resta longtemps obscur. M. Besnier et M. Trélat, malgré leur compétence spéciale en semblable matière, ne purent se prononcer sur la nature du mal que lorsqu'il était déjà trop tard; sans cela M. Trélat eût enlevé l'ulcère et nous ne pouvons que souscrire aux raisons qu'il invoquait devant ses collègues pour justifier l'extirpation.

Voilà une tumeur douloureuse, elle est rebelle, envahissante; on ne peut rien espérer, ni des topiques, ni du temps ; quoi qu'on fasse, l'ulcère grandira. Pourquoi donc ne pas l'extirper? Serait-ce parce qu'on ne l'a point tenté encore? L'opération en général serait légère ; car la perte de substance est presque toujours assez limitée et peu profonde. Du même coup on supprimerait le foyer d'infection, la douleur, la déperdition de salive, les troubles de l'alimentation. Le malade pourrait se nourrir et l'organisme lutterait à armes meilleures contre les agressions nouvelles de la diathèse. Ici encore, il ne faudrait pas être trop absolu et affirmer que la guérison ne peut s'obtenir que par une intervention chirurgicale.

En effet, sur 25 cas de tuberculose linguale relevés par Charles Nélaton, il y a eu plusieurs fois amélioration spontanée et plusieurs fois guérison. Laboulbène, Billroth, Lambert, Raynaud, Morel-Lavallée, ont observé une cicatrisation presque totale ; Julliard, Pouzergues, Ducrot et Barthélemy ont signalé chacun un cas de guérison complète. Nous avons, parmi nos élèves, un jeune homme assez grêle et surmené par divers excès qui portait, sur la partie latérale gauche de la langue, une ulcération que M. Édouard Brissaud et nous avons considérée comme nettement tuberculeuse. En cinq mois, et sur les seuls effets d'une meilleure hygiène et d'une thérapeutique plus suivie, la perte de substance a fini par se cicatriser.

Certes, si notre malade de 1872 se trouvait maintenant dans nos salles, nous n'hésiterions pas à porter le thermocautère, ou l'anse galvanique, ou la curette, ou le bistouri sur son ulcère tuberculeux! Et ce n'est point seulement dans le cas d'intégrité pulmonaire, lorsque la dégénérescence est purement locale, que l'extirpation nous semble indiquée. Nous avons eu, dans les salles de l'Hôtel-Dieu, où nous suppléions le docteur Cusco, un malade qui a sur la muqueuse labiale, non loin de la commissure droite, un ulcère évidemment tuberculeux ; il est superficiel, comme recouvert d'une légère couche opaline, laiteuse, et çà et là on aperçoit le semis caractéristique de petits points jaunâtres. Nous n'opérons pas ce malheureux, non parce que les poumons sont déjà atteints, mais parce que l'ulcère est indolent. Notre homme ne peut, nous dit-il, manger de vinaigrette, voilà tout; mais cette privation ne nous semble pas suffisante pour commander l'opération, et, comme l'alimentation n'est pas autrement troublée, nous nous abstenons.

Nous agirions résolument au contraire, et cela en dépit des altérations évidentes du poumon, si l'ulcère était douloureux, la salivation exagérée, l'alimentation difficile : cette opération, sans danger, supprimerait les souffrances ; l'alimentation abondante redeviendrait possible et l'individu lutterait plus longtemps contre les envahissements de la phtisie pulmonaire. Il n'est pas indifférent de faire durer la vie et de la rendre plus supportable.

Il nous semble résulter des lignes précédentes, que l'extirpation des tumeurs d'origine tuberculeuse doit être souvent tentée. Les éléments de tout jugement chirurgical sont multiples et divers, aussi n'avons-nous pas une loi unique. Mais lorsqu'on mettra en balance les avantages et les inconvénients que le malade peut en retirer, le plateau penchera souvent du côté de l'intervention.

VI

Anatomie pathologique et traitement des abcès froids.

L'anatomie pathologique des abcès froids vient de s'enrichir d'une importante découverte : on a reconnu que la membrane limitante de ces collections n'est pas une barrière inerte, due à l'enchevêtrement de lames conjonctives tassées par la pression excentrique du pus. Le tissu qui la compose est, en réalité, un néoplasme, une sorte de tumeur dont l'évolution régressive donne naissance à un liquide puriforme. Delpech disait que « la membrane pyogénique » est antérieure au pus qu'elle sécrète. Cette conception est fausse, mais elle s'appuyait sur un fait clinique incontestable; un dépôt solide précède l'apparition de l'abcès froid au milieu des tissus. M. Lannelongue vient de publier, sur ce point, une série de recherches fort intéressantes et qu'il nous paraît utile de résumer brièvement.

D'autre part, la chirurgie pratique s'est immédiatement emparée de cette donnée nouvelle; elle en a fait la base d'une thérapeutique dont les bons effets sont évidents. Puisque la paroi de l'abcès est un néoplasme dont la régression est fatale et que cette paroi n'est qu'un abcès froid en expectative, le premier degré de cet abcès froid, ouvrir la cavité et en évacuer le contenu ne suffit point; une intervention plus radicale est nécessaire, il faut extirper jusqu'au moindre vestige de la membrane enveloppante. M. Trélat s'est fait le défenseur de cette méthode ainsi qu'en témoigne sa communication récente au *congrès de l'Association française pour l'avancement des sciences*.

M. Lannelongue, dans son mémoire : *Abcès froids et tuberculose osseuse*, étudie trois formes de collection purulente; elles ont d'ailleurs toutes les trois même nature et pathogénie identique; les unes et les autres proviennent de la régression des produits tuberculeux. La première variété comprend les abcès froids des parties molles, ceux qui se développent surtout dans le tissu cellulaire sous-cutané et qui ont été récemmeut étudiés par M. Josias et notre ami Édouard Brissaud, sous le nom de *gommes scrofuleuses*. La deuxième variété renferme les abcès développés au voisinage d'un os malade, mais la cavité de la collection et le foyer de l'os n'ont entre eux aucun rapport anatomique; ce sont les anciens abcès *circonvoisins*, si bien décrits par Gerdy, au pourtour des articulations atteintes de tumeur blanche; M. Lannelongue les nomme abcès *concomitants*. Enfin l'abcès est étroitement lié à la tuberculose osseuse; la caverne creusée dans l'os et la collection purulente communiquent directement. Cette troisième variété est fort bien décrite depuis la fameuse thèse de Nélaton, et les recherches contemporaines n'ont fait que confirmer et tout au plus préciser ce que l'éminent chirurgien avait déjà vu.

Sans s'expliquer très nettement sur ce point, on semblait admettre naguère que, entre l'abcès chaud et l'abcès froid, il n'existe qu'une question de degré : le pus s'accumulait suivant le même processus; seulement, au lieu d'être francs, brutaux dans leur invasion, comme ils le sont pour l'abcès chaud, pour l'abcès froid, les phénomènes inflammatoires sont insidieux, voilés; il y a un minimum de rougeur, de chaleur et de douleur. Mais dans l'un et l'autre cas, une fois que la collection est formée, on a du pus véritable. L'aspect physique, l'odeur, la couleur peuvent être différents, il ne s'agirait que de variétés d'un même liquide.

Ce n'est pas que tous les auteurs n'aient senti la tumeur solide qui précède, dans les tissus, l'apparition de la cavité fluctuante. Boyer même la faisait entrer dans la définition de l'abcès froid, qui, pour lui, « résulte de la fonte purulente d'une tumeur dans laquelle les symptômes qui caractérisent l'inflammation n'ont pas été marqués ». Nos maîtres nous faisaient parfois palper, même en dehors des régions ganglionnaires, des empâtements, des plastrons indurés qui ne tardaient pas à donner naissance à un abcès. Mais si « on constatait la présence de la tumeur primitive, on ignorait la nature de cet engorgement préalable ».

C'est donc une notion nouvelle que les recherches histologiques et cliniques entreprises depuis quatre ans ont fait entrer dans la chirurgie. Et maintenant, grâce à elle, nous connaissons les liens étroits qui unissent entre eux les abcès ossifluents, les abcès concomitants et les gommes scrofuleuses. Nous savons leur mode de développement et l'on a suivi pas à pas les métamorphoses régressives opérées dans la tumeur primitive, pour produire d'abord la première collection, ensuite le ramollissement de ce que l'on appelait les parois et qui en réalité sont une véritable tumeur secondaire dont la fonte agrandira l'abcès. En résumé, on pourrait considérer trois phases au processus : 1° le dépôt du néoplasme tuberculeux dans les tissus ; 2° son ramollissement et sa liquéfaction; 3° le développement d'une membrane périphérique qui renferme la collection et qui a pour caractère propre d'être formée, comme la tumeur primitive, par des follicules tuberculeux.

Nous ne suivrons pas M. Lannelongue dans sa description des abcès froids, qu'il a faite cependant d'une manière fort complète, grâce à un procédé très ingénieux. Lorsque la collection existe dans le tissu cellulaire d'un membre, il applique la bande d'Esmarch et dissèque la poche sans être gêné par le sang; il peut suivre la tumeur dans ses moindres prolongements, « ce qui est à la fois un mode de traitement efficace et un mode d'étude avantageux ». Nous insisterons seulement sur la constitution anatomique de la paroi. C'est elle qui nous donnera la clef des phénomènes dont nous avons déjà parlé et qui constitue la partie vraiment originale des recherches contemporaines.

La surface externe de la paroi est généralement lisse, « surtout lorsqu'elle est contiguë à une aponévrose ou qu'elle est libre dans une couche cellulo-graisseuse ». Mais dans d'autres circonstances, en particulier dans les points où la poche est en voie d'évolution, on constate à l'œil nu une véritable continuité avec les tissus voisins;

la paroi de l'abcès leur est unie par un nombre infini de liens vasculaires beaucoup plus visibles qu'à l'état normal.

Lorsque l'évolution est plus active, la surface externe présente de petits prolongements conoïdes, véritables bourgeons comparables aux végétations molles des plaies. Ces végétations suivent d'habitude les vaisseaux et pénètrent dans les organes circonvoisins; elles s'insinuent dans les orifices normaux du tissu fibreux, les aponévroses, par exemple; et quand on a enlevé la tumeur, on remarque dans ces tissus des criblures anormales déterminées par la pénétration des bourgeons dans les orifices vasculaires normaux. Il en est de même pour les abcès ossifluents; la poche envoie de tous côtés des prolongements qui sont comme les premières travées directrices de l'envahissement des parties éloignées. Cette apparence extérieure de la poche prend dès maintenant une signification; elle explique le mécanisme du développement de l'abcès; ce mécanisme n'a rien de passif et ne relève nullement d'une distension de la paroi par son contenu; c'est un acte vital et essentiel, antérieur à l'existence du liquide dans sa cavité.

Pour comprendre l'évolution du tubercule, en tant que processus aboutissant à une formation d'abcès, il est de toute nécessité de donner une fois encore la description sommaire de la granulation primitive telle qu'elle a été conçue et interprétée dans ces dernières années par Köster, Friedlander, Charcot, Brissaud et Grancher.

Toute granulation tuberculeuse simple est constituée

par les parties suivantes, énumérées du centre à la périphérie : 1° une cellule géante; 2° une masse caséeuse; 3° une zone de cellules épithélioïdes; 4° une zone d'éléments embryonnaires.

Nous voilà donc bien loin de la granulation tuberculeuse que décrivaient les histologistes d'il y a dix ans. Mais, quoique plus complexe, cette description simplifie grandement la question, en ce sens qu'elle restitue au tubercule primitif ses véritables caractères d'*espèce* anatomo-pathologique autonome. Or, s'il n'y a pas de spécificité dans tel ou tel des éléments qui font partie intégrante du tubercule, il n'en est pas moins vrai que le mode d'arrangement de ces éléments entre eux a quelque chose de tout à fait original et qu'on chercherait en vain dans n'importe quelle autre production morbide. Aussi, pour ajouter encore à la détermination exacte de ce tubercule *primitif* dont nous venons d'énumérer les principaux attributs, M. Charcot a-t-il proposé de désigner le tubercule primitif sous le nom de *follicule tuberculeux*.

Mais une granulation n'est pas constituée dans sa totalité par un follicule unique; le follicule est microscopique; et les différences de dimension des granulations tiennent au plus ou moins grand nombre de follicules dont celles-ci se composent. Si les follicules sont réunis en quantité suffisante pour former une masse visible à l'œil nu, et si leur mode de condensation s'accomplit avec assez de régularité pour donner à l'ensemble la forme circulaire ou sphérique, le processus tuberculeux aboutira à l'apparition de granulations miliaires. Celles-ci, à leur tour, donneront lieu, grâce à leur fusionnement, à la formation de tubercules géants. L'idéal du premier de ces deux modes est réalisé dans la granulie, et le second dans la pneumonie caséeuse. Si, au contraire, les follicules s'entassent sans ordre et s'insinuent comme au hasard dans la profondeur des tissus, on assistera au processus désigné sous le nom de *tuberculisation infiltrée;* cette variété est fort bien représentée dans certaines formes d'arthrites tuberculeuses, où les fongosités ne consistent essentiellement qu'en une néoformation de follicules accumulés pêle-mêle.

Ce qui caractérise, au point de vue anatomo-pathologique, les gommes scrofuleuses dont l'étude a été poursuivie avec soin depuis peu d'années à l'hôpital Saint-Louis, c'est la formation de nodules tuberculeux sous-cutanés, évoluant pour leur propre compte, et non à titre d'affections similaires, chez des individus qui jusqu'alors n'avaient présenté aucun des attributs de la scrofule ou de la phtisie.

Ces nodules tuberculeux apparaissent dans le pannicule graisseux, soit aux membres, soit au tronc, soit à la tête. Quoiqu'ils n'aient pas de siège de prédilection bien marqué, ils se développent peut-être plus fréquemment aux membres inférieurs que dans les autres parties du corps, et en particulier à la face interne du tibia, où le pannicule adipeux est cependant moins abondant qu'ailleurs.

Ils consistent en masses tuberculeuses vraies, c'est-à-dire en productions plus ou moins ramollies dont le caséum représente la portion la plus importante. Leur volume est variable. Tantôt ils ont la grosseur d'un pois et semblent alors constitués identiquement comme les tubercules crus du poumon. Tantôt ils ont les dimensions d'une noisette ou d'une noix; et alors, comme la dégénération est forcément plus complète, on constate en les incisant que le produit de *néoplasie* a fait place à une cavité, à une véritable caverne; celle-ci se vide aussitôt qu'on crée une issue à la matière demi-liquide qu'elle renferme. Cette matière est puriforme, séro-purulente, grumeleuse, et, lorsqu'elle a été ainsi évacuée, on s'aperçoit qu'il en reste toujours une certaine quantité adhérente aux parois de la poche, où elle paraît être concrétée et en quelque sorte figée. Il est facile de concevoir qu'on ait considéré cette substance dont les parois sont tapissées, comme une membrane pyogénique.

Mais le plus souvent l'issue du contenu s'effectue spontanément, à la faveur d'une ulcération cutanée qui établit un trajet fistuleux entre la caverne sous-dermique et la surface de la peau. L'anatomie pathologique de ce processus peut être faite alors sur le vivant et rentre naturellement dans l'étude clinique de la lésion.

Enfin il arrive quelquefois que la guérison s'opère d'elle-même et sans ouverture, surtout quand il s'agit de gommes scrofuleuses de petites dimensions. M. Brissaud nous a fait voir des préparations sur lesquelles on distingue, dans la profondeur du tissu sous-cutané, des agglomérations caséeuses enkystées dans une coque fibreuse, tout comme les petits foyers tuberculeux qu'on trouve dans les poumons de tant d'individus qui ne sont pas morts phtisiques. Ces gommes scrofuleuses enkystées et guéries sont donc rigoureusement semblables aux *tubercules de guérison* de Cruveilhier.

Cliniquement, ce sont des nodules sous-cutanés non douloureux, dont l'évolution se fait en quatre temps ou quatre périodes :

1° *Période d'induration ou de crudité.* — Les nodule en question, sphériques ou oblongs, dépourvus d'inégalités, non adhérents, sont résistants au toucher et roulent sous le doigt qui les comprime. Cette période peut durer plusieurs semaines, peut-être plusieurs mois; mais elle peut aussi être beaucoup plus rapide.

2° *Période de ramollissement.* — Des varicosités se forment à la surface de la peau. Celle-ci s'enflamme, devient violacée et adhérente. La tumeur est faussement fluctuante.

3° *Période d'ulcération.* — Un ou plusieurs pertuis donnent issue à un liquide séro-purulent. Ces pertuis se dilatent, mais restent séparés les uns des autres par des *ponts* de tissu dermique qui ont une coloration violacée. On pourrait croire à l'existence d'un anthrax, n'était la nature du liquide et surtout le mode de développement antérieur. Peu à peu les ponts se rompent, d'où résultent des décollements (il n'y en a jamais ou il n'y en a que très exceptionnellement dans les gommes syphilitiques); alors le fond de la cavité apparaît, car le produit s'élimine aussitôt. Or, ce produit, depuis longtemps ramolli, n'est plus énucléable; il ne ressemble donc en rien à la masse « bourbillonneuse » que laissent échapper souvent les ulcérations de gommes syphilitiques sous-cutanées. Enfin une sécrétion continuelle de pus séreux, entretenue surtout par les parties anfractueuses de la caverne, résulte de la mise à nu du tissu lâche et graisseux sur lequel le derme repose.

4° *Période de cicatrisation.* — Les cavités se comblent par l'apparition de bourgeons charnus; la peau perd sa coloration violacée, et une cicatrice souvent déprimée consacre comme un sceau indélébile la tare dont a été frappé l'organisme.

On sait le grave pronostic qu'avaient jadis les abcès froids, et bien que par eux-mêmes ils fussent plutôt gênants que douloureux, on redoutait comme une complication grave leur ouverture provoquée ou spontanée : les parois, en effet, s'enflammaient au contact de l'air; des produits septiques étaient engendrés qui, absorbés par la membrane enveloppante, provoquaient des accidents d'empoisonnement aigu ou chronique, infection purulente ou fièvre hectique, et la mort en était la conséquence. Quant à une intervention radicale, on ne l'aurait guère osée; ponction sous-cutanée ou capillaire, évacuation de la poche, compression, badigeonnage iodé..... puis la thérapeutique s'avouait impuissante.

Ce fut un immense progrès lorsque Lister proposa d'ouvrir hardiment la poche, de la laver avec une solution forte d'acide phénique, et de protéger le foyer par un pansement antiseptique. Il n'y eut plus de décomposition putride; les parois de l'abcès, cautérisées par l'acide, s'exfoliaient peu à peu, et après un temps plus ou moins long, la guérison était obtenue sans côtoyer la série d'accidents redoutables si fréquemment observés.

Depuis les recherches de M. Lannelongue, depuis la détermination exacte du tissu des parois d'enveloppe, on ne se contente plus d'évacuer la collection purulente, et, pour hâter la guérison, on extirpe la membrane elle-même. Au début, M. Lannelongue pratiquait un petit lambeau cutané sous lequel il disséquait minutieusement, grâce à la bande d'Esmarch, la poche qu'il extirpait. Ce procédé avait l'avantage de conserver les tissus dans leurs rapports réciproques et de permettre leur étude tout en donnant un excellent résultat thérapeutique. Maintenant il se contente d'inciser l'abcès ; puis, la collection évacuée, il détruit la paroi avec un instrument mousse, spatule ou grattoir, et fait disparaître jusqu'aux derniers vestiges du tissu tuberculeux.

M. Trélat a recours à un procédé analogue. Lui aussi incise les téguments, évacue l'abcès, et détruit avec un grattoir la paroi d'enveloppe ; il poursuit les fongosités jusque dans les fistules les plus éloignées, et transforme, par cette décortication, la tumeur primitive en une plaie simple dont les surfaces produisent des éléments susceptibles de s'organiser. On supprime la phase de suppuration éliminatrice et d'exfoliation des parois ; par conséquent la guérison est plus rapide.

Mais peut-on aller plus loin, mettre au contact les surfaces cruentées, après avoir assuré par un drain le facile écoulement des liquides? Peut-on suturer les téguments et essayer la réunion immédiate? Pour M. Lannelongue, « on ne doit pas comparer l'état où se trouvent les tissus à la suite d'une décortication à celui d'une plaie récente ordinaire. Une infiltration d'éléments embryonnaires, en effet, envahit déjà plus ou moins profondément ces tissus, et s'ils sont susceptibles d'entrer en voie d'organisation immédiate, ces éléments peuvent aussi bien devenir l'objet d'un travail de régression... »

Il est possible, pourtant, d'extirper, avec la curette,

non seulement la paroi propre de l'abcès, mais le tissu embryonnaire et les prolongements qu'il envoie dans les interstices voisins. La réunion réussit alors. Nous venons d'obtenir, à l'Hôtel-Dieu, un succès remarquable sur un malade dont l'abcès siégeait à l'épigastre. La collection, sous la dépendance d'une lésion osseuse d'une fausse côte, mesurait 10 centimètres environ dans son diamètre horizontal; une incision de cette étendue ouvrit la cavité; le pus évacué, les parois furent ruginées avec le plus grand soin. En un point, le doigt pénétrait dans un trajet oblique qui s'insinuait sous les côtes, entre elles et le foie, dont il était séparé par les attaches musculaires et le péritoine. Nous arrivions ainsi sur la face profonde de l'os dénudé dans une petite étendue : l'os fut gratté, puis les parois du trajet, mais légèrement, pour ne pas pénétrer dans le péritoine; un tube fut enfoncé jusqu'à la côte, et les tissus furent suturés. La réunion par première intention a été obtenue; le tube, raccourci peu à peu, a été bientôt enlevé, et au bout du quinzième jour le malade quittait l'hôpital, ne gardant, comme vestige de son ancienne collection qu'une cicatrice linéaire.

Nous pourrions citer plusieurs cas semblables et il n'est point de chirurgien qui n'en possède autant et plus à son actif. Ces grattages d'abcès sont maintenant dans la pratique courante et ont rendu de véritables services. Mais il faut se rappeler que le traumatisme, comme l'a démontré M. Verneuil, peut dans certains cas activer la diathèse, et que justement quelques interventions largement faites sur les parois des collections purulentes ont provoqué une méningite tuberculeuse :

il faut se le rappeler d'autant plus que l'extirpation de la poche n'est pas absolument nécessaire. Que de fois nous est-il arrivé, au niveau des régions dangereuses, près de la plèvre ou du péritoine, aux environs des gros vaisseaux du cou de nous contenter de gratter légèrement avec l'ongle, respectant, par crainte d'une déchirure ou d'une hémorrhagie, la plus grande épaisseur du tissu tuberculeux. La guérison n'en est pas moins survenue, plus lente sans doute; mais peu à peu l'exfoliation s'est faite, des bourgeons charnus de bonne nature se sont développés et la perte de substance a fini par se combler.

Mais nous ne saurions trop insister sur le traitement médical. Lui seul peut nous donner un « succès thérapeutique ». Le chirurgien a extirpé une collection laide, gênante, douloureuse peut-être; peut-être même aggravant l'état général par une abondante et longue suppuration. Mais cet abcès n'est pas le mal, il n'en est que la manifestation; ce mal, il faut l'atteindre ou notre œuvre aurait été vaine : la tuberculose se reproduirait. Une bonne hygiène, un bon climat, les bains salés, l'exercice, les frictions sèches, l'iodure de potassium, l'huile de foie de morue : nous devons, avec méthode et suivant chaque cas particulier, avoir recours à tous ces moyens dont une bien vieille expérience a prouve l'efficacité.

VII

Pustule maligne spontanément guérie.

Nous avons observé, à l'hospice de Bicêtre, la guérison spontanée d'une pustule maligne. Le fait est rare, et mériterait, à ce seul titre, d'attirer l'attention; mais il puise un intérêt nouveau dans les recherches dont il a été l'objet. Nous avons obtenu des inoculations positives qui nous ont permis de voir la bactéridie charbonneuse dans le champ du microscope. On ne saurait donc arguer ici d'une erreur de diagnostic.

D'ailleurs, au moment où l'on essaye une thérapeutique nouvelle basée sur les recherches étiologiques, il est bon de se rappeler que la pustule maligne peut évoluer sans mettre en danger l'organisme, et que, par conséquent, toutes les guérisons ne doivent pas être mises à l'actif du traitement. Certes, nous croyons efficaces l'acide phénique et la teinture d'iode, mais il serait peut-être excessif d'attribuer toujours le succès au pouvoir de ces substances. Voilà pourquoi il nous semble utile de relater une observation où, sous nos yeux, la tumeur charbonneuse a disparu sans intervention d'aucune sorte.

Le 6 janvier, un jeune cuisinier de l'hospice de Bicêtre me consultait pour une tuméfaction de la région cervicale, qui ne l'inquiétait, du reste, que médiocrement. En montant dans nos salles, il cédait surtout aux instances de l'infirmier de service.

Notre malade, âgé de dix-huit ans, nous racontait qu'employé à la cuisine depuis onze mois, il aidait souvent à décharger les quartiers de viande qui, placés sur l'épaule gauche, appuyaient directement sur le côté correspondant de la nuque découverte. Or, c'est au niveau de ce point de contact habituel que, six jours auparavant, le 31 décembre, il sentit, en se lavant le col, une petite saillie qui, le lendemain, devint le siège de quelques démangeaisons. Elle s'accrut un peu le jour suivant, mais comme elle était absolument indolore, son ami, infirmier du service, se contenta d'appliquer un cataplasme, et le jeune cuisinier n'en vaquait pas moins à ses occupations ordinaires.

Le mercredi 3 janvier, survient, dès le matin, une céphalalgie assez vive. Le malade est sans entrain, sans appétit; il continue néanmoins son travail. Le soir, il est pris d'un frisson qui dure plus d'une heure; la douleur s'accuse et la tuméfaction du col augmente, non seulement au niveau de la petite saillie primitive, mais en avant et au-dessous, par l'engorgement des ganglions de la région sterno-mastoïdienne. La déglutition en est gênée. Le jeudi et le vendredi, même inappétence, même malaise général, même tension et même douleur locales, mais sans nouveau frisson; les ganglions restent stationnaires. Enfin, le samedi, l'infirmier le conduit au service où je l'examine.

Il existe du côté gauche de la nuque, à cinq centimètres en dehors de la ligne médiane et sur la lisière du cuir chevelu, une tuméfaction dont le centre est occupé par une eschare sèche et noirâtre, sorte de plateau légèrement déprimé en son milieu. Tout autour, sur un fond rouge, s'élève une couronne de vésicules du volume d'un grain de mil; elles dessinent un cercle régulier que double en certains points une nouvelle rangée de vésicules excentriques à la première. Les plus centrales sont remplies d'un liquide légèrement hématique, les périphériques contiennent une sérosité limpide. L'eschare, qui mesure 11 millimètres de diamètre environ, et la couronne de vésicules reposent sur une induration dont la largeur n'atteint pas 3 centimètres.

Il s'agissait évidemment d'une pustule maligne. Mais notre étonnement fut grand de constater l'excellence de l'état général. Notre malade n'avait pas cessé de travailler, même le jour où il avait eu un frisson. La douleur, pour le moment, était nulle, la température oscillait entre 37 et 37,4 ; la voie digestive était libre; au dire même du patient, la tuméfaction semblait s'affaisser et l'engorgement ganglionnaire était moins dur. Aussi nous abstenons-nous de toute intervention, tout en retenant le malade dans notre service.

L'amélioration s'accentue chaque jour; les ganglions, d'abord agglomérés, s'individualisent; la rougeur se limite de plus en plus, l'aréole vésiculaire se dessèche; l'eschare se ramollit un peu, semble se rétrécir, et laisse bientôt, entre la peau et elle, un sillon qui se creuse et s'élargit de plus en plus. Enfin, le 18 janvier, une couche mince et molle du tissu sphacélé s'enlève, et l'on trouve, au-dessous, une surface détergée, granuleuse et déjà presque à niveau de la peau voisine. Cependant la cicatrisation n'est guère complète que le 31 janvier, époque où le malade nous quitte pour regagner sa cuisine.

Le diagnostic n'était pas douteux. Pour l'étayer plus solidement, il nous fallait rechercher la bactéridie charbonneuse. A plusieurs reprises une piqûre fut faite aux doigts, à la jambe, au col; l'examen fut toujours négatif, ce qui ne nous étonna pas, car l'affection était restée toute locale; mais la sérosité limpide ou hématique des vésicules et le liquide sanieux recueilli dans l'eschare nous donnèrent les mêmes résultats. MM. Capitan et Charrin, dont on connaît la compétence, ne furent pas plus heureux; on ne put jamais constater la présence des filaments immobiles, caractéristiques du charbon.

Voici, d'ailleurs, un résumé de la note qu'ils ont bien voulu rédiger pour nous : « Le sang de la circulation générale, recueilli avec les précautions ordinaires à la pulpe d'un doigt, ne montre que quelques éléments sphériques, sans caractères nets. Le liquide des vésicules autour de l'eschare contient quelques éléments sphériques, immobiles, de nature incertaine. Le liquide huileux, pris sous l'eschare, est rempli des mêmes éléments qui ressemblent à des spores. Mais nous n'avons pas trouvé de bactéridies.

« Le sang, le liquide des vésicules et celui de la pustule, sont mis en culture dans du bouillon de bœuf stérilisé. Au bout de vingt-quatre heures, le bouillon s'est troublé, mais par des microbes autres que la bactéridie charbonneuse. L'inoculation de ces cultures à deux cobayes et à un lapin ne donne aucun résultat. Une seconde inoculation provoque bien la mort d'un cochon d'Inde, mais par septicémie. »

Avant les recherches de MM. Capitan et Charrin, nous avions, avec M. Festal, interne du service, tenté diverses inoculations. La première sur un gros cobaye avec une goutte du sang du doigt; deux autres sur deux lapins avec du sang recueilli sous l'eschare. Ces trois animaux survécurent. Seul, un petit cobaye inoculé avec du liquide pris sous l'eschare meurt le troisième jour, le 8 janvier; sa rate est très volumineuse, mais l'examen du sang, fait peu attentivement, du reste, est négatif.

Le lendemain, un cobaye reçoit deux gouttes de sang pris dans le cœur de ce premier cobaye mort. Il succombe au bout de trente-six heures; son sang renferme des bactéridies, sa rate en est absolument remplie. De nombreuses inoculations sont faites soit directement avec son sang, soit avec des cultures de son sang, et elles sont toutes positives : les animaux meurent rapidement, et MM. Capitan et Charrin trouvent dans leurs viscères et dans leurs vaisseaux un véritable feutrage de longs filaments non fragmentés qui tendent peu à peu à se diviser en petits articles.

En résumé, dans les premiers examens du liquide, les premières cultures de ces liquides n'ont donné que des résultats négatifs ; l'inoculation sur un gros cochon d'Inde et sur deux lapins est aussi infructueuse; seule, une inoculation sur un petit cobaye a réussi. Encore un examen, superficiel il est vrai, ne permet pas de constater de bactéridie dans ce sang. Mais ce sang inoculé est fertile; la virulence s'accentue, et toutes les tentatives sont désormais positives. Ne pouvons-nous pas conclure que chez notre malade les bactéridies étaient assez rares pour échapper aux examens du microscope; que les liquides d'ensemencement n'en contenaient pas, et qu'une seule fois la lancette a saisi quelques éléments charbonneux que les cultures successives ont multipliées ?

Une objection nous a été faite : l'inoculation de notre cobaye a été pratiquée avec le sang d'un animal mort depuis plus de vingt-quatre heures. N'est-ce pas la septicémie et non le charbon que nous aurions provoquée ? Qu'on se rappelle la discussion célèbre entre Pasteur et les vétérinaires de Turin? Notre illustre compatriote ne reproche-t-il pas aux praticiens italiens d'avoir provoqué la mort de leurs moutons pour avoir injecté non des bactéridies qui eussent été inoffensives chez les vaccinés, mais le virus septique ?

Cet argument n'est pas recevable. Certainement nous nous exposions à tuer notre cobaye par septicémie ; mais c'est bien du charbon qu'il est mort. N'avons-nous pas trouvé le microbe caractéristique de cette maladie, la bactéridie dont les longs filaments immobiles, non fragmentés formaient, dans le sang examiné au microscope, un véritable feutrage ? La dissemblance entre les deux microbes est trop grande, la compétence des deux expérimentateurs est trop indiscutable pour qu'une pareille objection nous arrête plus longuement.

La guérison spontanée de la pustule maligne chez l'homme n'est pas chose nouvelle. Pasteur, dans l'un de ses mémoires, en cite un exemple qui remonte à 1796; Follin, dans son *Traité de pathologie externe;* Raimbert, dans son article du *Dictionnaire Jaccoud;* Denonvilliers, dans les *Compendium;* Rochoux, dans le *Dictionnaire en trente volumes*, font allusion à des faits semblables. Et, en Beauce, on parle de ces paysans qui, aux premiers symptômes de l'infection charbonneuse, se blottissent dans le fumier de l'étable, mangent du pain blanc, boivent du vin pur et sortent parfois vivants de cette terrible aventure. Raphaël de Provins n'a-t-il pas vu guérir plusieurs malades soumis à un illusoire traitement par les feuilles de noyer? Or, comme le disait M. Farabeuf, il ne faudrait pas invoquer, pour expliquer ces cas, des erreurs de diagnostic renouvelées; car il s'agit ici d'un observateur sérieux dans une contrée où la pustule maligne est bien connue.

Dans leur célèbre *Traité des morsures,* Enau et Chaussier appuient sur cette guérison spontanée avec une insistance que leurs successeurs semblent avoir oubliée. « La pustule maligne, disent-ils, peut entraîner la mort en quelques heures; d'autres fois on l'a vue marcher d'un pas lent, durer douze ou quinze jours, et se terminer spontanément par les seuls efforts de la nature. Ces différences dépendent principalement de la disposition, de la force, du tempérament du malade, de la partie affectée et peut-être plus encore de l'intensité du poison septique. »

« Chez les bilieux et les mélancoliques, dont la fibre est sèche et ferme », les accidents seraient rapides. « Chez ceux dont la fibre est molle et lâche et les sucs séreux abondants, » la marche est moins prompte, mais aussi fatale. « Chez les faibles, les cacochymes, les scorbutiques disposés à la dissolution du sang; chez les femmes enceintes, » la maladie est des plus redoutables.

« Les sanguins » seraient les plus favorisés : si, chez eux, la pustule maligne parcourt rapidement les deux premières périodes, elle s'arrête plus facilement au commencement de la troisième. La pustule qui a pour siège la tête est plus grave que celle des membres; celle du col serait une des plus sérieuses à cause du gonflement qu'elle provoque. La tuméfaction resserre l'œsophage, la trachée, et détermine la suffocation.

Enau et Chaussier étudient non seulement le terrain, mais aussi le milieu. « Les saisons ajoutent encore à la gravité des accidents : les chaleurs excessives et les froids rigoureux rendent la maladie plus grave. Enfin, ils font même allusion à la nature du virus et à son activité plus ou moins grande. Ainsi, terrain, milieu, agent virulent, les trois termes du problème sont ici nettement indiqués.

Il est vrai que les réponses sont vagues, et que les preuves manquent tout à fait. Mais aujourd'hui, après un siècle, nous ne savons ajouter rien de plus, et nous en sommes encore aux hypothèses. Ainsi, dans le cas qui nous occupe, pourquoi la pustule maligne, d'ordinaire si redoutable, a-t-elle évolué sans troubles généraux vers une guérison rapide ? Faut-il en faire bénéficier le milieu, le virus ou le terrain ?

Le virus était-il atténué ? S'agirait-il d'une sorte de vaccination avec des bactéridies peu actives? En vérité, nous n'en savons rien; mais cette hypothèse ne nous séduit guère, car la seule inoculation positive a amené assez rapidement la mort. Il y avait évidemment ici peu de microbes, mais ceux qui existaient déjà devaient être doués d'une virulence normale.

Nous songerions plutôt à invoquer le terrain. La bactéridie charbonneuse, ensemencée dans un sol peu fertile, n'a pu proliférer à son aise. Le problème devrait donc probablement être posé en ces termes : Quelles circonstances favorables, quelle constitution intime, ont rendu les tissus réfractaires à la culture bactéridienne ? Il faudra sans doute de nouveaux progrès pour que la chimie biologique puisse résoudre cette question. En tous cas, l'étude des antécédents de notre garçon, jeune, bien portant, sans diathèse dévoilée et sans tare appréciable, ne nous permet aucune induction sérieuse.

VIII

De la réunion immédiate des tissus divisés par le thermocautère.

On pense communément qu'après l'emploi du thermocautère la réunion immédiate ne peut être obtenue : une eschare d'épaisseur variable doit d'abord s'éliminer et c'est après sa chute que l'adhésion des bourgeons charnus sous-jacents permettra la cicatrisation des lèvres de la plaie. Nous avons déjà publié deux faits qui démontrent le mal fondé d'une telle assertion, MM. Terrier, Nicaise et Le Fort nous ont fourni des cas analogues ; nous avons, par devers nous, une observation nouvelle, et le faisceau de preuves est maintenant assez solide pour que le doute ne soit plus permis.

Pour ne pas fatiguer l'attention du lecteur, nous ne donnerons qu'un résumé rapide de ces cinq observations. Dans le premier cas, pour extirper un cancer de la parotide droite et des ganglions de la région carotidienne correspondante, nous avons pratiqué, au thermocautère, une incision de 10 centimètres qui de l'apophyse mastoïde descendait le long du bord antérieur du sterno-mastoïdien. Une seconde section perpendiculaire partait de la première, vers son milieu, passait par le point culminant du néoplasme et se terminait en arrière, après un trajet de 8 centimètres.

Nous avions ainsi deux larges lambeaux dont la dissection fut assez minutieuse; la lame de platine chauffée au rouge sombre resta longtemps au contact des tissus ; le muscle fut encore divisé au thermocautère; le néoplasme, mis à nu, fut extirpé après résection, entre deux ligatures d'un tronçon de la jugulaire interne. Nous avions créé une large plaie, très déprimée à son centre, mais assez régulière; deux lambeaux cutanés minces et flexibles s'appliquaient facilement sur les tissus profonds et en recouvraient la plus grande partie. Si, dans de semblables conditions, la réussite eût pu se faire, de combien de jours nous aurions abrégé la cicatrisation de cette vaste perte de substance !

Après un lavage des lambeaux à la solution forte d'acide phénique, et lorsque l'hémostase fut complète, nous appliquâmes exactement les deux segments de peau sur les tissus profonds qui ne furent qu'en partie recouverts par les lambeaux rétractés. Le pansement de Lister fut enlevé au bout de 48 heures; la réunion était déjà parfaite et les téguments souples, de couleur normale, faisaient corps avec les parties sous-jacentes; en aucun point il n'existait de décollement. Quant aux tissus non recouverts, ils granulèrent activement et la cicatrisation fut rapide.

Dans cette première observation, les téguments ne furent pas affrontés l'un à l'autre; dans la deuxième, la suture des deux lèvres de la plaie fut faite et nous avons pu voir que la réunion primitive de la peau, quoique moins facile, est cependant possible. Voici le fait : pour extirper un kyste hydatique, développé dans l'épaisseur du triceps huméral, nous divisons, au thermocautère et dans l'étendue de 8 centimètres, la peau, le tissu cellulaire, l'aponévrose et le muscle; les fausses membranes sont enlevées, la cavité est ruginée et transformée en une surface saignante. De petites artérioles donnent très activement, leur lumière est cautérisée par le platine rougi; la plaie, lavée à l'acide phénique, est drainée. Sept points de suture au catgut sont placés avec l'aiguille de Reverdin à près de 1 centimètre l'un de l'autre.

Au bout de quarante-huit heures nous trouvons, sous son premier pansement, la plaie en excellent état et nous sectionnons, peut-être trop tôt, les fils de catgut. Un nouvel appareil est mis; au quatrième jour, nous constatons que deux points de suture ont cédé, le premier et le dernier; les cinq autres ont parfaitement tenu et la réunion profonde est parfaite. Nous disons profonde, car il existe un petit sillon rougeâtre, un peu saignant et qui prouve que si les tissus mis au contact adhèrent solidement, il s'est fait néanmoins une légère mortification superficielle et l'élimination d'un mince liséré dermique. En d'autres termes, les sutures en pleine chair ont juxtaposé les muscles divisés, le tissu cellulaire et le derme proprement dit; les muscles, le tissu cellulaire, la partie profonde du derme se sont unis et non la couche la plus superficielle, celle qui correspond aux papilles.

Nous avons récemment extirpé un lipome ulcéré de l'avant-bras. Il s'agissait d'une récidive, suite d'opération sans doute incomplète et, dans la profondeur, les adhérences avec l'aponévrose étaient fort étendues; de véritables tractus fibreux pénétraient dans les cloisons intermusculaires. La dissection au thermocautère fut assez pénible; le platine n'avançait que lentement. Après un lavage phéniqué avec la solution forte, nous avons fait la suture et, comme dans le premier cas, la réunion primitive a été facilement obtenue.

Voilà nos trois faits; voici ceux de MM. Nicaise et Le Fort. En 1877, M. Le Fort enlevait une tumeur sarcomateuse du creux sus-claviculaire droit; l'opération terminée, la plaie fut lavée avec l'alcool camphré pur additionné au centième environ d'une solution concentrée de sulfate de zinc. Oubliant que l'incision de la peau, de 15 centimètres au moins, avait été pratiquée avec le thermocautère, M. Le Fort fit une suture métallique. « Le souvenir de la manière dont l'incision avait été faite me revint, nous dit-il, en revoyant la malade. Aussi, lorsque, au sixième jour, je levai le pansement, quelle ne fut pas ma surprise de voir la plaie, dans presque toute son étendue et dans presque toute sa profondeur, réunie par première intention, absolument comme si elle avait été faite avec l'instrument tranchant. »

L'observation de M. Nicaise fut publiée en 1879, dans la thèse de M. Decaye; — elle diffère un peu des précédentes; mais le résultat fut le même. Un homme a la cuisse broyée; on propose l'amputation; il la refuse; le membre mortifié est pour ainsi dire momifié par un pansement à l'acide phénique en solution concentrée; dix-sept jours après l'accident, le sillon d'élimination est assez profond pour permettre d'enlever toutes les parties molles qui recouvrent l'extrémité inférieure du fémur; puis on désarticule au niveau du genou. Il restait un long morceau d'os qui dépassait de beaucoup le moignon.

A la fin de janvier, plus de deux mois après l'accident, le malade avait repris des forces, et M. Nicaise put régulariser le moignon. « Les parties molles furent détachées de l'os avec le thermocautère ; le périoste décollé, et le fémur scié assez haut. Il n'y eut pas de ligatures à faire ; les deux lambeaux latéraux furent simplement rapprochés au-dessous de la section de l'os avec des bandelettes de diachylon, car la cicatrisation par seconde intention paraissait inévitable. Il n'en fut rien, et, lorsque le pansement antiseptique fut levé, au bout de quarante-huit heures, les deux lambeaux taillés avec le thermocautère étaient soudés entièrement l'un à l'autre dans la plus grande partie de leur étendue. »

Ces observations sont probantes : il est maintenant établi que les tissus divisés par le thermocautère peuvent adhérer par première intention ; des chirurgiens tels que MM. Le Fort, Terrier et Nicaise n'ont pu se tromper sur ce point et l'emploi du platine rougi n'est pas, comme on semblait le croire, une contre-indication formelle à la recherche de la réunion immédiate. Mais quelle explication pouvons-nous donner de ce fait, en apparence, si paradoxal ?

Nous croyons que, dans ces cas, la couche mortifiée par le thermocautère est si mince que les anses vasculaires de formation nouvelle la traversent facilement. Les capillaires et les cellules embryonnaires qui les enveloppent s'insinuent entre les éléments carbonisés, se rencontrent, s'anastomosent, et la réunion immédiate est effectuée. On ne saurait nier le rôle que joue la faible épaisseur de l'eschare : ainsi, dans notre première observation et dans le fait de M. Nicaise, l'adhésion est absolue et complète, parce que la lame nécrosée des tissus juxtaposés devait être presque nulle; grâce à la faible résistance qu'opposent à la section le tissu cellulaire et les muscles, le contact du thermocautère fut de courte durée; dans notre deuxième cas, au contraire, et dans celui de M. Le Fort, il s'agissait de la peau dont la trame est fort résistante; l'eschare dut être plus épaisse et quelques points de suture ont manqué. Il n'est pas besoin d'insister et l'on comprend sans peine que les anses vasculaires ne peuvent pénétrer profondément, loin de leurs rameaux originels, au milieu d'éléments sans vie et privés de sucs nutritifs.

La minceur de l'eschare n'est pas la seule condition, et pour obtenir la réunion immédiate, il est un autre facteur indispensable aussi et d'une importance au moins égale. M. Nicaise, dans le numéro de janvier de la *Revue de chirurgie*, a beaucoup élargi la question et montré que ces observations de réunion primitive n'étaient qu'un cas particulier d'un fait beaucoup plus général. Ne sait-on pas que depuis l'emploi des antiseptiques les lèvres d'une plaie contuse peuvent adhérer sans suppuration? Les tissus mortifiés par une ligature ne se résorbent-ils pas dans la profondeur sans nuire aux sutures superficielles? La réduction du pédicule des ovariotomies ne nous en donne-t-elle pas une preuve quotidienne?

Korteweg et M. Nicaise assimilent avec raison ces faits aux résorptions interstitielles qui se font à la suite des fractures comminutives, dans les infarctus et les attritions sous-cutanées ; les éléments nécrosés se résorbent ou s'enkystent et la cicatrisation profonde se produit. Les tissus mortifiés sont à l'abri du contact de l'air, dans un état d'asepsie complète ; ils ne réagissent pas violemment, l'inflammation est nulle ; aussi la prolifération des cellules, leur migration et leur organisation ne subissent aucune entrave ; les vaisseaux s'anastomosent et la réparation est vite obtenue.

Or, les pansements actuels peuvent élever contre les germes de toute espèce, autour des plaies exposées, une barrière aussi efficace que celle de la peau. Les tissus divisés, recouverts de leur mince eschare, sont, grâce à ces pansements, dans une condition analogue à celle des infarctus, des esquilles osseuses et des attritions sous-cutanées. L'atmosphère est aseptique ; il n'y a pas de réaction violente, pas de suppuration. La zone primitivement mortifiée par le thermocautère, le corps contondant ou la ligature ne s'augmente plus d'une zone mortifiée nouvelle dont la gangrène serait provoquée par l'inflammation. Et voilà pourquoi, sous la ouate, avec la solution d'acide phénique, nous voyons maintenant se faire des réunions primitives dont la raison eût, autrefois, refusé d'admettre la possibilité.

Il faut lire le développement de cette idée dans le travail de Korteweg et dans l'étude de M. Nicaise. Leur opinion nous paraît indiscutable et nous admettons avec eux qu'au contact de l'air et des germes l'eschare agit comme un corps septique et détermine l'extension de la gangrène, l'élimination et la suppuration. Au contraire avec une atmosphère aseptique, la couche mortifiée ne réagit pas ; elle se laisse traverser par les vaisseaux et se résorbe; des cellules migratrices s'organisent et la réunion immédiate est obtenue.

Nos conclusions seront brèves :

1° Il demeure établi que les tissus divisés par le thermocautère peuvent se réunir par première intention.

2° Pour que la réunion primitive n'échoue pas, l'épaisseur de l'eschare ne doit pas dépasser certaines limites.

3° Il est non moins indispensable de préserver la plaie de toute infection septique.

CHAPITRE II

MALADIES DES OS

I

De l'ostéomyélite prolongée.

Les travaux accumulés depuis trente ans sur la périostite phlegmoneuse, le récent mémoire de M. Lannelongue et les discussions sérieuses qu'il a soulevées à l'Académie de médecine et à la Société de chirurgie, ont fait la lumière sur cette maladie redoutable. On sait maintenant que l'élément le premier atteint, « c'est la cellule médullaire qui, sous l'influence de l'irritation, retrouve les propriétés ostéogéniques qu'elle possède pendant la vie embryonnaire ». Elle prolifère abondamment, produit de l'os nouveau et du pus, et l'on peut voir se dérouler cette série de désordres qui, de l'abcès sous-périostique le plus limité en apparence, nous conduit, par tous les degrés, à ces accidents formidables d'ostéomyélite totale avec phlegmon diffus de tout un membre.

Mais ce que nous ne savions pas, ou ce que nous savions mal, ce sont les suites éloignées de l'ostéomyélite. Le patient meurt, disait-on, ou guérit après une suppuration plus ou moins prolongée et l'expulsion d'un séquestre. C'était tout; on n'avait pas suivi les malades et nul n'avait écrit l'histoire détaillée des affections nouvelles qui peuvent assaillir cet os, prédisposé par une première agression et dont la forme, le volume et le régime circulatoire surtout ont été si profondément modifiés par cette grave inflammation.

Et plus tard, quelques mois, quelques années après la *guérison* de l'ostéomyélite, lorsque survenait une affection de l'os dans le membre autrefois atteint, on prononçait le mot de nécrose et de carie syphilitique ou scrofuleuse. C'était une maladie nouvelle, indépendante, qui évoluait, et l'on ne songeait pas à rattacher par un lien étroit les accidents que l'on avait à combattre, aux troubles profonds, aux lésions anciennes, vestiges de l'ostéomyélite oubliée.

Non pas que tous commissent cette erreur : nous avons vu M. Verneuil, alors que nous étions son interne, signaler cette filiation. M. Gosselin, dans un article du *Dictionnaire* de Jaccoud, nous dit que l'ostéite épiphysaire de l'adolescence est la cause la plus fréquente des nécroses d'origine spontanée. Dans la discussion récente de la Société de chirurgie, M. Trélat citait l'observation d'un homme qu'il avait, à cinquante-sept ans, désarticulé de la cuisse, pour une affection osseuse chronique en évolution depuis plus de quarante ans, et dont l'origine était une médullite suppurée. Et le professeur de Necker traduisait son opinion sur ce sujet par cette formule bien explicite : Toute ostéomyélite a une histoire. Enfin, çà et là, on trouve quelques observations où la périostite phlegmoneuse est signalée peut-être avec intention, dans les antécédents de malades atteints de nécrose osseuse.

Mais avant M. Lannelongue et son élève M. Comby, ces idées étaient loin d'être vulgaires. Ils ont, les premiers, dans un remarquable travail auquel nous allons beaucoup emprunter, établi les rapports de cause à effet qui unissent si fréquemment l'ostéomyélite à une série d'affections osseuses regardées jusqu'alors comme à peu près indépendantes. Ils ont montré que certains états chroniques, certaines hyperostoses, certains abcès profonds des os, des fistules intarissables, des nécroses plus ou moins étendues, observées parfois de longues années après la guérison présumée, étaient le reliquat d'une ancienne ostéopériostite aiguë dont un sévère interrogatoire retrouvait la trace dans les antécédents du malade. De là le nom d'ostéomyélite *chronique* ou *prolongée* que ces auteurs donnent à ces accidents.

Les hyperostoses sont de règle dans l'ostéomyélite : sur les limites du foyer suppuré, l'irritation des cellules jeunes du périoste, des canaux de Havers et du canal médullaire détermine une prolifération plus ou moins abondante. Les éléments s'organisent bientôt en tissu osseux, et c'est ainsi qu'apparaissent des productions nouvelles de forme et de volume variable; des tubérosités, des aiguilles, des stalactites, des plaques, des gouttières, des viroles, de véritables cylindres engainant tout ou partie de l'os ancien qui peut devenir massif; les canalicules de Havers, et le canal médullaire central sont oblitérés par des couches surajoutées de substance osseuse.

Lorsque ces hyperostoses sont contemporaines de phénomènes aigus, on ne saurait, même après quelque temps, se tromper sur leur origine; mais si elles n'apparaissent que tard, il n'en est plus ainsi. Or, en certains points de l'os, il peut rester quelque cause d'irritation, un foyer mal éteint; des poussées nouvelles surviennent, pas assez intenses pour produire une véritable inflammation, mais suffisantes pour activer la prolifération cellulaire, et peu à peu l'os s'épaissit. On incrimine la syphilis, la scrofule, un traumatisme banal; un examen attentif cependant permettrait de remonter à la véritable cause, l'ancienne ostéomyélite.

MM. Lannelongue et Comby nous donnent, dans leur mémoire, treize observations personnelles ou recueillies dans les auteurs, et qui nous montrent des hyperostoses, aussi bien sur les os plats et les os courts que sur les os longs. Souvent la maladie primitive était vieille de dix à vingt ans; dans un cas même, c'est à huit ans que l'ostéomyélite aiguë avait éclaté, et c'est à quarante-neuf que survenait une poussée nouvelle; une suppuration étendue emporta le patient; on constata sur l'os des saillies et des mamelons; sa circonférence mesurait 15 centimètres; sa courbure était effacée; sa longueur dépassait de 4 centimètres et demi celle du fémur opposé.

Nous ne croyons pas, comme les auteurs du mémoire, que les pièces déposées par Lherminier au musée Dupuytren, soient relatives à des ostéomyélites prolongées. Il s'agit de tibias et de péronés hyperostosés consécutifs à des ulcères de jambe. Ce sont ces ulcères qui ont nécessité l'amputation. Sur certains de ces os, les hyperostoses sont si légères, la déformation si peu accentuée, que l'ulcère devait être évidemment la lésion principale, celle qui commandait la section du membre. D'ailleurs nous montrerons, dans un mémoire que le lecteur trouvera plus loin, que des ulcères peuvent être la cause première d'un épaississement considérable de certains os; le tibia et le péroné triplent de volume, les muscles s'atrophient, les vaisseaux et les nerfs s'engainent dans des gouttières osseuses, enfin les aponévroses du membre se hérissent d'aiguilles et de stalactites éburnées.

L'analyse minutieuse de ces cas prouve que la perte de substance des téguments était bien primitive; l'irritation périphérique s'était propagée jusqu'aux os et avait provoqué leur hyperostose. Il en a été de même dans les pièces de M. Lherminier; on pourrait dire tout au plus que ces productions osseuses exubérantes ont, une fois accumulées, distendu la peau et ajouté une nouvelle cause aux causes anciennes d'ulcération. Mais il n'en reste pas moins établi pour nous que, dans ces faits, l'ulcère était la lésion primitive.

Quoi qu'il en soit, les observations de M. Lannelongue demeurent, et lorsque, à un âge quelconque, longtemps après l'adolescence, on constate une hyperostose accompagnée parfois d'allongement du membre, d'ankylose, d'arthrite, d'hydarthrose chronique ou de quelque atrophie musculaire, il faut rechercher s'il n'y a pas eu autrefois un syndrome aigu révélateur, et si, en somme, on ne se trouve pas en présence d'une ostéomyélite prolongée. Il ne sera pas rare alors de sentir un épaississement, une sorte d'œdème des parties molles, une hypertrophie des poils, des adhérences avec les tissus profonds; les téguments sont plus chauds que ceux du côté opposé; les veines sont dilatées; enfin les douleurs sont fréquentes. Des poussées aiguës surviennent, un abcès se forme, puis une fistule qui conduit sur un point osseux dénudé. Ces ostéites à répétition étaient bien connues, mais l'origine en est restée longtemps ignorée.

Depuis la description classique de Benjamin Brodie, vulgarisée en France par les travaux de Broca, on connaît les abcès des os. M. Ed. Cruveilhier a publié une thèse intéressante sur ce sujet que M. Golay vient de reprendre récemment en donnant de nouveaux faits. On sait que ces abcès se développent non loin des cartilages de conjugaison, soit dans l'épiphyse, soit dans la diaphyse, et qu'ils se caractérisent par des accès douloureux qui se réveillent avec une grande violence, parfois à de longs intervalles. Souvent il existe, au niveau de la collection purulente, un épaississement du périoste ou même une véritable hyperostose. Un point douloureux permanent révèle aussi l'existence de la cavité profonde. Et c'est là quelquefois qu'une trépanation spontanée s'opère, par où le pus s'écoule au dehors.

On sait aussi que la cavité ne contient pas toujours du pus. M. Cruveilhier a vu, dans un cas, un liquide citrin; les périostites albumineuses d'Ollier et d'Antonin Poncet pourraient n'être qu'un abcès transformé par une sorte de résorption particulière. Parfois même il n'y a pas de liquide du tout : la membrane pyogénique et ses bourgeons charnus existent seuls. Je me rappelle avoir vu M. Duplay, à l'hôpital Saint-Louis, découvrir, avec la gouge et le marteau, deux galeries creusées dans la diaphyse d'un tibia et tapissées par un tissu granuleux; il n'y avait pas une goutte de pus. Ces faits d'ailleurs sont bien connus. Enfin, depuis M. Gosselin, on décrit de faux abcès à forme névralgique, des ostéo-névralgies. Trompé par l'hyperostose et les accès douloureux, le chirurgien croit à une cavité purulente, et le trépan ne tombe que sur une condensation de trabécules osseuses.

Les observations de MM. Lannelongue et Comby prouvent que toutes ces variétés peuvent n'être que des formes de l'ostéomyélite prolongée. A la suite de cette maladie, en effet, « l'os n'est pas un os normal ; il est irrégulier, creusé de cavités, hérissé de saillies; ses rapports sont changés ; sa forme, sa consistance, sa structure, le rendent plus ou moins impropre à remplir les fonctions de levier et de support ». Sa circulation est mal assurée, mal définie, et l'irrégularité de l'apport du sang « nous rend compte des poussées congestives et des inflammations incessantes qui donnent à la maladie son interminable durée ».

Les faits, d'ailleurs, ne peuvent laisser aucun doute sur l'origine « ostéomyélitique » de quelques-uns de ces abcès. Le cas de M. Broca est des plus nets: son malade avait eu, à dix-huit ans, au niveau de l'extrémité de l'humérus, une ostéomyélite prise pour une fièvre typhoïde. Seize ans après, douleurs paroxystiques qui devinrent peu à peu intolérables; trépanation au niveau du point le plus douloureux; écoulement de pus; le foyer était long de 2 centimètres, large de 1/2 centimètre et tapissé par une membrane très sensible. L'observation de M. Perdrigeon est aussi précise : à douze ans, le malade avait eu une ostéomyélite ; à cinquante-six, après de nombreuses poussées au niveau du fémur gauche, il meurt. On trouva dans l'os autrefois atteint un large foyer anfractueux de 20 centimètres de long sur 3 de large et tapissé par une membrane fongueuse.

On peut observer maintenant, à l'hôpital Necker, dans le service du professeur Trélat, un malade de quarante-trois ans, qui a eu dans son enfance, une ostéomyélite des deux membres inférieurs. Après un très long intervalle, il entre, une première fois, pour de violentes douleurs de l'extrémité supérieure du tibia gauche ; le trépan est appliqué et le chirurgien ouvre une large cavité remplie de pus. Cette année, poussée nouvelle, mais au niveau de l'extrémité inférieure du fémur droit. M. Trélat trépane encore et trouve cette fois un amas de bourgeons charnus. Observation remarquable, car elle montre, sur un même individu, les deux variétés principales des cavités que peut creuser dans un os l'ostéomyélite prolongée.

Bien que plus souvent reconnus maintenant, ces abcès, en somme, sont rares. Il n'en est pas ainsi d'une autre altération dont nous avons à parler, la nécrose. Elle atteint surtout les os longs, mais on la trouve encore dans les os plats et dans les os courts. Son histoire est toujours la même : le malade vous dit que depuis longtemps il souffre par intervalles; des douleurs existent au niveau des os; les tissus avoisinants s'enflamment parfois; un abcès s'ouvre, une fistule s'établit et le stylet introduit dans l'orifice révèle l'existence d'un os dénudé, mobile dans certains cas. C'est bien d'une nécrose qu'il s'agit.

Mais lorsqu'on veut remonter à son origine et reconnaître sa cause, que de fois ne s'est-on pas trompé ! Pour peu que le malade soit pâle et amaigri, qu'il ait quelque ganglion engorgé, ou qu'il accuse « des gourmes » dans sa jeunesse, la scrofule est incriminée. Si décidément on ne peut accepter cette étiologie, on se rejette sur la vérole, le traumatisme, et l'on ne songe pas à rechercher si, de dix à vingt ans, il n'y a pas eu quelque poussée aiguë, quelque signe de l'ostéomyélite. Ce n'est guère que lorsque la forme chronique ayant succédé immédiatement à la forme aiguë, il n'y a pas eu un long repos de la maladie, une guérison apparente, que le diagnostic étiologique est porté.

Nous avons vu des cas bien remarquables de nécroses consécutives à des ostéomylites prolongées. Lorsque nous suppléions le professeur Verneuil à la clinique de la Pitié, nous examinâmes un jeune garçon qui présentait une fistule au-dessus de deux malléoles de la jambe droite. Un stylet conduisait sur des points osseux dénudés; il n'y avait pas de séquestre mobile. On nous apprit que le malade avait eu une ostéomyélite accompagnée d'accidents si graves que l'amputation avait été proposée. Cependant les lésions paraissaient limitées et on pensait qu'un évidement peu étendu suffirait.

Le malade est endormi, la bande d'Esmarch appliquée; une incision de 10 centimètres est faite sur le péroné; la malléole externe est évidée et l'articulation respectée; mais, vers le haut, les lésions sont plus graves que nous ne le soupçonnions; l'incision est agrandie de 10 centimètres et nous n'atteignons pas encore les limites du mal; l'ablation du péroné doit être totale. Il ne restait que la gouttière intacte du périoste épaissi. Nous passons alors au tibia; les altérations, là aussi, étaient fort étendues; nous pratiquons l'évidement de la malléole et l'extirpation de 15 centimètres d'os. La jambe, ainsi privée de tout squelette dans plus de son tiers inférieur, est mise dans une solide gouttière plâtrée. Au bout de cinq mois, la guérison était obtenue avec un raccourcissement du membre de 7 centimètres seulement.

Observation analogue sur un malade de l'Hôtel-Dieu : ostéomyélite ancienne; existence de deux fistules dans le tiers supérieur de l'humérus droit; os dénudé. Nous appliquons la bande d'Esmarch et faisons, au thermocautère, une incision qui descendait de l'acromion à la partie moyenne de la diaphyse. Nous trouvons une lame peu épaisse d'os nouveau, percée çà et là d'orifices à travers lesquels on aperçoit le séquestre. Avec la gouge et le marteau, nous faisons sauter les ponts intermédiaires à ces orifices; l'os nouveau représente alors les deux tiers d'un cylindre tapissé de bourgeons charnus sur lesquels repose toute l'extrémité supérieure de l'humérus érodé et vermoulu. Le morcellement nous permet de l'extraire; nous ruginons avec soin la gouttière osseuse; la tête humérale est bien évidée, puis nous appliquons un pansement à l'ouate iodoformée. Le résultat est excellent : cette énorme brèche se comble et l'os nouveau respecté forme un squelette qui paraît très solide. L'articulation de l'épaule est saine et permet des mouvements étendus.

Nous pourrions multiplier les exemples de nécroses consécutives : le mémoire qui sert de base à cet article en contient de remarquables. Mais nous avons préféré citer des observations inédites. En tout cas, ces faits, — et c'est ainsi que nous résumerions volontiers le travail de MM. Lannelongue et Comby, — ces faits nous prouvent qu'en présence d'une lésion osseuse, hyperostose, abcès central, fistule ou nécrose, nous devons toujours rechercher, quel que soit l'âge du patient, quelque spontanée que paraisse l'affection, s'il n'y a pas, dans les antécédents du malade, une ostéomyélite, cause réelle des accidents actuels.

II

Traitement des abcès par congestion d'origine vertébrale.

Les récentes études sur la pathogénie des abcès froids ont déjà porté fruit : depuis que l'on admet la nature tuberculeuse de ces collections puriformes, on les traite comme des néoplasmes; leur contenu est évacué, leurs parois sont rigoureusement enlevées avec la cuiller tranchante, et l'on met au contact, pour obtenir leur réunion primitive, les surfaces « grattées ». Il est peu de chirurgiens qui n'aient eu recours à cette méthode, et les succès sont assez nombreux pour que cette pratique devienne une loi.

Cependant on n'attaque guère par cet héroïque procédé que les abcès froids nés des parties molles ou ceux qui dérivent d'un os superficiel ou facilement accessible. En tout cas, nombre de chirurgiens reculent encore lorsqu'il s'agit d'une collection dont un mal de Pott est l'origine. Sans s'expliquer catégoriquement sur ce point, on semble approuver, du moins en pratique, la conclusion d'une thèse d'agrégation soutenue à Paris en 1878 : « Dans les caries vertébrales, tout faire pour éviter la formation de l'abcès, mais s'il se forme, tout mettre en œuvre pour en éviter l'ouverture. »

Nous n'accepterons que la première partie de cette

proposition, et, sans vouloir nous ranger parmi les chirurgiens « entreprenants », nous croyons l'abstention regrettable. Les abcès par congestion qui finissent par se résorber sont trop rares, les cachexies qu'ils provoquent sont trop fréquentes pour nous résigner placidement à cette périlleuse conduite. Au lieu de se laisser engrener dans une série de complications redoutables dont le dernier terme est la mort, le chirurgien doit prendre l'offensive, et les résultats qu'il peut obtenir sont encore supérieurs aux risques que court le malade. C'est du moins ce que nous espérons démontrer, en nous appuyant sur des observations puisées dans le récent volume de Lister, dans les *Fragments de chirurgie antiseptique* de Jules Bæckel, et sur quelques faits de notre pratique personnelle.

Les raisons qui militent en faveur de l'extirpation des abcès froids superficiels sont valables pour les collections d'origine vertébrale. Leur paroi est aussi composée d'une agglomération de masses tuberculeuses dont le ramollissement produit la matière puriforme, toujours renouvelée, et dont l'infiltration dans les tissus avoisinants augmente sans cesse l'étendue de l'abcès. Pourquoi ne pas essayer d'enlever, par une opération radicale, ces dépôts dont l'évolution menace d'infecter l'économie tout entière ?

Il est vrai qu'on se heurte à de graves difficultés. La lésion osseuse, point de départ de l'abcès ossifluent, est souvent fort éloignée de la région où se manifeste le soulèvement de la collection purulente. Le foyer peut siéger à la région dorsale, et la tumeur apparaître à la cuisse. Les traînées tuberculeuses auront infiltré, par poussées successives, la cavité thoracique, l'abdomen et la fosse iliaque; le ligament de Fallope lui-même sera franchi. Comment suivre, dans leur trajet sinueux, ces poches juxtaposées; comment les extirper dans la profondeur des tissus ? Pourrait-on atteindre d'ailleurs l'altération primitive, et, si l'on arrivait jusqu'à elle, oserait-on, à l'aveugle, « gratter » la vertèbre malade ?

Les difficultés ne sont pas aussi grandes qu'on le croirait au premier abord. Pour le prouver, au lieu de traiter la question d'une manière générale, il vaut mieux procéder d'une manière plus concrète; prendre les types les plus fréquents d'abcès par congestion, et montrer que, si certains cas s'élèvent véritablement au-dessus de toute tentative chirurgicale, la plupart sont accessibles et justiciables d'une intervention véritablement efficace.

Voici le cas le plus simple : l'abcès a pour origine une apophyse épineuse, l'arc d'une vertèbre; la collection est venue, par un trajet direct, proéminer au niveau même de la lésion, soit au dos, soit aux lombes. La conduite du chirurgien est facile; il pénètre, par une large incision, dans la cavité qu'il gratte; il cherche la traînée qui le conduira jusqu'au foyer osseux. Après avoir enlevé le séquestre, la portion cariée, s'il en existe, il place un tube, suture les téguments ou même se contente d'appliquer par une compression méthodique, — et l'éponge convient fort bien dans ces cas, — les parois cruentées l'une contre l'autre. En un mot, on agit comme on le ferait pour un abcès dépendant des os des membres, de l'omoplate ou des côtes.

A l'hôpital Trousseau, dans le service de M. Lannelongue, nous avons opéré un jeune scrofuleux de quatorze ans, d'un abcès de la région dorsale. Il y a trois mois qu'apparut la tumeur; elle grossit peu à peu et atteignait, au moment de l'entrée, 13 centimètres sur 7. Le 13 juillet, nous faisons deux incisions, l'une verticale, qui ouvre la poche dans son plus grand diamètre, et l'autre perpendiculaire à la première. Les parois, d'une épaisseur de 3 à 5 millimètres sont grattées avec la spatule jusqu'aux muscles et à l'aponévrose; les sommets des apophyses épineuses de la dixième et de la onzième vertèbre dorsales sont ruginées; les lèvres de la plaie suturées sur un drain de gros calibre. Les fils n'ont pas tenu; les bords se sont désunis; la suppuration des premiers jours a été abondante; mais bientôt l'écoulement s'est tari, les bourgeons se sont développés, et aujourd'hui, trois semaines après l'intervention, la cicatrisation est presque complète.

Il serait facile de multiplier les exemples. Nous avons, par devers nous, trois observations inédites que nous devons à l'obligeance de M. Cadet de Gassicourt et de son interne, M. Broussin, où l'on voit que des abcès dorsaux et lombaires ont été grattés avec un excellent et prompt résultat. M. Lannelongue, M. Duplay, M. Labbé pourraient nous fournir des cas semblables, et M. Jules Bœckel, qui en a publié quelques-uns dans un excellent livre dont nous ne saurions trop recommander la lecture, a souvent pratiqué cette opération, toujours suivie d'une guérison rapide. Des abcès froids gros comme un poing d'adulte, ou comme une tête d'enfant de deux ans, ont été extirpés par lui; des fragments de vertèbres cariées enlevés avec la gouge et le marteau; — désinfection du foyer, réunion, pansement de Lister et guérison, dans des limites qui oscillaient de huit jours à un mois.

Le foyer est souvent plus profond; il a pour origine, non plus l'apophyse épineuse ou l'arc de la vertèbre, mais le corps lui-même de celle-ci, et c'est par un trajet, parfois très compliqué, qu'il aboutit en arrière, le long des masses dorso-lombaires; souvent même on note de graves complications; la moelle est atteinte et l'on voit se dérouler tous les signes de la paraplégie. Ici encore le « grattage » nous semble indiqué et nous citerons à l'appui une observation personnelle où le résultat a été vraiment remarquable.

Il s'agit d'une femme de trente-sept ans, lingère, entrée le 13 avril 1882 à la clinique chirurgicale de la Pitié, que nous avait confiée le professeur Verneuil. De complexion assez chétive et affaiblie encore par onze grossesses, cette femme ressentit, il y a deux ans, quelques douleurs diffuses dans la région dorsale; les souffrances augmentèrent et au bout de quelques mois il s'y joignit des fourmillements, une sensation de froid, d'engourdissement des membres inférieurs, des troubles du côté du sphincter anal et des douleurs en ceinture. Enfin apparaissait, au-dessus de la crête iliaque, une grosseur qui, peu à peu, envahissait toute la région lombaire et descendait jusque sous les téguments de la fesse.

C'est alors que nous examinons la malade; l'état général est déplorable : fièvre vive, sueurs profuses, amaigrissement; les poumons sont atteints; la paraplégie est complète; la tumeur est sur le point de s'ouvrir. Le 20 avril, nous faisons, au thermocautère, deux incisions, l'une verticale et qui ouvre l'abcès dans son plus grand diamètre, l'autre perpendiculaire à la première; les parois, d'une épaisseur de plus d'un centimètre, sont raclées avec la cuiller tranchante. Au sommet de la poche s'ouvre un couloir tortueux qui contourne la colonne, et va se perdre dans un foyer osseux que nous ne pouvons atteindre. Nous grattons la partie du trajet accessible à l'instrument, mais n'arrivons certainement pas sur le corps vertébral; nous nous contentons d'insinuer un drain qui peut-être remonte jusqu'à l'os.

Nous passerons rapidement sur les suites de l'opération. Après quelques jours d'une suppuration inquiétante, les bourgeons charnus envahirent la poche, l'écoulement se tarit, les parois s'accolèrent. Le tube fut peu à peu raccourci. D'ailleurs les sueurs avaient disparu, l'appétit revenait, la malade reprenait des couleurs; les mouvements et la sensibilité des membres inférieurs se montraient de nouveau; les douleurs dorsales n'existaient plus; les lésions pulmonaires s'étaient limitées; et au bout d'un mois et demi, lorsque la cicatrisation fut complète, notre femme voulut — et put — quitter à pied l'hôpital.

Le chirurgien peut se trouver en présence de cas plus complexes encore. L'abcès par congestion dont le foyer primitif est parfois au niveau de la région dorsale, pénètre souvent dans l'abdomen, franchit la fosse iliaque, le ligament de Fallope et décolle, dans une grande étendue, les téguments de la cuisse. Il devient alors bien difficile de gratter la poche à cavités multiples et d'atteindre la vertèbre cariée. On ne reste pas désarmé cependant, et voici les opérations qui ont été pratiquées :

Nous recevions récemment, à l'hôpital Trousseau, une fillette de vingt-deux mois, gibbeuse, et dont l'abcès fluctuait de la région lombaire, où il formait une énorme saillie, à la fosse iliaque, où il soulevait la paroi abdominale. Nous ouvrons le foyer postérieur par une large incision qui nous a permis d'étudier les diverses phases du ramollissement de la tumeur tuberculeuse si bien décrite par M. Lannelongue; en effet, tandis que la partie inférieure était liquéfiée, la supérieure, du volume d'un œuf, était encore solide. Les muscles, détruits au niveau de leur insertion iliaque, permettaient au doigt de pénétrer dans l'abdomen et d'arriver en arrière, par un trajet horizontal, sur le foyer osseux; le corps de trois vertèbres lombaires était détruit et l'on sentait de petits séquestres au milieu des masses fongueuses.

En bas, le doigt reconnaissait la fosse iliaque gauche dont les muscles friables étaient envahis par la néoformation tuberculeuse. Au milieu du pus et des fongosités on trouvait des débris de vertèbres dont l'un atteignait le volume d'un haricot. Nous avons fait, parallèlement au ligament de Fallope, une large ouverture et, après avoir gratté avec l'ongle la paroi de l'abcès abdominal, nous avons placé deux drains volumineux qui se rendent de la région dorsale à la racine de la cuisse : une irrigation à l'acide phénique tiède a complètement lavé la poche abdominale; quant à la collection lombaire, elle avait été raclée avec la curette de Volckmann et désinfectée par une solution de chlorure de zinc au dixième. Un pansement à l'iodoforme a été pratiqué. Nous l'avons déjà renouvelé trois fois en six jours; il n'y a ni suppuration ni odeur.

Ce fait est encore trop récent pour être cité à l'appui d'une telle entreprise. Mais les cas sont déjà nombreux dans la science où le succès a couronné cette tentative audacieuse. M. Walther, interne fort distingué du service, nous a communiqué l'observation d'un enfant de onze ans, entré pour un mal de Pott caractérisé déjà par une gibbosité lombaire. L'état général était mauvais, l'amaigrissement considérable; il existait un énorme abcès du volume d'une tête de fœtus, et qui s'étendait des fausses côtes à la crête de l'os coxal qu'il débordait. La fluctuation se prolongeait des lombes à une collection semblable de la fosse iliaque.

Le 8 juillet, on fait une incision transversale de 20 centimètres. La poche est grattée, et, bien qu'on pénètre jusque dans la fosse iliaque, on ne pratique pas de contre-ouverture à la racine de la cuisse, mais on enfonce deux tubes à large calibre jusqu'aux limites de la cavité. La suppuration est d'abord très abondante et, jusqu'au 12, la température reste élevée. Mais bientôt l'écoulement se modère et l'état général s'améliore. L'énorme poche est maintenant presque entièrement comblée, et l'on constate tous les jours un pas nouveau vers la guérison.

Nous avons nous-même, peu de jours après notre intervention sur la petite fille de vingt-deux mois, opéré un garçonnet de cinq ans, Ruggieri, dont l'observation va être publiée dans la thèse d'un de nos élèves.— Abcès volumineux qui distend la fosse iliaque gauche, descend jusqu'à la partie moyenne de la cuisse et fluctue, en arrière, au niveau de la région lombaire où une incision de 7 centimètres est pratiquée; incision semblable, parallèle au ligament de Fallope, et ponction dans la partie la plus déclive de la collection du membre inférieur.

Grâce à ces incisions, le doigt introduit dans la fosse iliaque et le doigt lombaire peuvent se rejoindre sur la colonne dont une vertèbre est grattée avec l'ongle; grattage de la poche abdominale et de la poche de la cuisse avec la cuiller tranchante; un pinceau imbibé de chlorure de zinc au dixième est rapidement passé sur les surfaces cruentées; on pratique un lavage dans toutes les cavités, avec l'eau phéniquée tiède, des tubes de gros calibre sont placés et nous suturons les lèvres des plaies du flanc et des lombes.

Le résultat a été magnifique. Il n'y a pas eu de fièvre; l'état général, bon du reste au moment de l'opération, est devenu excellent. La plaie de flanc s'est réunie par première intention, et la poche de la cuisse s'est oblitérée. Aux lombes, la réunion a été imparfaite et, au bout de deux mois, il existait encore, à l'angle de l'incision, une fistule profonde qui, peut-être allait jusqu'à la colonne vertébrale et par où s'écoulait une très petite quantité de pus.

Dans son livre, M. Jules Bœckel nous donne sept observations de ce genre. Comme M. Lannelongue et comme nous, il ne ménage pas les incisions larges qui permettent le facile écoulement du pus, l'extraction des séquestres, le grattage de la poche fouillée jusque dans ses moindres recoins. Pour cela il fait, parallèlement au ligament de Fallope, une ouverture de 10 à 15 centimètres; il extirpe les parois de l'abcès avec la cuiller tranchante et, s'il existe des prolongements en arrière, il pratique une contre-ouverture par où passe le drain qui traverse la fosse iliaque en allant d'une poche à l'autre. Mais auparavant M. Bœckel ne craint pas de désinfecter rapidement la cavité au moyen d'un bout d'éponge imbibé de chlorure de zinc au dixième. Le foyer osseux, lui aussi, doit être bien gratté, lorsqu'il est possible de l'atteindre.

Nous n'avons point encore fait allusion aux caries du corps des vertèbres dorsales qui, protégées par les côtes, paraissent à peu près inaccessibles au chirurgien. Eugène Bœckel, à Strasbourg, et Israël, en Allemagne, ont cependant atteint le foyer tuberculeux et gratté ses parois par une opération fort délicate. Voici ce que nous en dit Bœckel, dans la courte note qu'a publiée sur ce sujet le numéro 11 de la *Gazette hebdomadaire* de 1882.

Une femme de quarante-trois ans est prise, en 1881, de douleurs vives entre l'omoplate gauche et la colonne vertébrale. En octobre, une tumeur fluctuante apparaît vers l'angle inférieur de l'omoplate; elle est incisée et désinfectée. Mais la suppuration, d'abord peu abondante, augmente beaucoup, et Bœckel qui voit alors la malade cachectique, en proie à l'hecticité, fait une large ouverture qui l'amène sur la troisième côte dénudée et rugueuse. On en résèque 4 centimètres; l'index pénètre alors dans le médiastin postérieur et reconnaît que le corps de la deuxième et de la troisième dorsale est corrodé. On évide le foyer dont les débris ont le volume d'une petite noix.

Drainage, iodoforme, pansement antiseptique ; la suppuration diminue beaucoup et la plaie se couvre de granulations vigoureuses. On supprime bientôt le tube et il reste un trajet fistuleux de 8 à 10 centimètres qui pénètre jusqu'aux vertèbres. La malade reprend lentement ; les poumons d'ailleurs sont atteints. Au bout de quatre mois « la guérison n'est pas complète, mais on est en droit de l'espérer, si l'état général continue à s'améliorer comme il l'a fait pendant ces deux derniers mois ».

A propos de cette observation, M. Eugène Bœckel a fait quelques recherches sur le cadavre. « La résection de 3 à 4 centimètres d'une côte, un peu en dehors de l'angle de cet os, ouvre une porte suffisante pour pénétrer dans le médiastin. Quand on a le choix du côté, on opèrera de préférence à gauche pour s'éloigner de la veine cave plus difficile à ménager que l'aorte. Les artères intercostales, le canal thoracique, la veine azygos paraissent aussi des empêchements presque insurmontables ; ils le seraient, en effet, s'il s'agissait d'aller attaquer une vertèbre saine ; mais, dans les conditions où l'on opère, un foyer s'est formé et l'on trouve un canal qui conduit sur le corps malade et dépouillé des parties qui le recouvrent. »

L'observation d'Israël est à peu près identique à celle d'Eugène Bœckel. Ce chirurgien commença par réséquer la douzième côte ; il constata un foyer de carie dans le corps de la dernière vertèbre dorsale qu'il évida assez pour ouvrir le canal rachidien; ce dernier contenait du pus qui s'échappa en grande abondance. « L'opéré guérit d'abord très bien, puis il fut atteint d'une pleurésie suppurée partie de la plaie et à laquelle il succomba dans la dixième semaine. »

On a vu, dans plusieurs de nos observations, que le chirurgien n'est pas arrivé jusqu'à l'os; le foyer vertébral n'a pas été raclé et cependant la guérison a eu lieu. Ce point a de l'importance et nous devons y insister.

Il est fréquent, lorsqu'on fait sur les membres, sur le bassin, en un point quelconque du corps, l'incision d'un abcès ossifluent, de ne pas trouver le point d'ostéite originaire. Parfois la cavité paraît close de toutes parts et les mamelons de la membrane pyogénique cachent exactement, au fond de leurs sillons, l'orifice étroit du pertuis. D'autres fois on en reconnaît bien l'entrée, mais le trajet est si grêle et si tortueux qu'on le perd malgré une dissection minutieuse et l'on ne peut atteindre la lésion primitive pour la détruire ou pour la modifier.

On croit avoir fait une opération stérile, ou du moins incomplète; on s'imagine qu'une suppuration intarissable viendra baigner la cavité grattée, que la réunion ne s'obtiendra pas, qu'il restera une fistule, ou bien, si la suture réussit, que la guérison n'est qu'apparente et momentanée. Plus tôt, plus tard, un abcès nouveau soulèvera le tégument..... Il n'en est rien et, dans ces cas, nous avons vu la guérison se maintenir. Il faut donc admettre qu'il s'agissait ou d'une périostite superficielle, ou d'une ostéite peu étendue et sans séquestre, ou bien, enfin, que l'os nécrosé s'est résorbé peu à peu et a disparu spontanément après l'évacuation de l'abcès et le raclage de la poche.

Nous croyons à la réalité de ces trois hypothèses. Dans certains cas, il s'agit de véritables abcès circonvoisins, sans communication directe avec un os; le fait est trop bien étudié depuis Gerdy pour que nous ayons à y revenir. Mais un point nouveau que nous effleurons seulement, car nous ne sommes pas encore en mesure d'en donner la démonstration absolue, c'est que les bourses séreuses périarticulaires ou sous-cutanées peuvent être, comme les synoviales et comme les gaines tendineuses, le siège de dépôts tuberculeux.

Nous avons gratté, à l'hôpital Trousseau, un abcès tuberculeux au niveau de la bourse séreuse de la malléole externe sans trouver, bien que la région soit superficielle et facilement accessible, la moindre dénudation osseuse, le moindre trajet, direct ou sinueux, qui nous permît d'arriver jusqu'à l'os. La poche était parfaitement close et indépendante du squelette. Chez une petite fille, qui est encore dans les salles, nous avons ouvert une collection dont la bourse séreuse du grand trochanter était évidemment le siège, et là encore il nous a été impossible de reconnaître l'existence d'un foyer osseux. Aussi appelons-nous d'une manière formelle l'attention sur ces sortes d'hygromas d'origine tuberculeuse.

L'existence d'abcès dépendant d'ostéites chroniques sans nécrose est démontrée, et récemment encore M. Trélat nous parlait d'une collection de la cuisse, qu'il avait ouverte largement; il croyait mettre à nu un séquestre profond; or il arriva sur un périoste épaissi et sur un fémur rouge et hyperostosé, mais qui n'était point l'origine du foyer purulent formé à distance et dont l'inflammation osseuse n'était que la cause indirecte.

Enfin la résorption du séquestre n'est plus à discuter, On connaît les vieilles recherches de Dieffenbach sur les chevilles d'ivoire rongées par les bourgeons charnus, et les récentes expériences de Lannelongue. Nous devons aussi à Lister des observations remarquables qui nous donnent la preuve du fait, et justement à propos des nécroses du mal de Pott. Il a vu des portions d'os recouvertes, enveloppées et absorbées par les bourgeons charnus. Pour lui, lorsque le pus est évacué, pourvu que le foyer soit à l'abri de toute inflammation septique, les tissus vivants circonvoisins se chargent de faire disparaître les fragments mortifiés de l'os. Il en résulterait que si, dans le grattage d'un abcès par congestion, le chirurgien n'arrive pas sur la vertèbre malade, il peut espérer néanmoins une complète guérison, à condition toutefois que l'antisepsie soit rigoureuse.

Qu'on ne l'oublie pas, en effet : de pareilles opérations ne devront être tentées, — et ceci sera notre conclusion dernière, — que par un chirurgien instruit et qui possède à fond toutes les ressources de la méthode antiseptique. Il faut, pour conduire à bien l'ouverture et le grattage des abcès ossifluents d'origine vertébrale, une attention toujours en éveil jusqu'à cicatrisation parfaite de la plaie. Entre des mains ignorantes, des accidents mortels seraient la conséquence rapide d'une intervention mal exécutée et surtout mal surveillée.

III

Amputations congénitales et aïnhum.

On se rappelle encore le bruit qui vient de se faire autour d'une affection bizarre, « appelée d'un nom sauvage », l'*aïnhum*, et que, en France du moins, les médecins de marine étaient seuls à connaître. Étudiée pour la première fois au Brésil, et décrite par da Silva Lima vers 1867, elle serait caractérisée par l'apparition, chez les nègres adultes, et chez eux seulement, d'un sillon annulaire au niveau de l'articulation métatarso-phalangienne du cinquième orteil, étreint progressivement jusqu'à complète amputation.

D'autre part, nous connaissons des faits singuliers, décrits depuis longtemps déjà sous le nom d'*amputations congénitales*. Au moment de la naissance, les accoucheurs ont souvent constaté l'existence d'un moignon, résultat de la section d'un orteil, d'un doigt, d'une cuisse même, et parfois ils ont trouvé, au milieu du délivre, la portion d'organe séparée pendant la vie intra-utérine. L'amputation n'est pas toujours consommée, et, dans certains cas, à côté de membres incomplets, il existe un sillon, de profondeur variable, creusé sur quelque partie du pied, de la main ou de la jambe.

Au premier abord, on ne voit guère quel lien peut

unir la première affection, « cantonnée dans le petit orteil d'une race », et nos amputations spontanées. Celle-là n'atteindrait que les adultes, celles-ci sont congénitales. L'une n'attaque que le cinquième orteil, l'autre ne respecte aucun membre; la première ne se rencontre que chez les nègres, la seconde frapperait indistinctement tous les peuples. Et cependant, lors d'une communication à l'Académie de médecine, M. Lannelongue se demandait déjà si aïnhum et amputations congénitales n'avaient pas, souvent, une commune origine.

Le doute a gagné bien des esprits; on a recueilli de nouvelles observations; on a trouvé des cas qui, par étapes successives, semblent conduire de l'une à l'autre de ces maladies, et maintenant plusieurs auteurs ne voient dans l'aïnhum et dans les amputations congénitales qu'une variété du groupe étendu des sclérodermies provoquées par quelque trouble des nerfs trophiques. C'est cette thèse que nous allons étudier ici, en nous appuyant sur des travaux antérieurs de Verneuil, une observation de Maurice Longuet, la communication de Lannelongue, le mémoire de Guyot, et un excellent article publié en mars 1882 dans les *Archives de médecine navale,* par le docteur Fontan, médecin de première classe.

Il est certain que l'aïnhum, tel qu'il nous a été décrit par les premiers observateurs, da Silva Lima, Collas, Moncorvo de Figuereido, Pereira Guimaraës et Corre, ne rappelle en rien l'amputation congénitale de nos auteurs. Un léger sillon se creuse sur la face plantaire de l'articulation métatarso-phalangienne du cinquième orteil. Incomplet parfois au début, il gagne peu à peu et enserre la circonférence du doigt; là striction se fait de plus en plus étroite, et, au bout d'un temps variable, l'organe ne tient plus que par un pédicule grêle, mobile, à peau amincie, et qu'un coup de ciseau peut sectionner facilement si la gangrène n'en fait pas justice.

L'orteil ainsi étranglé peut ne subir aucune modification appréciable; souvent, au contraire, il s'atrophie tout en devenant ovoïde; les os des phalanges s'amincissent et disparaissent même; la masse charnue est alors sans squelette; du tissu graisseux remplace la trame lamineuse primitive, et l'on se croirait en présence de quelque molluscum ou d'un lipome bizarre.....

On dut bientôt reconnaître ce qu'avait de factice, d'arbitraire et de conventionnel une pareille description. On constata d'abord que l'aïnhum n'atteignait pas la race nègre seulement. Collas retrouvait cette affection chez les Hindous, Coni et Corre chez les Malgaches, Fontan chez les Arabes, et Guyot chez les Néo-Calédoniens et les Micronésiens. Nous pourrions encore étendre cette énumération.

Sa localisation remarquable sur le cinquième orteil fut aussi de durée bien éphémère; le sillon constricteur fut vite observé sur le quatrième et le cinquième orteils à la fois, et puis sur le quatrième seul. Bérenger-Féraud affirma avoir vu, en Gorée, des noirs amputés de tous les orteils par la maladie. Vinrent ensuite les remarquables observations de Guyot; ce ne sont plus les orteils seulement, mais les doigts, qui sont atteints successivement ou en bloc; on trouvait encore sur des segments de membres importants, le bras, la jambe, de sillons constricteurs en tout pareils à ceux que les mêmes sujets portaient sur les mains ou sur les pieds.

Les mêmes observations de Guyot portèrent un coup non moins rude au troisième caractère invoqué par les médecins brésiliens, l'apparition de l'aïnhum chez les adultes seulement. N'y voyons-nous pas une femme de vingt ans chez qui, quatre ans auparavant, s'était formé un sillon constricteur autour de l'index, qui se creuse jusqu'à ce que le doigt tombe? A ce moment, l'annulaire présentait une dépression circulaire peu profonde, tandis que sur le médius les lésions étaient plus avancées et l'os s'étranglait déjà. Or, sur la même malade, il existait des altérations congénitales de même nature. Son premier fait, d'ailleurs, se rapporte à un enfant de deux ans, et son deuxième a trait à une petite fille de six semaines. Enfin son quatrième a pour sujet un homme de vingt-cinq ans, chez lequel les amputations dataient de la naissance.

Nous ne citerons que le dernier de ces cas : un homme de vingt-cinq ans, originaire de Panaupa, était porteur, depuis sa naissance, des lésions suivantes : « A la main droite, le pouce est normal, mais les autres doigts sont syndactylés et amputés en partie ; il ne reste de l'auriculaire que la première phalange et une partie de la deuxième ; le tronçon de ce doigt est isolément mobile et à peu près indépendant. Mais l'index, le médius et l'annulaire sont réunis en un tronçon commun ayant une forme triangulaire. Les premières phalanges seules existent dans le moignon. Deux trajets cutanés étroits situés au-dessous du niveau des plis digito-palmaires restent les seuls vestiges de l'indépendance primitive des doigts. »

D'ailleurs, nous dit M. Fontan, les auteurs brésiliens nous parlent, il est vrai, de lésions chez l'adulte, mais ils ne se sont pas toujours enquis du début des accidents; or la marche de l'aïnhum est lente; il y a des faits qui prouvent que son évolution a duré six, huit et vingt ans; on cite même un cas où la phalange n'a été sectionnée par le sillon constricteur qu'au bout de quarante ans. Et puis, eussent-ils interrogé leurs malades, quels renseignements précis ces médecins auraient-ils pu tirer de sauvages peu observateurs, peu soigneux, fort durs à la douleur et qui n'ont du temps qu'une notion fort imparfaite?

Les observations de M. Guyot n'ont-elles pas une grande importance et ne peut-on pas les considérer comme un trait d'union solide entre l'aïnhum et nos amputations spontanées? Certains des faits qu'il nous rapporte, et en particulier celui que nous reproduisons, semblent même décrire plutôt la seconde que la première de ces affections. Son récit paraît calqué sur ceux que nous ont laissés les auteurs ou qu'ont publiés MM. Trélat, Lannelongue et Fontan. Tout au plus y aurait-on remplacé les noms de Bouton, Dupont ou Martin par ceux de Tekaninem, Ténanikaputi et Térangatoa.

Les amputations congénitales sont, il est vrai, fort mal connues, et l'intéressant article que Duplay leur consacre dans le *Dictionnaire encyclopédique* prouve que les hypothèses font encore le fond de leur histoire. Leur pathogénie surtout reste obscure; on se demande par quel mécanisme les membres ont été sectionnés, et des théories qu'on a imaginées, aucune ne satisfait pleinement l'esprit. La gangrène invoquée par Chaussier, pas plus que les imaginations ou les visions de la mère pendant sa grossesse, ne tinrent devant les critiques, et l'on n'admit plus bientôt que la striction par le cordon ombilical ou par quelque néomembrane développée accidentellement dans la cavité amniotique.

La première de ces hypothèses n'a guère à son actif que quelques faits extraordinaires et dont la rigueur scientifique n'est pas absolue. On ne comprend guère d'ailleurs comment une striction assez énergique pour amener la séparation d'un membre ne provoquerait pas, avant l'amputation, l'oblitération des vaisseaux ombilicaux et par conséquent la rapide asphyxie du fœtus. Il existe cependant une observation d'Hillairet qui paraît authentique. « Chez un fœtus d'environ trois mois, le cordon, enroulé autour du cou, avait déterminé la décollation presque complète, en sorte que la tête n'était plus unie au tronc que par un simple pédicule d'un millimètre et demi d'étendue transversale. »

La seconde hypothèse, défendue par Montgomery, est encore acceptée par plusieurs auteurs et certains faits l'étayent assez solidement. Zagorski rapporte que « sur un fœtus de cinq mois on trouva la jambe droite amputée; la cuisse se terminait en un moignon arrondi, d'où partait une bride membraneuse très résistante. Cette bride s'enroulait autour de la jambe gauche qu'elle serrait à la manière d'une ligature, produisant, à ce niveau, une dépression considérable. On trouva, suspendu vers le milieu de cette bride, le pied parfaitement bien conformé, mais fort petit. »

Ces brides une fois admises, Montgomery invoque deux causes pour expliquer l'amputation : la puissance rétractile du cordon fibreux analogue au tissu cicatriciel d'abord, ensuite l'accroissement du volume des parties. Le membre se développe dans la ligature et s'étrangle sur elle ; les tissus se sectionnent, même les os souvent cartilagineux encore. Seule la peau, essentiellement élastique, se déprime sous le lien et recouvre ainsi le moignon. Avant que la puissance rétractile soit épuisée, avant que le membre ait fini de grossir, le pédicule est étroit, grêle, mal nourri et le moindre mouvement de la mère et du fœtus suffit alors pour amener une rupture.

Que quelques amputations spontanées aient eu pour cause ce mécanisme, nous l'acceptons d'autant plus volontiers que l'autorité de ceux qui nous ont transmis ces observations n'est pas sans avoir un grand poids. Mais ces enroulements du cordon, ces brides cicatricielles, on ne les a notés que dans quelques cas exceptionnels et l'on serait mal venu de les supposer lorsqu'on ne les retrouve pas. D'ailleurs, la multiplicité des lésions et leur groupement particulier sont fort souvent inconciliables avec cette théorie. Plusieurs observations en font foi.

« Comme on le voit sur le plâtre de Parrot, écrit M. Fontan, et comme on peut le constater par la lecture de plusieurs faits, les sillons sont indépendants les uns des autres sur la même main ; ils sont placés à chaque doigt comme autant d'anneaux isolés plus ou moins rapprochés de la commissure palmaire. Je n'ai pas vu, dans mes observations, par exemple, le sillon du médius faire suite à celui de l'index ou de l'annulaire, avec une coïncidence telle qu'on pût en conclure à l'étranglement par une même bride. Il faudrait donc autant de brides annulaires complètes et indépendantes qu'il y a de doigts atteints. »

La théorie mécanique ne nous explique pas non plus la symétrie qu'on observe souvent dans les lésions multiples. On cite de nombreux cas où les sillons annulaires de l'aïnhum et ceux des amputations congénitales incomplètes se trouvent au même niveau sur les doigts correspondants des pieds et des mains. Elle ne nous rend pas compte enfin des cas où le sillon, à peine marqué au moment de la naissance, s'accuse de plus en plus et finit, après un temps plus ou moins long, par sectionner le membre. Il nous faut donc chercher une autre théorie plus en rapport avec l'état actuel de la science et qui nous donne à la fois la pathogénie de l'aïnhum et celle des amputations spontanées.

L'anatomie pathologique va nous être d'un grand secours. Grâce à M. Guyot, à M. Suchard, le distingué répétiteur du laboratoire d'histologie du Collège de France, on connaît maintenant, d'une façon précise, les lésions caractéristiques de l'aïnhum. Nous laisserons de côté les dégénérescences secondaires des segments sous-annulaires, la disparition de l'os, des tendons et des vaisseaux, l'accumulation du tissu graisseux qui ont été bien vus déjà par Wücherer, Schuppel, Corre, Cornil et Estor (de Montpellier). Ces particularités nous importent peu, et nous ne nous occuperons que du sillon constricteur.

Sur une pièce apportée en France par M. Guyot, voici les particularités que M. Suchard a constatées au niveau du sillon : il s'agit d'un pouce d'enfant où existe une dépression commençante de 1 millimètre environ de profondeur. Cette dépression est située sur la face palmaire; l'affection est donc à son début ou tout au moins à la période moyenne de son évolution. Le derme offre, dans ses couches profondes, un faisceau volumineux de tissu conjonctif, tendu transversalement. Il a son maximum d'épaisseur vers la ligne médiane et se continue, des deux côtés, avec le tissu dans lequel il se perd. On ne trouve ni lésions vasculaires ni lésions nerveuses. C'est bien une altération particulière du tissu conjonctif du derme et de ses couches sous-jacentes, le développement dans son épaisseur d'un trousseau fibreux qui jouera le rôle principal dans l'évolution de l'aïnhum.

En effet, ce sillon annulaire va se rétracter d'une manière lente et continue, comme une bride cicatricielle; le trousseau fibreux entraîne avec lui la peau, qui s'étalera pour recouvrir une surface courbe plus étendue. Les tissus sous-jacents sont comprimés entre le squelette et cette sorte de ligature; les vaisseaux et les nerfs s'oblitèrent; la nutrition et la sensibilité s'altèrent, et c'est ainsi que s'expliquent les changements de forme, la dégénérescence graisseuse, la résorption de l'os et des cartilages, et enfin la pédiculisation et la chute du doigt.

Pareilles recherches n'ont pas été faites, que je sache,

sur des pièces provenant d'amputations congénitales incomplètes, mais un examen attentif semble démontrer l'identité des deux lésions. Nous observons maintenant une petite fille qui présente un sillon annulaire à la jambe droite. Ce cas sera relaté tout au long dans la thèse que prépare mon élève, M. Ladmiral, et le dessin qui en a été pris par M. Lannelongue paraîtra, plus tard, dans le grand Atlas que doit publier ce chirurgien.

Il s'agit d'une fillette de six mois, de bonne santé, bien conformée d'ailleurs et dont les seules lésions siègent sur les deux membres inférieurs. Le pied gauche, en varus, présente une syndactylie des deuxième, troisième et quatrième orteils. Mais, chose singulière, entre les racines du troisième et du quatrième, il existe une fente longitudinale, reliquat d'une division primitive des doigts. Nous insistons sur ce point relevé cinq fois par Fontan dans les quelques observations qu'il donne dans son article, et que nous avons vu signalé dans le cas déjà cité de M. Guyot.

Le membre gauche est dans la rotation en dehors; la peau a conservé sa coloration normale. A l'union du tiers inférieur avec les deux tiers supérieurs de la jambe, on trouve un sillon circulaire creusé d'un centimètre environ. Pour en apercevoir le fond, on est obligé d'en écarter les bords. On voit, à son niveau, une légère desquamation épidermique, une teinte peut-être un peu plus vive et une sécrétion plus abondante. Lorsqu'on palpe cette peau, on a la vague sensation de la bride fibreuse que l'histologie nous décrit dans l'aïnhum.

Le segment supérieur du membre est bien nourri; la peau est fine, lisse, rosée, doublée de tissu adipeux comme celle des autres parties du corps. Le segment inférieur est un peu différent; il est peut-être légèrement œdémateux. Sur la face dorsale du pied, on trouve une tuméfaction mollasse, comme lipomateuse et occupant toute la région tarso-métatarsienne. L'extension est impossible au delà de l'angle droit; la flexion est au contraire très facile et on peut la porter jusqu'au contact de la face dorsale des métatarsiens avec la jambe.

Le cordon fibreux cicatriciel développé dans les couches profondes du derme nous paraît donc indépendant de toute origine mécanique, et nous acceptons son apparition spontanée aussi bien dans l'aïnhum que dans un certain nombre de cas d'amputations congénitales; à vrai dire, dans les deux affections, il ne s'agit, pour nous, le plus souvent, que d'une seule et même lésion.

Mais sous quelle influence se produisent ces bizarres altérations? L'introduction d'un parasite sous les téguments, la marche pieds nus, les traumatismes répétés, invoqués par le médecin du Brésil, ne sont pas plus recevables, pour l'aïnhum, que, pour les amputations congénitales, les émotions vives de la mère. Une autre opinion se fait jour, qui nous paraît autrement sérieuse, bien que la démonstration directe soit loin encore d'en être donnée.

Nous trouvons dans le premier volume des *Mémoires de chirurgie,* de Verneuil, l'observation recueillie par un de ses internes, notre ami Maurice Longuet (de Bourges) et la théorie qu'il propose pour expliquer les amputations congénitales, la syndactylie et les sillons notés sur un enfant, nous paraît, comme à M. Verneuil, « ingénieuse et fort acceptable ». Il se demande s'il ne s'agit pas de troubles trophiques sous la dépendance directe du système nerveux central. C'est, du reste, l'opinion acceptée par M. Guyot et défendue avec autorité par le docteur Fontan.

Les arguments sont nombreux. Nous laissons de côté, pour en avoir déjà parlé, la difficulté d'expliquer par les théories anciennes, — enroulement du cordon et brides placentaires, —, ces sillons multiples, souvent symétriques et dont l'action se continue parfois longtemps après l'accouchement. Mais n'a-t-on pas remarqué d'abord la simultanéité fréquente des amputations spontanées et de certaines malformations imputables seulement à des lésions du système nerveux? Le pied bot n'est pas rare. Notre observation en est une preuve. On cite l'hydrocéphalie, le spina bifida, et dans le petit groupe de faits qu'il a recueillis, Fontan note cinq fois la syndactylie.

Or, cette syndactylie elle-même contient une indication précieuse. Maurice Longuet nous montre, dans son cas, la fusion phalangienne existant à la partie moyenne des doigts et non au niveau de la commissure. Or, on sait que la segmentation se fait, sur l'embryon, de l'extrémité onguéale vers le métacarpe. Il faut donc admettre que, dans les cas où la commissure est libre, il s'agit d'une syndactylie acquise pendant la vie intra-utérine. Les doigts, déjà individualisés, se seront ulcérés sous l'influence de quelque trouble trophique ; puis, pendant la cicatrisation, il se sera produit une véritable greffe cutanée. Dans notre observation, la fente commissurale doit reconnaître cette origine. Il faut savoir d'ailleurs que des ulcères rebelles, rattachés à des altérations du système nerveux central, sont notés par plusieurs auteurs dans des cas d'amputations spontanées.

C'est ainsi que, dans une observation importante, Chancerel parle d'un enfant qui, au moment de la naissance, portait un ulcère rebelle provoqué, d'après l'auteur, par un arrêt de développement de la peau et qui siégeait en un point symétrique de celui où l'autre jambe avait été amputée. Le cas de Mirault, si magistralement commenté par Verneuil, relatait aussi des ulcérations qui existaient non seulement aux mains, mais encore aux avant-bras.

On se rappelle encore que les lésions sont parfois systématiques, ce qui plaide en faveur de l'origine centrale. Souvent les sillons siègent aux mêmes orteils sur les pieds, aux mêmes doigts sur les mains, et se rencontrent sur les jambes à la même hauteur. Donc malformation concomitante, existence de syndactylies particulières et d'ulcères rebelles trophiques, lésions symétriques, telles sont les raisons que l'on invoque pour appuyer la théorie nerveuse, moins impuissante que les hypothèses mécaniques à expliquer les sillons constricteurs de l'aïnhum et des amputations spontanées.

La lésion locale, d'ailleurs, — l'anneau fibreux caractéristique, — ne rappelle-t-elle pas certaines productions analogues rattachées par tous les auteurs à des troubles trophiques, le groupe des sclérodermies : la sclérodermie généralisée, la sclérodermie en plaques, la sclérodactylie à gantelet, — et ne faut-il pas approuver M. Fontan lorsqu'il propose d'appeler l'aïnhum la *sclé-*

rodermie annulaire? M. Verneuil avait déjà proposé le nom de *sclérodermie à forme circulaire*.

Il est une autre affection que nous voudrions agréger à ce groupe, la rétraction de l'aponévrose palmaire, caractérisée, elle aussi, par l'apparition, dans les couches profondes du derme, de faisceaux dont la puissance rétractile, pour s'exercer dans un autre sens que celle du cordon de l'aïnhum, n'en est pas moins fort analogue. Comme dans l'aïnhum, ne s'agit-il pas de la production d'un cordon fibreux, la lésion n'est-elle pas systématique; ne note-t-on pas enfin des rétractions congénitales et des rétractions survenues chez l'adulte, tout comme dans la maladie brésilienne? Nous sommes étonnés qu'un pareil rapprochement n'ait pas encore été fait.

Nous n'ignorons pas que nos raisons sont loin d'être absolument convaincantes et beaucoup se refusent encore, M. Eugène Rochard, par exemple, à mettre l'aïnhum dans le groupe des sclérodermies, à côté des amputations congénitales. Ils veulent conserver à ces deux affections une place distincte dans un groupe différent. Nous aurions mauvaise grâce, nous qui n'avons pas *vu*, à prendre trop catégoriquement parti dans ce débat qui divise des médecins de marine également compétents. Nous nous contenterons de dire que les arguments indiqués par Fontan nous paraissent bons, et, jusqu'à plus ample informé, nous acceptons l'opinion qu'il défend avec tant de verve.

Nous ne voudrions pas terminer ce long article sans dire quelques mots du traitement de ce sillon dont la marche progressive amène l'amputation du segment de membre qu'il occupe. Les auteurs ne sont guère encourageants ; Guyot nous dit que le processus de l'aïnhum ne saurait être arrêté. Cependant on cite un cas où da Silva Lima aurait obtenu un succès par la simple incision perpendiculaire du sillon constricteur.

La question va se poser bientôt pour la petite malade dont nous avons donné plus haut l'observation ; déjà le pied se déforme, il devient cylindrique et prend l'apparence lipomateuse ; le sillon doit comprimer déjà les tissus contre le squelette de la jambe, et pour peu que le tibia grossisse, muscles, tendons, vaisseaux et nerfs vont s'écraser sous la ligature. Si l'on n'agit pas, le pied est donc perdu dans un avenir que nous ne saurions déterminer, mais qui nous paraît prochain, vu l'étroitesse actuelle du pédicule. Une intervention nous semble urgente.

Voici ce que nous comptons faire si c'est à nous qu'échoit le soin de traiter la petite malade. Nous exciserons une bande de peau de 5 millimètres environ, à peu près dans la demi-circonférence du membre. Le tractus fibreux dermique et sous-dermique sera enlevé avec le plus grand soin. Puis nous suturerons les deux lèvres de la perte de substance, laissant aux deux extrémités une petite ouverture drainée par quelques crins de Florence. Les téguments, souples et mobiles, permettront l'affrontement sans tension aucune. Nous surveillerons l'enfant, et si notre intervention est efficace, si le sillon ne se reproduit pas au niveau de la suture, nous complèterons plus tard cette opération en enlevant la demi-circonférence qui restera du sillon primitif.

— Au mois d'août 1883, nous avons pratiqué l'opération et exécuté de point en point le programme que nous nous étions tracé, avec cette différence toutefois que la lanière cutanée que nous avons enlevée entourait plus des deux tiers de la circonférence du membre; nous n'avons laissé que la petite portion du sillon correspondant à la face interne du tibia. L'opération a été des plus simples; il n'y avait aucune adhérence entre la bride et les parties profondes; elle glissait sur l'aponévrose et nous l'avons séparée aussi facilement qu'on écorce une baguette de bois vert.

Le quatrième jour nous avons enlevé les sutures, les cinq ou six brins de crin de Florence qui drainaient la plaie; la réunion immédiate était rigoureusement obtenue; il n'y avait plus, dans les deux tiers de la circonférence du membre, trace de sillon et les tissus souples, mobiles présentaient leur aspect normal. Un mois après, au moment où s'impriment ces lignes, nous avons revu l'enfant; il n'y a aucune tendance à la réapparition de la striction annulaire.

Mais quel sera le résultat définitif? Aurons-nous conjuré les accidents, l'amputation spontanée? Les vaisseaux et les nerfs, étranglés pendant si longtemps, apporteront-ils aux tissus ce qui leur est nécessaire pour leur nutrition normale? Verrons-nous le pied déjà cylindrique, lipomateux reprendre sa forme première et la fonction ne sera-t-elle pas altérée? Nous ne saurions répondre, mais pour l'heure nous ne pouvons que nous féliciter d'une opération qui, du moins, ouvre une porte à l'espérance.

IV

Du traitement des fractures de cuisse par l'extension continue.

Il n'est pas de problème plus vieux; et depuis Hippocrate, qui cherchait à obtenir l'extension continue par de flexibles branches de coudrier, tous les chirurgiens de toutes les époques et de tous les pays ont imaginé des appareils pour maintenir les fractures de cuisse et les consolider sans raccourcissement. Mais leurs efforts restaient vains et malgré des souffrances souvent intolérables imposées aux malades, un cal vicieux et chevauchant venait, en fin de compte, prouver aux praticiens la stérilité de leurs tentatives. Cela n'est point de l'histoire ancienne; on lit dans les *Cliniques chirurgicales de la Charité,* livre récent d'un maître justement estimé : « L'idée de l'extension continue est très rationnelle, mais elle n'a pu prendre jusqu'ici un rang définitif dans la pratique. »

Cependant l'attelle américaine, importée en France en 1858 et perfectionnée par Nélaton, était un grand progrès sur les anciens appareils et on lui doit quelques succès. Nous avons assisté en 1868 et 1869 aux efforts de M. Broca pour l'acclimater, mais on se heurtait toujours aux difficultés de la contre-extension; les liens qui embrassaient le pli de l'aine, la cavité thoracique ou l'aisselle étaient fort mal tolérés; des ulcérations, des eschares survenaient et le malade préférait le plus souvent courir les chances d'une claudication que supporter les tortures de traction et de compression ininterrompues pendant les deux ou trois longs mois du traitement.

Les répulsions des malades étaient telles que l'appareil américain ne se vulgarisa guère. On en venait à préférer la pratique préconisée alors par M. Gosselin : on endormait le patient jusqu'à la résolution musculaire complète et, lorsque la réduction de la fracture était exacte, on appliquait un solide appareil de Scultet, tout en maintenant le sommeil chloroformique. Les précautions, on le voit, étaient grandes. Cependant la contraction des muscles ramenait bientôt le chevauchement et les raccourcissements de 6 centimètres n'étaient pas rares.

L'attelle américaine fut donc abandonnée, mais elle avait rendu un grand service : on apprit, grâce à elle, à se servir de bandelettes de diachylon appliquées directement sur la peau pour obtenir une extension efficace. Ces bandelettes, en passant sous la plante du pied, pour aller d'un côté du membre inférieur à l'autre, formaient l'étrier où maintenant le chirurgien fixe les poids avec lesquels il pratique l'extension dans les appareils simplifiés dont on poursuivait toujours la décevante conquête.

L'appareil en sparadrap d'Eugène Bœckel nous semble marquer une étape importante et nous rapproche sensiblement des appareils actuels dont l'idée première appartiendrait à Gilbert de Philadelphie. On en trouvera a description dans la *Gazette médicale de Strasbourg* de 1876. L'extension se fait au moyen d'un poids gradué, d'un sac de plomb ou de sable, ou de tout autre corps pesant suspendu à une corde que l'on attache à l'étrier plantaire. Cette corde glisse sur une poulie fixée au pied du lit par un crampon à vis. Pour la contre-extension on se sert d'un tube en caoutchouc dont l'anse embrasse le pli de l'aine et dont les deux extrémités, nouées ensemble, sont fixées à la tête du lit.

Un pas encore et nous arriverons aux nouveaux appareils. Supprimons le tube en caoutchouc qui prend son point d'appui sur le pli de l'aine; sa présence n'est pas indifférente; elle peut provoquer des excoriations, des eschares même, en tous cas de vives douleurs, et les accidents de l'ancienne attelle américaine. On a, du reste, reconnu bientôt que ce mode de contre-extension n'était pas indispensable. Je me rappelle une malade indisciplinée qui, pour échapper aux pressions douloureuses des lacs, remontait dans son lit et laissait l'anse flotter sur le pli de l'aine. La guérison, sans raccourcissement notable, n'en fut pas moins obtenue.

En effet, il est démontré maintenant, comme nous le voyons dans la thèse de M. Milliès-Lacroix, que le poids du corps suffit à la contre-extension. Il équilibre amplement les 3 ou 4 kilogrammes nécessaires pour maintenir la réduction de la fracture, en neutralisant la contraction des muscles de la cuisse. Cela est un fait d'expérience. Évidemment l'attitude devra être tout au moins horizontale; si le lit formait un plan incliné moins élevé aux pieds qu'à la tête, le corps glisserait;

mais avec l'horizontalité rien de semblable n'est à craindre. A la rigueur, du reste, et lorsqu'on pratique une très énergique extension, rien n'empêche de soulever, par une brique ou deux, les pieds antérieurs du lit; le corps tend à glisser en arrière et les poids fixés à l'étrier le retiennent.

Les tâtonnements nombreux qui marquent l'histoire de l'extension continue, les malheureux échecs qu'ont enregistrés les auteurs, tiennent tout entiers dans les lignes précédentes. Ils s'expliquent par l'emploi des poids énormes que l'on croyait nécessaires pour pratiquer l'extension : 8, 10, 12 kilogrammes étaient parfois recommandés. Aussi les liens contre-extenseurs, avec des tractions pareilles, provoquaient-ils, au niveau des points d'appui, des douleurs intenses et des eschares profondes. Tout a changé de face lorsqu'on a reconnu que 3 ou 4 kilogrammes sont suffisants d'ordinaire. Les liens du pli de l'aine ont été supprimés du coup, et les appareils nouveaux, devenus les plus simples et les seuls efficaces, en ont rappelé de la sévère appréciation de M. Gosselin. Ils ont « pris un rang définitif dans la pratique ».

De ce qui précède, on voit que l'appareil actuel n'a pas d'inventeur. Il est fait, pour ainsi dire, de pièces et de morceaux. Plusieurs chirurgiens y ont apporté leurs concours, et des efforts combinés de Nélaton, Broca, Eugène Bœckel, Lefort, Duplay, Milliès-Lacroix et Tillaux, pour n'en citer que quelques-uns, est sorti un appareil qui nous semble parfait. Il est si simple qu'une bande de diachylon y suffit. Et quant à son efficacité, nous pouvons dire que seul il procure la guérison sans raccourcissement ou avec un raccourcissement insignifiant.

De ces appareils, le meilleur nous paraît être celui de M. Tillaux qui vient d'inspirer à son élève, M. de Seguy, une bonne thèse sur ce sujet. C'est à elle que nous emprunterons les détails qui vont suivre. Nous croyons utile en effet, de donner une description rapide de cet appareil; beaucoup de praticiens semblent l'ignorer encore, et nous en trouvons même la condamnation sévère, mais peu éclairée, dans un livre sur le traitement des fractures des membres, livre qui porte le millésime de « 1882 ».

Voici en quoi consiste cet appareil : on taille dans un rouleau de diachylon des hôpitaux six bandes de $1^m,20$ de longueur et de $0^m, 06$ de largeur. On imbriquera ces six bandes de façon qu'elles se superposent à leur partie moyenne et divergent à leurs deux extrémités. Elles ressemblent alors à deux éventails très allongés qui se rencontreraient à leurs sommets. « La réduction de la fracture sera faite avec soin; un aide maintiendra le pied bien perpendiculaire à la jambe, tandis qu'un autre aide maintiendra les fragments; on saisira alors une des extrémités des bandelettes, la face agglutinative regardant le membre, et on l'appliquera soit en dedans, soit en dehors, sur la région latérale de la cuisse fracturée, à partir du niveau de la solution de continuité, puis sur le condyle du fémur, sur la face latérale de la jambe, la malléole, le bord correspondant du pied. Au-dessous du pied il fera une anse et remontera sur l'autre face latérale, suivant, de bas en haut, le chemin qu'il avait suivi de haut en bas et recouvrant les parties symétriques. »

Trois bandes circulaires de 6 centimètres de largeur environ, et assez longues pour faire plusieurs fois le tour de la circonférence du membre au point où on les applique, seront successivement enroulées, l'une au-dessus des condyles, l'autre au-dessous de la tubérosité antérieure du tibia, et la dernière au niveau des malléoles pour maintenir les bandelettes sous-jacentes et empêcher leur glissement. Une ficelle se réfléchit sur une planchette — ou sur une poulie — et ses deux chefs réunis supportent les poids. La ficelle doit être dans le prolongement de l'axe du membre et la traction a lieu suivant cet axe.

Pas de contre-extension; le plan horizontal sur lequel repose le malade doit être suffisamment résistant; s'il n'en était pas ainsi, on interposerait au matelas une rallonge de table, une longue planche à dessin ou tout autre objet analogue. On se contente d'ôter les oreillers ou le traversin; encore ne doit-on pas trop insister sur l'enlèvement de ce dernier, s'il est de petit volume. Dans ces conditions, le poids du corps opère la contre-extension sans qu'il soit nécessaire d'employer aucun moyen artificiel.

Le professeur Duplay, qui a beaucoup fait pour la vulgarisation et la simplification de ces appareils extenseurs, nous indique un excellent moyen de contention du pied. L'extrémité inférieure du membre fracturé repose sur une planche assez large et d'où s'élève une sorte de boîte dont les côtés correspondent aux bords du pied et le fond à la plante. Le pied, ainsi encastré, ne pourra ni s'étendre ni se dévier à droite ou à gauche; il restera perpendiculaire à l'axe de la jambe, c'est-à-dire dans la position nécessaire. Inutile d'ajouter que le fond de cette loge sera percé d'un trou pour le passage de la corde qui soutient les poids extenseurs. Pour une description plus exacte, nous renvoyons d'ailleurs à un travail de M. de Larabrie, élève de M. Duplay, travail publié dans les *Archives de médecine*.

Ces appareils si simples ont révolutionné le traitement des fractures de cuisse, et nous sommes loin maintenant des paroles découragées du professeur Gosselin. D'abord, il n'y a plus de douleur : la thèse de M. de Seguy est absolument démonstrative à cet égard. Nous-mêmes pouvons en témoigner, et dans les cas que nous avons observés, jamais les malades n'ont accusé la moindre souffrance. Le soulagement, au contraire, est immédiat et les douleurs consécutives à la fracture cessent dès que l'extension commence.

Le raccourcissement, fatal d'après les auteurs, et tel que certains chirurgiens n'ont pas craint de proposer, pour remédier à la claudication, la fracture de l'autre cuisse, le raccourcissement est nul ou presque nul. Dans une observation de M. Tillaux, il s'est élevé à 3 centimètres. C'est le cas le moins heureux, et qu'il y a loin de là aux raccourcissements que l'on notait autrefois !

Enfin la durée du traitement est notablement moindre. La netteté de la réduction sans doute, la bonne juxtaposition des fragments, peut-être aussi l'absence d'enveloppement et de constriction du membre inférieur, sa mise, pour ainsi dire, à l'air libre, nous expliquent pourquoi au lieu des soixante ou quatre-vingts jours réglementaires, cinquante, quarante, trente-cinq et même trente jours ont suffi pour assurer la guérison de fractures du corps du fémur!

Nous n'avons rencontré nulle part de renseignements précis sur l'emploi de l'appareil chez les enfants; mais nous avons pu, pendant une de nos suppléances à l'hôpital Trousseau, y avoir recours et l'appliquer dix fois en huit semaines. Jamais la durée du traitement n'a dépassé trente-trois jours, et le raccourcissement, nul dans sept des cas, a, dans une seule observation, atteint deux centimètres. Or il faut savoir la difficulté de contention chez les enfants pour bien comprendre toute l'excellence de ces résultats. Chaque matin, en effet, on trouve les petits malades remontés ou descendus dans leur lit, couchés tantôt sur le dos et tantôt sur le ventre, pelotonnés ou placés de côté. Pour éviter les mouvements excessifs, au niveau du trait de fracture, nous nous contentions cependant d'une attelle externe étendue de la malléole au bassin et qui en même temps corrigeait la rotation du pied.

Il en est assez, ce nous semble : l'absence de douleur, le raccourcissement nul ou presque nul, la moindre durée de traitement, sont des arguments sans réplique, et nous n'avons plus besoin de plaider une cause aujourd'hui bien gagnée.

Les lignes que l'on vient de lire n'ont pas été du goût de M. Faucon, professeur de la Faculté catholique. Il nous a écrit à ce sujet une longue lettre de revendication; puis, mécontent de notre réponse, il s'est adressé à la Société des sciences médicales de Lille et sa communication a eu les honneurs du journal. Enfin, il a inspiré à M. Jules Tillie une thèse médiocre dont j'ai eu le plaisir d'être juge et qui n'est qu'un long plaidoyer contre mon article. Dans ces réquisitoires, M. Faucon veut démontrer que Gurdon Buck, de New-York, est l'inventeur, et lui, Faucon, le simplificateur de l'appareil à extension continue.

Où l'œil perçant de M. Faucon a-t-il pu voir tout cela? D'abord Gurdon Buck, précédé d'ailleurs par Gilbert, n'a pas « créé de toutes pièces » l'appareil que nous avons décrit. Les « emplâtres adhésifs », dont le rôle est absolument capital, sont bien antérieurs au médecin de New-York qui ne saurait, à aucun titre, en réclamer la première application. Et puis ne doit-on pas « entourer ensuite le membre d'un bandage comme à l'ordinaire »? Ne place-t-on pas « quatre attelles-gouttières garnies de flanelle et destinées à envelopper le membre fracturé »? Enfin, ne parle-t-on pas longuement d'une « bande périnéale » fort compliquée pour la contre-extension, totalement supprimée dans l'appareil contemporain? Voilà pour Gurdon Buck.

Voici pour M. Faucon. Quelle simplification a-t-il proposée? Serait-ce sa « gouttière en gutta-percha qui embrasse la partie postérieure du membre et qui est destinée à empêcher le déplacement des fragments selon l'épaisseur »? Mais cette simplification n'est qu'une mauvaise complication! Serait-ce encore les bandelettes circulaires qui s'imbriquent sur le membre, à la façon du pansement de Baynton, et qui le recouvrent, à partir du niveau de la fracture, presque immédiatement au-dessus des malléoles? Mais cette pratique est inutile puisque trois bandelettes, l'une au-dessus, l'autre au-dessous du genou, la troisième au-dessus des malléoles, sont absolument suffisantes; elle est, de plus, condamnable puisqu'elle s'oppose aux libres fonctions de la peau; celle-ci ne respire plus et l'on sait, depuis les recherches de Broca, l'influence néfaste de l'emprisonnement du membre sur la consolidation des fractures.

Et c'est là tout ce que nous avons trouvé d'original et de personnel dans le travail de M. Faucon, publié pour la première fois en 1879. A cette date toutes les simplifications acceptables avaient été proposées et exécutées par d'autres que par l'honorable professeur de la Faculté catholique. Ne serions-nous donc pas en droit de répéter l'ancien mot de Malgaigne? — Il y a, dans le mémoire de M. Faucon des choses bonnes et des choses nouvelles; mais les bonnes ne sont pas nouvelles et les nouvelles ne sont pas bonnes.

V

Du redressement des membres inférieurs par l'ostéotomie et l'ostéoclasie.

L'axe normal des membres inférieurs peut être dévié par des causes nombreuses; les plus fréquentes sont certaines ankyloses, les cals vicieux, le rachitisme, et une affection bizarre, le *genu valgum,* longtemps confondue avec le rachitisme, mais d'une physionomie trop différente pour ne pas en être séparée par les recherches contemporaines.

Toutes les *ankyloses* ne dévient pas l'axe du membre : les articulations peuvent se souder dans une bonne position, et l'immobilisation de la jointure est parfois regardée comme une terminaison enviable de certaines tumeurs blanches. C'est ainsi que, lorsque le genou est ankylosé dans l'extension, la marche est encore possible; l'axe normal n'étant pas dévié. Mais s'il existe une ankylose angulaire, la progression en est empêchée, et la chirurgie devra recourir aux manœuvres de redressement.

Les *cals vicieux* sont devenus rares; on traite mieux les fractures; la réduction est plus soigneusement faite, et nos appareils plâtrés savent la maintenir. Il n'en est pas moins vrai qu'on rencontre encore des membres déviés par la consolidation difforme d'un ou de plusieurs os brisés, et si l'on ne s'en est pas aperçu à temps, lorsque le cal est encore flexible, si le redressement manuel n'a pu être fait, la section ou la rupture de l'os deviendra nécessaire.

Le *rachitisme* joue un rôle prépondérant dans la pathogénie des déviations. Sous son influence, l'os se ramollit, et les efforts musculaires, le poids du corps provoquent des courbures souvent fort brusques; parfois, dans le squelette fragile, une fracture se produit qui se consolide d'une manière vicieuse, et la difformité première en est augmentée d'autant. Lorsqu'il est encore mou, l'os peut être redressé avec la main, et M. Panas cite le fait d'un enfant dont les deux jambes arquées reprirent ainsi leur direction normale ; les tibias se redressèrent comme du bois vert, et l'on n'entendit pas de craquements. Mais, dans une autre période, les os sont durs, éburnés, et, pour leur rendre la rectitude, il faut une intervention radicale.

Enfin, il existe une déformation spéciale, nommée *genu valgum* ou *genou en dedans,* et dont la fréquence est telle qu'à elle seule elle constitue la majorité des déviations du membre pelvien. Le *genu valgum* a longtemps été confondu avec le rachitisme ; mais les travaux entrepris depuis 1830, époque où l'orthopédie reçut chez nous une vive impulsion, nous firent mieux connaître cette déviation. Depuis, les nombreuses communications de Delore, les recherches de Verneuil, Guéniot, Lannelongue et Tillaux, des discussions à la Société de chirurgie, quelques bonnes thèses publiées d'année en année, de 1872 à 1880, parmi lesquelles nous citerons celles de Saurel, de Barbarin, de Barbier, de Vergne, de de Santi, de Lecène et de Peyre, ont jeté sur la question une vive lumière, et maintenant on est à peu près fixé sur les traits principaux de l'histoire du genou en dedans.

Il survient surtout pendant l'adolescence, de quatorze à vingt ans, et de préférence chez les garçons qui se tiennent habituellement debout. Aussi M. Larrey en a-t-il fait une déviation professionnelle : les apprentis boulangers, entre autres, en sont atteints ; de là le nom de *Backerbein* que lui ont donné les Allemands. Il est souvent bilatéral ; mais lorsqu'il n'existe que d'un côté, ce serait plutôt à droite ; si la fatigue, toutes les misères physiologiques, une grave maladie aiguë ont parfois provoqué son apparition, M. Tillaux l'a vu naître sans cause appréciable, chez une jeune fille qui travaillait toujours assise. M. Servier a publié en 1872, dans la *Gazette hebdomadaire,* deux cas pour prouver l'hérédit du *genu valgum*. M. Laborde a repris cette thèse en 1877 mais cette opinion n'a pas prévalu.

De rares autopsies nous ont révélé les lésions du genou en dedans ; elles peuvent se résumer ainsi : le ligament latéral interne est allongé, mais très rarement relâché ; le ligament latéral externe serait rétracté ; le fémur est incurvé dans son tiers inférieur, et le tibia dans son tiers supérieur. Le condyle interne du fémur mesure une hauteur plus grande, mais son diamètre antéro-postérieur n'est pas augmenté ; le condyle externe est aplati et élargi. Mêmes dispositions souvent du côté du tibia : augmentation de hauteur de la tubérosité interne et aplatissement de la tubérosité externe.

Enfin, on a noté l'écrasement de la cavité glénoïde externe.

Trois théories sont invoquées pour expliquer l'apparition du genou en dedans : une première incrimine les ligaments; pour ceux qui la défendent, Jules Guérin, Malgaigne, Pingaud, Billroth, Owen, Dubreuil, il y aurait laxité primitive du ligament latéral interne ; les altérations osseuses seraient consécutives, et le condyle interne, non maintenu contre la cavité glénoïde, prendrait un développement excessif. D'après la seconde théorie, que défend Duchenne (de Boulogne), les muscles seraient les seuls coupables, et la déviation est produite soit par excès de puissance des muscles rotateurs en dehors, soit par la faiblesse de leurs antagonistes. Enfin, et c'est la pathogénie généralement admise, le genou en dedans serait provoqué par des troubles dans l'ossification. Pour M. Delore, le rachitisme serait le point de départ de l'affection, mais il faudrait admettre alors, avec le professeur lyonnais, que le rachitisme n'est pas seulement une maladie de l'enfance, et qu'on le rencontrerait après quatorze ans. M. Tripier soutient le fait et l'appuie de quelques observations; pourtant la plupart des chirurgiens excluent le rachitisme.

L'accroissement plus actif de la moitié interne du cartilage ostéogénique expliquerait la déformation : dans certaines attitudes de la station debout, le condyle externe du fémur et la tubérosité correspondante du tibia supportent en partie le poids du corps; le tassement du cartilage de conjugaison ralentit les échanges nutritifs qui s'augmentent plutôt dans la moitié interne ; celle-ci s'épaissit et le condyle interne en est agrandi d'autant.

Cette suractivité de la portion interne du cartilage ostéogénique n'était invoquée que pour le condyle du fémur; mais M. Verneuil a montré qu'il en était de même pour la tubérosité interne du tibia, et nous nous rappelons une jeune fille de son service où le processus fut des plus nets : *genu valgum* commençant, douleur vive du tibia au niveau du segment interne du cartilage de conjugaison; — repos au lit; vésicatoire sur la partie douloureuse; — la déviation cesse de s'accroître.

Si nous avons résumé en quelques paragraphes rapides l'histoire du genou en dedans, c'est qu'elle est moins connue encore et de date plus récente que les autres déviations du membre inférieur, les ankyloses, les cals vicieux et le rachitisme. Mais dans toutes ces déformations les mêmes traitements ont été proposés : l'*ostéotomie* et l'*ostéoclasie*. Voyons quelles en sont les indications et les cas qui ressortissent à l'une ou à l'autre de ces méthodes.

L'*ostéotomie* consiste dans la section linéaire d'un os difforme ou dans l'excision, cunéiforme généralement, d'une portion de cet os pour obtenir le redressement de son axe dévié. Cette opération date de ce siècle, car si on en fait remonter l'idée première à Hippocrate, si Malgaigne rapporte que Paul d'Égine proposait de dénuder le cal anguleux pour le diviser avec des tenailles incisives, les premières interventions régulières sont de notre époque et de notre pays. En 1815, Lemercier sciait le tibia pour une fracture vicieusement consolidée; il fut imité par Wasserfuhr, en 1821, par Rey et par Smith. Rhea Barton, en 1826 et en 1830, étendit l'ostéotomie aux ankyloses, et à partir de ce moment ses applications et son manuel opératoire préoccupèrent un grand nombre de chirurgiens.

Clémot de Rochefort, en 1834, Maisonneuve, en 1847, Wattmann, Platt Burr, Gibson, Gurdon Buck, Kearney, Behrend, pratiquent l'ostéotomie linéaire ou cunéiforme pour des ankyloses ou des cals vicieux; Mayer, de Wurtzburg, étend ses indications et y recourt, le premier, pour le *genu valgum* et les déformations rachitiques. « Il mettait l'os à nu ; au niveau de la saillie de courbure, il appliquait une couronne de trépan ou donnait un coup de scie et redressait le membre de vive force. » Langenbeck et Brainard adoptent cette méthode.

Mais, tandis que cette opération, née chez nous, gagnait aussi l'étranger et y prenait un grand développement sous l'impulsion de Volkmann, Billroth, Nussbaum, Scheede en Allemagne, de Wahl en Russie, d'Adam, Mawder et Lund en Angleterre, elle périclitait en France, et en 1855 elle fut à peu près proscrite par la Société de chirurgie. Velpeau, Blandin, Malgaigne, Portal, Guersant et Jobert la pratiquèrent bien quelquefois; M. Richet la proposa pour l'ankylose de la mâchoire inférieure, mais elle n'est jamais entrée dans la chirurgie courante, et malgré les beaux travaux de M. Bœckel, malgré l'innocuité relative qu'elle doit aux nouveaux pansements, nous ferions facilement le compte des ostéotomies françaises. Une pareille défaveur est-elle justifiée ?

Dans les *ankyloses* de la hanche, du genou et du cou-de-pied, on a eu recours à l'ostéotomie, parfois avec l'intention de créer une pseudarthrose, mais les succès ont été rares et nous n'avons à nous occuper ici que du redressement du membre. Rhea Barton sectionna le cal du fémur pour corriger une mauvaise attitude; Maisonneuve ne put détacher le cal avec la gouge et le marteau; il fut obligé de scier l'os entre les deux trochanters. M. Chalot, dans sa thèse d'agrégation, nous donne les résultats de l'ostéotomie coxo-fémorale de 1862 à 1877 : 39 opérés ; 32 guéris ; des 7 autres, 1 est mort et 5 ont été perdus de vue. En Allemagne, il est vrai, les résultats seraient moins brillants et Gussenbauer évaluerait à 50 pour 100 la mortalité dans cette intervention.

Le relevé plus récent et plus complet de Campenon porte sur 46 ostéotomies pour la hanche, et nous y trouvons 5 morts, soit une léthalité de 10,3 pour 100. Ce qui ne cadre guère avec la statistique personnelle de Volkmann qui annonce 12 succès sur 12 opérés et avec celles de Davy et Munden qui nous donnent 15 succès sur 15 opérés. Nous ajouterons que, dernièrement, nous avons assisté à la seule ostéotomie qu'ait pratiquée M. Verneuil pour ankylose coxo-fémorale; la guérison a été des plus rapides.

En est-il de même pour le genou? Cette articulation volumineuse est peu propre à la brusque rupture des os ankylosés. Louvrier, avec sa machine, brutale, il est vrai, a eu 2 morts sur 21 ostéoclasies. Nussbaum n'aurait pas eu de mort, mais des fractures du tibia et des déchirures de la peau. D'autre part, l'ostéotomie n'est pas sans gravité et la statistique recueillie par Chalot nous montre que sur 29 opérés il y a eu 6 morts. Campenon a relevé 55 cas d'ostéotomie, et voici le résumé qu'il nous en donne : 5 morts, soit une léthalité de 9 pour 100. — Pénière, dans sa statistique, accusait 12,50 pour 100 et Boulard 10,40.

Même incertitude pour les *cals vicieux :* l'ostéotomie et l'ostéoclasie ont été employées, et l'une et l'autre ont leur indication. On pourra toujours essayer du redressement manuel. Dupuytren le croyait efficace jusqu'au soixantième jour seulement ; s'il ne suffit pas, on aurait recours aux machines ; mais elles peuvent échouer ; l'application en est parfois difficile, puis l'os résiste parfois et l'ostéotomie demeure la dernière ressource ; ce fut même pour remédier aux cals difformes qu'elle fut imaginée, M. Pradignac, dans son excellente thèse, relève, pour cal vicieux, 30 cas d'ostéotomie parmi lesquels il y eut 3 morts. L'opération n'est donc pas exempte de danger, mais l'impotence fonctionnelle peut être telle que l'hésitation ne soit pas possible et que la chirurgie doive intervenir.

Campenon, dans sa thèse sur le *redressement des membres par l'ostéotomie,* dresse une statistique de 89 opérations faites pour remédier à des *cals vicieux :* 65 au niveau de la jambe, 18 au niveau de la cuisse ; 3 au bras et 3 à l'avant-bras, et constate 77 guérisons, 1 guérison après amputation et 11 morts, soit une léthalité de 12,36 pour 100, ce qui est fort considérable. Il est vrai que nombre de ces interventions avaient eu lieu avant l'application rigoureuse des pansements antiseptiques.

Si l'on ne tient compte que des ostéotomies antiseptiques, les résultats seront meilleurs. M. Campenon a pu réunir 34 cas de ce genre, 26 pour les os de la jambe,

5 pour le fémur, 1 pour l'humérus et 2 pour le radius. Il y aurait eu dans cette série 34 succès ; on ne note, comme accident, qu'un érysipèle qui n'a point empêché la guérison de l'opéré. Si nous pouvions nous fier entièrement à cette statistique, il n'y aurait plus à discuter. Mais que d'insuccès n'ont point été publiés par leur auteur! Il n'en faut pas moins conclure de cette statistique que, grâce au nouveau pansement, l'ostéotomie pour cal vicieux a perdu sa gravité première.

Les incurvations du *rachitisme* sont beaucoup plus fréquentes, et nous pouvons asseoir notre jugement sur des statistiques plus étendues. M. Bœckel a relevé 132 ostéotomies pour déformations rachitiques ; Eugène et Jules Bœckel y figurent pour 12 cas, Billroth pour 30, Volkmann pour 41, Barwell pour 22 ; parmi les chirurgiens de Paris, nous ne trouvons que Lannelongue, et pour 1 cas seulement. En France, en effet, l'ostéotomie a été très rarement pratiquée pour ce genre de difformité, et par plusieurs raisons : d'abord, il faut que la déviation soit grande et gêne réellement la marche pour que l'intervention soit jugée nécessaire ; ensuite, avant d'y avoir recours, on essaye l'ostéoclasie. Ce n'est que dans des cas rebelles, lorsque l'application des ostéoclastes présente des difficultés particulières ou que l'os, trop éburné, résiste à toutes les pressions, qu'on a recours à la section cunéiforme ou linéaire.

Les statistiques, cependant, sont excellentes. Celle que nous empruntons à la thèse de Campenon et qui porte sur un total de 215 opérations donne seulement deux cas de mort, dus l'un à Muralt et l'autre à Pearn Gould ; encore, dans ce dernier fait, il paraît s'agir d'un empoisonnement par l'acide phénique. Des complications se sont, il est vrai, produites chez 81 opérés et se décomposent ainsi : 4 fois, hémorrhagie ; 21 fois, fièvre ; suppuration 41 fois, et 15 fois production de séquestre. La réunion immédiate a été obtenue 23 fois. Ajoutons enfin que le résultat thérapeutique a été des plus brillants et se chiffre par 142 guérisons parfaites et seulement 15 imparfaites.

Reste le *genu valgum* : ici la doctrine est plus ferme et l'ostéotomie voit son champ se limiter de plus en plus ; tant que les épiphyses ne sont pas soudées, l'ostéoclasie est une règle qui ne souffre pas d'exception ; mais, à partir de vingt ans, le cartilage a presque disparu, les os deviennent résistants et une machine pourrait amener la rupture non du tibia, mais des ligaments latéraux, ce qu'il faut éviter à tout prix. Aussi serait-ce seulement après la soudure des épiphyses que la question d'ostéotomie pourrait se poser. Encore ferons-nous quelques remarques. Si la déformation est grande, le patient aura demandé, avant vingt ans, l'intervention du chirurgien ; si la déviation est légère, on opère moins.

Voilà pourquoi notre collègue M. Delens et M. Beauregard, du Havre, sont à peu près les seuls en France qui aient pratiqué l'ostéotomie pour un genou en dedans. A l'étranger, où Mayer de Wurtzbourg y eut recours dès 1852, on y met moins de réserve et M. Pradignac relève 18 opérations qui toutes d'ailleurs auraient été couronnées de succès. Macwen l'aurait faite 50 fois sur 40 malades et le résultat aurait toujours été heureux. « Nous ne voulons pas incriminer ces chiffres, nous dit M. Peyre, mais nous ferons remarquer que M. Macwen a pratiqué sa première ostéotomie à la fin de 1877 et que sa statistique est de 1878. » Campenon nous donne un relevé de 137 ostéotomies extra-articulaires (linéaires et cunéiformes) et l'on n'y trouve qu'un cas de mort, une amputation, une ostéomyélite et 19 cas d'accidents consécutifs.

Cette rapide analyse a suffi pour montrer le profond désaccord qui règne au point de vue de l'ostéotomie entre la France et les autres nations. Peut-être, chez nous, en est-on trop peu partisan ; toutes les statistiques que nous avons citées proclament l'innocuité de l'opération. M. Bœckel, dans un récent travail, a recueilli 226 cas qui n'auraient donné que 5 morts. Le relevé de M. Campenon porte sur 630 cas où l'on trouve 26 morts, soit une léthalité de 3,8 pour 100.

Mais on est pris de quelque méfiance sur la sincérité des statistiques auxquelles a eu affaire le consciencieux chirurgien de Strasbourg, surtout lorsqu'on se rappelle que Gussenbauer évalue à 50 pour 100 la mortalité des ostéotomies pour les ankyloses coxo-fémorales. M. Peyre rapporte, dans sa thèse, quelques cas malheureux recueillis dans les journaux périodiques et beaucoup sans doute n'ont pas été publiés ; il y a eu des arthrites consécutives, une tumeur blanche ; l'ankylose de l'articulation ; on a dû pratiquer l'amputation de la cuisse pour sauver un malade, et Bœckel cite un cas de mort par septicémie suraiguë.

C'est la crainte de ces accidents redoutables qui nous fait adopter, en France, l'ostéoclasie comme la méthode de choix. On l'emploie presque exclusivement, et en dehors de quelques cals vicieux difficilement accessibles, de certaines ankyloses du genou, de déformations rachitiques avec des os éburnés et d'une dureté excessive, à l'exception des genoux en dedans laissés sans traitement jusqu'après la soudure des épiphyses, la rupture des os reste la loi du chirurgien.

La méthode n'est pas absolument nouvelle : les fractures intentionnelles pour les cals vicieux ne sont pas nées d'hier, et l'on se rappelle la fameuse machine de Louvrier pour la rupture des ankyloses. Mais ce mode de traitement n'a été érigé en veritable méthode que lorsque Delore, de Lyon, eut fait, sur le *genu valgum* et les déviations rachitiques, une communication capitale où il exposait les excellents résultats qu'il avait obtenus, dans plus de 200 cas, par le redressement manuel des membres inférieurs.

Dès ce moment, le sujet fut à l'ordre du jour : M. Tillaux modifie le procédé de Delore ; M. Collin substitue au redressement manuel le redressement par un appareil excellent qui régularise les efforts du chirurgien ; puis on expérimente sur le cadavre et on se rend compte du mode d'action sur l'articulation et ses ligaments, sur le périoste et sur le cartilage ostéogénique. Enfin, la méthode est appliquée dans nos divers hôpitaux, surtout pour le *genu valgum,* et les résultats obtenus sont tels que l'ostéotomie, fût-elle innocente de toute complication, ne saurait en donner de meilleurs.

Delore couche sur le bord d'une table son malade anesthésié ; le membre à redresser est placé dans la rotation en dehors ; « un aide soutient le pied et la jambe au niveau du plan du lit. C'est alors que le chirurgien appuie fortement sur le sommet de l'angle en imprimant de légères secousses. » M. Tillaux se sert de la jambe comme d'un levier. Le sommet de l'angle du genou porte sur le bord de la table ; un aide vigoureux maintient solidement la cuisse, tandis que l'opérateur pèse sur la jambe par secousses graduées. On entend quelques craquements osseux et le redressement s'opère.

La pratique de M. Tillaux et celle de M. Delore ont montré l'excellence de ces procédés ; le redressement est obtenu et il n'y a pas d'accidents graves à déplorer. Cependant les expérimentations de M. Delore et une autopsie qu'il a pu faire sur un opéré, mort de pneumonie, prouvent que la fracture de l'os et le décollement de l'épiphyse s'accompagnent souvent de lésions dans la jointure : les surfaces articulaires sont écartées et le ligament latéral externe est arraché. Il est vrai qu'une immobilisation rigoureuse a toujours conjuré l'arthrite et la réaction générale.

L'appareil de M. Collin éviterait toute lésion articulaire : les observations de Peyrot et Farabeuf et celles de Terrillon ne laissent aucun doute sur ce point ; un interne distingué, M. Ménard, a entrepris un très grand nombre d'expériences dont les résultats, croyons-nous, concordent sur ce point avec ceux de ses prédécesseurs : « absence complète de lésions articulaires ; intégrité du ligament latéral externe ; condyle externe du fémur arraché et entraînant avec lui le cartilage ostéogénique ; condyle interne comme tassé, avec écrasement de la substance spongieuse ; périoste décollé sur la face externe du fémur. »

Cette intégrité de l'articulation n'est pas le seul avantage que présente l'ostéoclaste de Collin. Dans un rapport à la Société de chirurgie, M. Terrillon insiste sur la sécurité du chirurgien, « qui agit avec précision sur un point déterminé ; la force déployée peut être graduée à volonté et on peut suivre exactement les progrès du redressement à mesure qu'il se produit ; un homme d'une force moyenne agit aussi sûrement et aussi énergiquement qu'un homme d'une vigueur considérable. »

Dès que le redressement a été obtenu, le membre inférieur est placé dans une gouttière plâtrée qui du pied remonte jusqu'à l'aine. L'articulation fémoro-tibiale a été au préalable enveloppée de ouate et le pied est strictement maintenu dans la rectitude ; deux attelles en fil de fer sont appliquées sur l'appareil plâtré jusqu'à ce que sa solidification soit complète. L'écartement qui s'est produit entre le condyle externe arraché et la diaphyse se comble ; au bout de deux mois, la gouttière doit être enlevée. Un tuteur à tige métallique, appuyé sur une bottine et s'attachant à une ceinture, soutient le membre opéré, pendant six mois ou un an environ : à ce moment une guérison parfaite est le plus souvent obtenue.

Lors d'une suppléance à l'hôpital Trousseau, nous avons pratiqué neuf ostéoclasies. Nous ne pouvons signaler qu'un seul accident, la production d'une légère eschare sur la jambe d'un petit opéré, au point d'application du tampon mobile de l'appareil de Collin. La guérison définitive n'en fut pas d'ailleurs retardée et le résultat final a été excellent.

Dans un premier cas il s'agissait d'une double déformation rachitique chez un enfant de trois ans : les lésions osseuses existent à peu près sur tout le squelette, mais les plus marquées sont au niveau des tibias. L'arc prolongé de la cuisse tombe à 6 centimètres en dehors de la malléole externe, à 9 centimètres en dehors du bord externe du pied; lorsqu'il essaye de marcher, le petit malade repose non sur la plante des pieds, mais sur les malléoles externes. La rupture des os est faite le 4 août; le 1er septembre les attelles plâtrées sont enlevées; le 1er octobre l'opéré quitte l'hôpital; les jambes sont dans la rectitude; la plante des pieds s'appuie sur le sol et la marche est facile.

Notre deuxième opération fut plus compliquée; en même temps qu'une incurvation latérale il existait une courbure antéro-postérieure considérable. Aussi le tendon d'Achille formant la corde de cet arc était loin d'avoir sa longueur normale. Nous dûmes donc, à droite et à gauche, faire précéder la rupture des os d'une ténotomie sous-cutanée; grâce à elle la réduction fut facile; au bout de trois semaines, les gouttières plâtrées furent enlevées, on reconnut l'efficacité de l'opération. L'incurvation antéro-postérieure avait disparu complètement; la courbure latérale existait encore, mais peu gênante pour la marche; d'ailleurs rien ne s'opposerait à une ostéoclasie nouvelle pour redresser absolument le membre.

Les autres opérations eurent des succès semblables; deux d'entre elles furent faites pour des *genu valgum* d'origine rachitique et qui n'ont rien de commun, sauf l'aspect de la déviation, avec les *genu valgum* de l'adolescence dont nous avons parlé au début de cet article. Là, encore, l'ostéoclasie produisit le meilleur résultat. Les malléoles internes séparées de 7 centimètres dans un cas et de 5 centimètres dans l'autre, étaient en contact après la rupture de l'os, et au bout d'un mois la guérison était complète.

Le maniement de l'appareil est des plus faciles. Aussi ne saurais-je souscrire à ce jugement de Jules Bœckel : « A un degré plus avancé du rachitisme les os ne cèdent plus ; il faut les fracturer pour leur restituer la forme normale. On a inventé une série d'ostéoclastes pour arriver à ce but. Mais les mains seules peuvent suffire. J'estime même que, dans les cas où l'ostéoclasie manuelle a échoué, l'ostéoclasie mécanique ne réussit pas davantage. D'autre part, il arrive, dans bon nombre de cas, que l'incurvation siège très bas, à la jonction du quart inférieur avec les trois quarts supérieurs du tibia, quelquefois même tout près du cartilage interdiaépiphysaire. Or, à ce niveau la brièveté du bras de levier inférieur s'oppose à l'application de l'ostéoclaste.

« Les mains seules peuvent suffire... » Les chirurgiens n'ont pas tous des poignets de fer, et j'en ai vu qui ne réussissaient pas à rompre un os incurvé dont l'ostéoclaste avait facilement raison. Pareil échec, — si c'en est un, — m'est arrivé 8 fois et tout le service, interne, externe et stagiaire, a participé à ces inutiles efforts. Une seule fois un membre rachitique a été brisé par un de nos externes d'une force peu commune, et encore la fracture s'est-elle produite non au sommet de l'angle d'incurvation, mais bien au-dessus. Aussi le redressement a-t-il été moins parfait que celui du côté opposé opéré par l'ostéoclaste.

Voilà pourquoi si l'os n'est pas très mou et si la force du redresseur n'est pas très considérable, nous préférons l'instrument aux tentatives manuelles qui risquent d'être saccadées et brutales; lorsqu'un effort considérable est nécessaire on ne peut alors mesurer la quantité d'énergie qu'il faut déployer. Avec l'appareil de Collin, au contraire, on agit doucement, sans secousses; on surveille le membre et on le casse au point précis désigné à l'avance. C'est là du moins le résultat que nous avons obtenu toutes les fois que nous avons eu recours à l'ostéoclaste.

Nous n'avons jamais vu que « la brièveté du bras de levier inférieur s'oppose à l'application de l'ostéoclaste... » Justement, dans six de nos opérations récentes, la déformation siégeait fort bas, à l'union des 3/4 supérieurs avec le 1/4 inférieur. Quoique les enfants fussent très jeunes, les os étaient éburnés cependant et ont résisté à la rupture manuelle. M. Collin et moi avons appliqué l'ostéoclaste et fracturé les deux membres au point voulu. Le redressement a été parfait et le résultat définitif très bon.

Ainsi, simplicité de l'intervention chirurgicale, absence de complication, excellence des résultats, voilà les résultats qui expliquent nos préférences pour l'ostéoclasie. Sauf dans les cas particuliers que nous avons signalés au cours de cet article, l'ostéotomie sera repoussée. Entre ces deux opérations d'égale efficacité ne trouvons-nous pas, au point de vue des accidents possibles, la différence qui sépare la fracture simple de la fracture ouverte?

VI

Sur une observation d'exostose ostéogénique.

Les exostoses multiples et symétriques sont signalées depuis fort longtemps : on en trouve de belles observations dans nos recueils et de nombreux spécimens dans les musées anatomiques. Mais leur histoire était toute à faire ; on n'avait pas su les séparer des autres variétés d'exostoses et leur multiplicité, leur siège, le moment de leur apparition restèrent inexpliqués jusqu'au jour où les travaux de Flourens, d'Ollier et de Broca rappelèrent de nouveau l'attention sur le mode de développement des os. Cette époque remonte à 1840 ; cependant, malgré ce qui s'accumule de faits expérimentaux et de recherches cliniques, il nous faut aller jusqu'en 1864 pour rencontrer un tableau d'ensemble où cette question soit traitée d'une manière complète.

Certainement Roux, dans son mémoire sur les exostoses, publié en 1847, et M. Chassaignac, quelques années plus tard, avaient bien vu leur symétrie et leur naissance sur les jeunes os. Le premier de ces auteurs a même insisté longuement sur ces points ; mais ils n'avaient pas reconnu la fixité de leur siège et le rapport qui les unit au cartilage de conjugaison. C'est à M. Broca qu'on doit cette notion, et dans la thèse importante qu'il inspira à M. Soulier, ce fait est vivement mis en lumière. M. Soulier, dans sa thèse intitulée : *Du parallélisme parfait entre le développement du squelette et celui de certaines exostoses*, donne aux tumeurs qui nous occupent le nom d'*exostoses ostéogéniques* ou *de développement*, et trace leur histoire sur un ensemble d'environ vingt observations.

Depuis lors, MM. Cornillon et Valtat ont publié un cas très intéressant recueilli à la Salpêtrière, dans le service de M. Charcot. Les humérus, les tibias et les péronés à leur extrémité supérieure, les radius, les cubitus et les fémurs à leur extrémité inférieure, étaient le siège d'exostoses de dimensions variables. Un remarquable exemple de ces exostoses vient de se présenter dans le service de M. le professeur Trélat. Nous croyons devoir le publier, non seulement en raison de sa netteté, du volume et du nombre des tumeurs osseuses, mais encore à cause d'une intéressante complication qui, du reste, a été déjà signalée quelquefois ; nous voulons parler d'un hygroma survenu dans une bourse séreuse accidentelle, développée sur une exostose. Nous ajouterons que, plus tard, sur une pièce recueillie à l'École pratique, nous avons pu étudier la structure d'une de ces exostoses. Nous allons en joindre la description à l'observation présente.

« Le 3 novembre est entré, dans le service de M. Trélat, Vié, Charles, typographe. Il est âgé de quinze ans, petit, de chétive apparence. Il nous raconte que, vers trois ans, il fut atteint d'une maladie grave qui l'aurait retenu couché plus d'un an et demi. Mais, depuis cette époque, sa santé est assez bonne. Il a eu, cependant, trois abcès dont il porte les cicatrices : le premier vers six ans, près de la 6e ou de la 7e côte gauche ; le deuxième, vers neuf ans, dans le triangle de Scarpa ; et le troisième vers onze ans, à la partie externe de l'extrémité inférieure de la cuisse droite. Ce dernier donna lieu à un long écoulement de pus ; il s'est plusieurs fois fermé et rouvert, et la cicatrice qu'il a laissée est déprimée, profonde et adhérente à l'os.

« Presque tous les os longs présentent, mais au niveau de leurs épiphyses seulement, des exostoses symétriques et d'une ressemblance telle, comme forme et comme siège, que celles d'un côté reproduisent celles de l'autre à peu près exactement. Elles sont assez saillantes pour déterminer une véritable déformation, remarquable surtout aux membres inférieurs. Le tibia et le péroné sont atteints et ceci des deux côtés et à leurs deux extrémités. Les malléoles externes sont volumineuses, irrégulières et mamelonnées. Les internes se correspondent, au contraire, par une surface plane et offrent comme un plateau élargi qui soulève les téguments. Malgré cette forme aplatie de l'extrémité malléolaire du tibia, le diamètre transversal de l'extrémité inférieure de la jambe est notablement agrandi.

« Il en est de même à l'extrémité supérieure : exostoses de la tête des deux péronés ; exostose de deux condyles internes du tibia. Ces dernières pointent sous la peau : d'abord perpendiculaires à la surface de l'os, elles lui deviennent parallèles et se recourbent comme un crochet, comme une apophyse coracoïde dont le bec se dirige en bas. La saillie des quatre exostoses internes du tibia est telle que, lorsque l'enfant rapproche les jambes, les tumeurs, se mettant au contact par leur sommet, circonscrivent un espace presque rectangulaire.

« Rien à l'extrémité supérieure du fémur. L'inférieure présente, sur les deux condyles internes, une exostose en crochet, de même forme que celle du tibia, mais plus volumineuse et plus saillante encore; la pointe en est dirigée en haut. Sur le condyle externe nouvelle exostose, mais seulement à la cuisse droite; à la gauche on constate, au contraire, une dépression profonde qui correspond à la cicatrice d'un abcès signalé dans les antécédents. Quoi qu'il en soit, pour l'ensemble du membre abdominal nous trouvons un total de 11 exostoses.

« Le membre thoracique en possède un nombre plus considérable encore, mais elles sont moins volumineuses. A la main les doigts sont déviés par les saillies qu'elles forment sur les phalangettes et les phalanges. L'extrémité carpienne du radius et du cubitus, aussi bien à droite qu'à gauche, offre des stalactites ou des aiguilles osseuses développées à la partie interne et postérieure des deux os. On les sent lorsqu'on déprime les tissus en avant et surtout en arrière. Les extrémités qui concourent à l'articulation du coude sont indemnes. Mais, vers la tête de l'humérus droit, sur le bord interne du deltoïde, il existe une exostose volumineuse, en tous points semblable à celles du fémur et du tibia; le bec est dirigé en bas. Sur le bras gauche, à la région correspondante, se trouve une petite saillie peu appréciable. Enfin, et pour terminer, exostose à l'extrémité sternale de la clavicule, entre les deux chefs du sterno-cléido-mastoïdien. Sur l'autre clavicule, une épine osseuse à peine saillante lui est symétrique.

« C'est de l'âge de deux ans, nous dit la mère du malade, que date l'apparition de ces tumeurs. Elles se sont développées lentement, progressivement et sans cause appréciable. Pas d'antécédents de famille, pas de coups, pas de violences extérieures; à peine l'enfant signale-t-il une chute sur la face dorsale de la main pour expliquer la formation des exostoses phalangiennes. Du reste, elles sont complètement indolores et ce n'est point pour elles que le malade entre à l'hôpital.

« Il porte, sur la partie inférieure et externe de la cuisse gauche, une tumeur apparue depuis huit jours environ; elle s'est développée sans rougeur et sans chaleur; elle est allongée, fluctuante, et l'on sent, à la palpation, lorsqu'on refoule le liquide, une sorte de crépitation ou de frottement profond. L'apparence chétive du malade, ses antécédents, la présence des cicatrices laissées par les anciennes collections purulentes, faisaient penser à un abcès froid. Une ponction exploratrice fut pratiquée; mais il n'y eut pas issue de liquide. C'est alors que M. Trélat constate, en déprimant la tumeur, une exostose sous-jacente. L'existence de cette exostose, le mode de développement de la tumeur, sa fluctuation et la crépitation que l'on sent modifient son opinion première et il diagnostique une synovite d'une bourse séreuse accidentelle, développée sur une exostose. La marche de la maladie a confirmé cette manière de voir : après un repos de quelques jours et une compression légère, l'hygroma a disparu. »

Cette observation, dans ses parties essentielles, ne fait que reproduire les vingt observations recueillies par M. Soulier; dans les siennes, comme dans la nôtre, c'est toujours aux extrémités de l'os long que se développent les exostoses; dans la nôtre comme dans les siennes, les mêmes extrémités sont atteintes. Aux membres inférieurs, celles qui concourent à l'articulation du genou; aux membres supérieurs, celles qui s'éloignent du coude. Cette double remarque avait frappé M. Broca, qui en donna, le premier, une explication rationnelle.

On sait que les os longs croissent en épaisseur, grâce aux couches nouvelles que fournit le périoste, qu'ils s'allongent par l'hypergenèse incessante du cartilage interposé à l'épiphyse et à la diaphyse. Ces faits, prouvés par Duhamel, sont de connaissance vulgaire depuis les expériences de Flourens et d'Ollier. Mais les os longs ont deux épiphyses, deux extrémités diaphysaires et par conséquent deux cartilages. Or ces cartilages ne prennent pas une part égale à l'accroissement de l'os en longueur. Ollier, en plantant un clou au milieu des os, Broca en observant la situation relative du trou nourricier aux âges différents, ont pu constater combien varie l'allongement produit par les divers cartilages de conjugaison.

Ollier a démontré, par ses expériences sur les animaux, que, dans le même temps, le cartilage *supérieur* de l'humérus produit sept fois plus d'os que l'inférieur; l'*inférieur* du fémur, trois fois plus que le supérieur; l'*inférieur* du radius et du cubitus, trois et quatre fois plus que le supérieur; le *supérieur* du tibia, deux fois plus que l'inférieur. Rien de précis pour le péroné. Nous ne voulons citer qu'un chiffre : sur 28 centimètres d'allongement moyen qu'atteint le fémur de la naissance à la soudure des épiphyses, le cartilage supérieur compte pour 7 centimètres et l'inférieur pour 21.

Il est maintenant facile de comprendre pourquoi les exostoses naissent sur les extrémités osseuses, en général, et sur certaines extrémités en particulier. L'exostose est une hypergenèse osseuse; elle apparaît là où l'ossification est la plus active, c'est-à-dire au niveau du cartilage de conjugaison, et comme les deux cartilages ne sont pas également productifs, c'est vers l'épiphyse, que nous pourrions appeler *fertile*, que se fera la néoplasie.

Il ne faudrait pas cependant devenir exclusif, car les faits donneraient un démenti rapide. Les épiphyses moins actives peuvent porter des exostoses et l'extrémité inférieure du tibia, par exemple, en est souvent le siège, notre cas en fait foi. Mais la fréquence est bien rapidement décroissante, et nous voyons, en consultant le tableau d'Ollier, que l'observation et les faits expérimentaux concordent absolument pour déterminer les épiphyses les plus souvent atteintes.

Le processus indiqué par M. Broca nous explique du même coup l'apparition des exostoses dans le jeune âge, leur accroissement parallèle à celui de l'os, leur état stationnaire après la soudure des épiphyses et les positions différentes qu'elles paraissent occuper d'année en année; implantées sur des couches cartilagineuses rapidement ossifiées et devenues partie intégrante de la diaphyse, les tumeurs osseuses sont éloignées de plus en plus de l'interligne articulaire par le constant apport de couches nouvelles entre elles et l'épiphyse, et cela jusqu'à l'époque de la soudure. Il n'est rien, dans tout ce qui précède, qui ne soit en parfait accord avec la théorie.

La production d'exostoses sur la diaphyse elle-même n'est nullement une contradiction. Les exostoses ostéogéniques proviennent à la fois d'une déviation et d'une exagération de l'ossification normale : elles pourront donc apparaître sur tous les points où se fait cette ossification; or, nous savons que la diaphyse est le siège d'un travail d'accroissement en épaisseur dû à la couche profonde du périoste. Ce travail, à vrai dire, est lent, peu actif, quoique continu. Aussi, — et nous retombons dans la loi générale, — les exostoses diaphysaires sont-elles une exception.

C'est donc à l'union de l'épiphyse et de la diaphyse qu'on les rencontre, mais non pas indifféremment en tous les points du pourtour du cartilage de conjugaison. Il nous a paru, en lisant les observations rassemblées par M. Soulier, qu'elles avaient, pour la plupart, comme un lieu d'élection nettement déterminé. Elles existent rarement en avant et en arrière; c'est en dehors et surtout en dedans des os qu'on les trouve. Nous n'avons qu'à citer les quatre exostoses si fréquentes en dedans des deux extrémités articulaires du genou. C'est une semblable exostose que nous avons trouvée sur un sujet de l'École pratique. Nous allons maintenant la décrire.

Le cas dont il s'agit est celui d'une femme de quarante-trois ans qui portait une exostose de développement au côté interne de l'épiphyse inférieure du fémur. Cette exostose, en forme de fer de lance, s'insère, par une base élargie, de 1 centimètre environ, à l'union de la face interne et de la face antérieure du fémur, à 6 centimètres de l'interligne articulaire. Elle se dirige en haut et en dehors et limite, avec le corps de l'os, un angle très aigu ; elle présente une partie rétrécie, espèce de col que surmonte une tête irrégulière et mamelonnée. Sa largeur, mesurée vers la partie moyenne de la base d'implantation, est de 4 centimètres ; son épaisseur, au point le plus large, est de 1 centimètre et demi.

Après avoir pratiqué une section transversale de l'os de façon à diviser l'exostose en deux parties égales et symétriques, on peut constater qu'elle est constituée par du tissu spongieux, à larges aréoles remplies de moelle jaune. Ces aréoles sont beaucoup plus volumineuses que celles du corps de l'os ; ce sont des mailles allongées, limitées par de minces trabécules, formant un système de cloisons concentriques et convexes en dehors ; elles sont, dans leur ensemble, à peu près parallèles à l'axe du fémur. Vers la base de l'exostose, ces travées parallèles se rapprochent, s'épaississent et paraissent se continuer avec le tissu compact de l'os, isolant ainsi, du moins en partie, le tissu spongieux de l'exostose du tissu spongieux du fémur. Cette disposition, d'ailleurs, n'existe qu'à la base de l'exostose ; à l'extrémité supérieure les mailles sont irrégulières et le tissu spongieux, y est creusé de véritables lacunes pleines de moelle. Le tissu compact qui enveloppe l'exostose est excessivement mince, et l'est d'autant plus que l'on s'avance de la base vers le sommet. Par dégradation insensible, il descend de un demi-millimètre à un sixième de millimètre tout au plus. Cette couche compacte est, du reste, tapissée par une couche de cartilage, très mince elle aussi, qui la sépare du périoste.

Plusieurs auteurs, et Ruysch en particulier, prétendent que les exostoses naissent au niveau des fortes insertions musculaires. Nous ne croyons pas qu'il en soit ainsi, et l'examen attentif de notre malade nous semble prouver, au contraire, que les exostoses apparaissent dans les points où leur développement ne rencontrera que le minimum de résistance. Il n'y a pas de muscles ou d'insertions musculaires sur les deux malléoles; il n'y en a pas non plus à la partie postérieure et interne de l'extrémité inférieure du radius; l'exostose de l'humérus s'implantait sur l'espace libre limité par le bord interne du deltoïde et l'insertion supérieure du brachial antérieur; celle de la clavicule entre les deux chefs du sterno-cléido-mastoïdien, — et si l'extrémité inférieure du fémur est recouverte par le triceps, il faut reconnaître que ce muscle glisse et ne s'insère pas sur l'os.

Nous avons signalé, dans notre observation, la forme en crochet qu'affectent la plupart de ces exostoses. M. Trélat a insisté sur ce point dans son cours de pathologie externe et l'explique par la texture de la tumeur : l'exostose est d'abord cartilagineuse, le fait a été constaté plusieurs fois depuis A. Cooper, et M. Richet en cite un bel exemple. Le cartilage est flexible; il se modèle plus facilement que l'os; aussi, à mesure qu'elle se développe en longueur, la nouvelle apophyse cède à la pression des muscles et s'incline dans le sens de leur mouvement. Cette explication ne nous paraît vraie qu'en partie, et, — pour ne lui opposer qu'un exemple, — comment l'appliquer aux exostoses supérieures du tibia? En premier lieu, il n'y a pas de muscles en ce point, et, si l'on veut faire jouer un rôle aux tendons de la patte d'oie, ce n'est pas en bas, mais en haut, vers le droit interne ou le couturier que devrait être tourné le bec de l'exostose. Or, cette direction est tout à fait exceptionnelle, et nous ne la trouvons signalée que dans un cas observé par Nélaton.

Aussi, proposerions-nous une autre explication. Les aponévroses d'enveloppe des membres viennent, au niveau des articulations, s'appliquer sur les os pour s'insérer aux saillies et aux tubérosités qu'ils présentent. Elles forment ainsi, avec la surface de l'os, un angle dont le sommet est tourné vers l'articulation et correspond au point d'insertion de l'aponévrose sur l'os. Ce n'est pas vers ce sommet que se développera l'exostose : il n'y aurait pas de place; mais l'extrémité cartilagineuse de la tumeur, rencontrant l'aponévrose, se courbera sur elle et se dirigera vers l'ouverture de l'angle, c'est-à-dire dans le sens de la moins grande résistance et du plus large espace. Voilà pourquoi, sur un même os, les exostoses des deux extrémités se répondent par leur pointe, tandis que, autour d'une articulation, au genou, par exemple, leur crochet présente une direction inverse : celles du tibia s'inclinant vers le pied et celles du fémur vers la racine de la cuisse.

VII

Des hyperostoses consécutives aux ulcères rebelles de la jambe.

Nous désirons étudier ici les altérations osseuses provoquées par les vieux ulcères de jambe. Au premier abord, le sujet nous paraissait banal, car, à toutes les époques, les chirurgiens ont observé les hyperostoses sous-jacentes aux téguments chroniquement enflammés. Mais, lorsque nous avons voulu remonter à la description première, au recueil de faits qui, nécessairement, devait servir d'appui aux rapides mentions de nos traités classiques, toutes nos recherches ont été vaines.

J.-L. Petit nous dit sans commentaires : « Quand les ulcères voisins des os passent un an, les os se carient. » Boyer, il est vrai, ne semble pas le soupçonner et Richerand l'ignore, du moins si nous en croyons l'article « *ulcère* » du Dictionnaire en soixante, où il parle cependant « de sa pratique à l'hôpital Saint-Louis, si riche en maux de cette espèce ». Marjolin est plus explicite : « Lorsque l'ulcère est ancien et profond, on remarque souvent que le périoste et même que les os situés dans son voisinage sont plus ou moins tuméfiés. » Mais cette complication devait paraître rare et d'importance médiocre, puisque Sappey, dans sa thèse de concours, et

Nélaton, dans sa *Pathologie interne,* n'y font pas la moindre allusion. Pourtant Lallemand signalait, dès 1834, les couches osseuses nouvelles qui se déposent à l'extérieur et à l'intérieur de l'os, et qu'il attribue à une ossification du périoste et de la membrane médullaire irrités par les callosités. Cinq ans plus tard, Rigaud nous donnait même un examen nécropsique où il vit « le tibia hypertrophié, raboteux, inégal, hérissé de végétations, le canal médullaire rétréci, les canaux vasculaires dilatés ».

On n'a guère ajouté depuis à cette courte description. Seuls les auteurs du Compendium insistent sur la forme raréfiante de l'ostéite : le tibia très volumineux est léger, spongieux, creusé d'aréoles. Follin et Duplay, Terrier, Poncet, dans le dictionnaire de Jaccoud, reproduisent ces quelques notions. Mais nulle part, pas plus dans les livres français que dans les classiques allemands ou anglais, nous n'avons trouvé un tableau didactique de ces hyperostoses.

Aussi croyons-nous utile de publier deux observations que nous avons recueillies dans le service de notre maître, M. le professeur Verneuil. Elles sont intéressantes et nous en avons pu faire une étude sérieuse; car, dans le premier cas, l'amputation du membre et, dans le second, la trépanation du tibia ont permis d'examiner les pièces. Pourtant notre travail eût été incomplet si le musée Dupuytren ne possédait une série de cas dont, ce me semble, personne encore n'a tiré parti : en 1853, M. le Dr L'Herminier, ancien interne des hôpitaux, envoyait de la Guadeloupe les tibias et les péronés de nègres amputés pour des ulcères rebelles.

Malheureusement, il ne joignait à cette collection ni mémoires, ni notes. Des observations exactes eussent seules rendu possible une monographie; nous ne pouvons, à cette heure, écrire qu'un chapitre d'anatomie pathologique.

« Morolin Pierre, cultivateur, âgé de vingt-deux ans, est entré dans le service de M. Verneuil, le 5 novembre 1878, pour un ulcère de la jambe gauche.

« Ce malade est d'une apparence assez grêle, de peau transparente, peu musclé; cependant nous ne trouvons dans ses antécédents personnels ou héréditaires aucune diathèse appréciable; pas de scrofule, de rhumatisme ou de syphilis; l'interrogatoire est absolument négatif sur ces points. Les poumons sont en bon état, les bruits du cœur normaux.

« En 1872, il y a six ans de cela, Morolin reçut un coup de sabot sur la face interne du tiers inférieur de la jambe gauche, en un point qui devait correspondre environ au cartilage épiphysaire : la peau contuse se sphacéla et, sur cette perte de substance, le malade insouciant reçut plusieurs chocs successifs. La plaie devint ulcéreuse, augmenta peu à peu; au bout d'un an, elle avait plus que doublé d'étendue. L'incurie du malade était telle que dans le cours de la cinquième année seulement il réclame des soins et entre à l'hôpital de Salins; il y demeure trois mois, l'ulcère enveloppé de bandelettes ou recouvert de quelques topiques gras; le repos absolu ne lui fut guère recommandé que pendant quinze jours. Aussi l'amélioration fut-elle illusoire. Le malade, au bout de quelque temps, quitte Salins et vient à

Paris où nous le trouvons dans le service de M. Verneuil, le 7 novembre 1878. Voici ce que nous constatons :

« L'ulcère occupe le tiers inférieur de la jambe, il est losangique ; le diamètre vertical mesure 14 centimètres et le transversal 12 environ ; les bords forment un relief peu accusé, festonné légèrement ; ils ne sont nullement décollés et leur tissu sclérosé trace un étroit liséré cicatriciel qui se continue par transition insensible, d'une part, avec les téguments sains et, de l'autre, avec l'ulcère dont la surface tomenteuse et mamelonnée est presque complètement détergée après trois jours de repos. La saphène interne dénudée, à parois épaissies et bourgeonnantes, traverse l'ulcère eomme un cordon dur, moniliforme, mais certainement perméable encore.

« La solution de continuité repose directement sur une masse osseuse ; on dirait que sur le tibia, considérablement élargi, s'étend une membrane granuleuse, soulevée çà et là par des irrégularités et des mamelons de volume variable, mais surtout saillants en arrière, au point où existe normalement le tendon d'Achille. Là se trouve une véritable apophyse, surélevée de 3 centimètres au moins à l'os sous-jacent. Son plus grand diamètre est vertical et mesure 5 centimètres ; le transversal n'en compte guère plus de 3.

« On pourrait croire à l'ossification du tendon d'Achille ; mais, lorsqu'on cherche à délimiter les différentes couches, on ne retrouve plus les parties molles qui recouvrent la peau ; le tibia et le péroné semblent confondus en une masse osseuse unique et considérablement élargie ; il y a là une espèce de colonne dure sur laquelle s'élève la saillie postérieure que nous avons décrite; les muscles jumeaux et soléaires, les tendons qui passent derrière la malléole interne semblent avoir disparu : on ne peut, en aucun point, en surprendre le trajet; l'artère tibiale postérieure ne se retrouve pas non plus. On ne sent à leur place qu'une masse résistante et manifestement osseuse.

« Pendant les premières années, le malade ressentait, au niveau de l'ulcère, des douleurs spontanées fort vives, surtout pendant la nuit; mais peu à peu les souffrances se sont apaisées et maintenant il faut, pour les réveiller, exercer une pression sur les surfaces bourgeonnantes; alors on constate une véritable hyperesthésie, et pas plus l'ulcère que la peau environnante ne présente cette analgésie particulière signalée par plusieurs auteurs.

« Frappé de l'existence des exostoses multiples influencé du reste par le souvenir de deux malades syphilitiques qui présentaient des ulcères à peu près semblables et que l'iodure de potassium avait radicalement guéris, M. Verneuil pensait à la vérole. Le traitement fut institué pendant deux mois, mais sans aucun succès, et l'ulcère conserva ses limites premières, l'hyperostose la même saillie et la même étendue; on essaya plus tard la compression avec les bandelettes de Vigo, le diachylon; la ouate fut inutile aussi; une lymphangite née des bords de la plaie n'eut d'influence ni en bien ni en mal.

« Malgré tant d'efforts et un repos de quatre mois, la solution de continuité était encore en mars ce qu'elle était en novembre, au moment de l'entrée du malade; ou pour mieux dire elle augmentait, car une ulcération nouvelle commençait au niveau de la malléole externe; déjà la peau y était mince, violacée, adhérente à l'os hypertrophié. M. Verneuil n'avait plus de ressource que dans l'amputation : elle fut pratiquée au niveau de la partie moyenne de la jambe. Le moignon, enfermé dans le pansement de Guérin, cicatrisa lentement, mais au bout de trois mois la guérison était complète.

« *Examen de la pièce.* — Lorsqu'on dépouille la jambe de ses parties molles, on voit que le tissu cellulaire fait absolument défaut au niveau de l'ulcération, et l'on ne trouve plus qu'une couche résultant de la fusion de la peau, du tissu cellulaire sous-cutané et du périoste reposant directement sur l'os hypertrophié. En dehors et dans les points que n'a pas envahis l'ulcère, l'aponévrose offre çà et là des altérations très remarquables et sur lesquelles il nous faut insister, car elles nous paraissent se rattacher à l'ensemble des lésions que nous allons étudier maintenant.

« Il semble, au premier abord, que l'extrémité inférieure tout entière a été transformée en un os volumineux et d'apparence fusiforme. La moitié interne, du moins, est absolument osseuse et, de la crête du tibia au tendon d'Achille disparu, on ne trouve qu'une surface irrégulière et recouverte de pointes, de hérissements, de saillies, de gouttes osseuses pareilles à de la cire blanche et qui tranchent sur des dépressions plus rouges, plus friables, traversées par des canalicules de Havers d'un énorme volume. On dirait des stalactites éburnées appliquées sur un os atteint d'ostéite raréfiante. La malléole interne est enveloppée par ces nouvelles productions; les gouttières rétro-malléolaire et calcanéenne, les tendons, les vaisseaux et les nerfs qui les parcourent en arrière, ont absolument disparu.

« Le segment externe a un peu moins perdu de son aspect normal; et, s'il est vrai qu'en arrière le tendon d'Achille et les muscles postérieurs ne se distinguent pas, du moins les deux péroniers latéraux, le jambier et les extenseurs occupent leur place habituelle. Cependant la malléole externe qui sépare les deux groupes musculaires est très hypertrophiée et l'aponévrose est incrustée d'aiguilles, de lamelles, de travées osseuses qui s'avancent au-dessus des tendons, comme des ponts jetés d'un os à l'autre. Aussi les gaînes des muscles sont-elles beaucoup plus osseuses que fibreuses.

« Cette description générale ne permet guère de comprendre ce que sont devenus les muscles, les vaisseaux et les nerfs des couches superficielles et profondes de la région postérieure. Mais des coupes pratiquées dans le sens transversal et antéro-postérieur rendent un compte exact de la situation respective de ces divers organes.

« On n'a qu'à se rappeler le trajet des aponévroses à l'extrémité inférieure de la jambe. Du bord interne du tibia l'aponévrose superficielle se dirige en arrière, rencontre bientôt les jumeaux et le soléaire, le tendon d'Achille qui leur fait suite et se dédouble pour les engaîner. Sur le bord externe des mêmes muscles et du même tendon, le feuillet profond et le feuillet superficiel se rejoignent, recouvrent les péroniers latéraux, prennent des insertions sur le péroné et, passant en avant des extenseurs et du jambier antérieur, se terminent définitivement sur la crête du tibia. Nous avons donc une aponévrose qui circonscrit l'extrémité inférieure de la jambe, sauf la face interne du tibia, et engaîne les muscles postérieurs et superficiels.

« Eh bien, toutes ces aponévroses se sont ossifiées à leurs parties interne et postérieure du moins : au lieu d'une couche fibreuse et souple, nous avons une lame osseuse plus ou moins épaisse. La plus superficielle est incomplète en certains points ; çà et là existent des dépressions, de véritables solutions de continuité par où apparaissent les fibres du tendon d'Achille mises à nu. Mais bientôt la lame osseuse se reforme ; elle arrive ainsi jusqu'au niveau des péroniers où, par dégradation insensible, l'os disparaît pour se continuer avec l'aponévrose. Cependant les travées osseuses s'avancent encore assez loin et, en certains endroits, forment de véritables jetées, des anneaux osseux qui recouvrent la gaîne des muscles.

« Ces travées sont beaucoup moins nombreuses à la région antérieure et en avant des muscles extenseurs et jambier ; on n'y trouve que quelques îlots osseux perdus dans l'aponévrose. Nous ajouterons que, fréquemment, de petites aiguilles, des stalactites osseuses indépendantes ont pris naissance dans le tissu cellulaire sous-cutané ; ces productions deviennent même très abondantes au niveau des vaisseaux et des nerfs qui traversent les couches superficielles ; et le nerf saphène externe, le musculo-cutané, les veines et les artères qui les accompagnent sont parfois entourés d'une véritable gaîne osseuse qui les étreint.

« Voilà pour l'aponévrose superficielle ; mais semblable ossification s'est produite dans l'aponévrose profonde, celle qui sépare les muscles superficiels des muscles profonds postérieurs. Comme les productions osseuses ont pris ici un développement considérable, elles ont étouffé en grande partie les fibres musculaires. Il ne reste guère que des tendons qui d'ailleurs sont tous contenus, comme les vaisseaux et les nerfs, dans des gaînes osseuses spéciales. En effet, on dirait que l'ossification a non seulement envahi l'aponévrose principale, mais qu'elle s'est encore emparée de toutes les cloisons secondaires qui séparent les divers muscles et les divers vaisseaux. C'est ainsi que se sont formées ces gaînes osseuses où cheminent les tendons du jambier postérieur, des fléchisseurs propres et communs, des veines, des artères et des nerfs péroniers et tibiaux.

« Parfois, la cloison qui sépare deux gaînes disparaît et deux muscles ou deux vaisseaux se mettent en contact; mais bientôt les cloisons se reforment et les trajets deviennent indépendants. Aussi, pour étudier ces organes, nous a-t-il fallu sculpter et les suivre avec la gouge et le marteau. Ces gaînes paraissent assez larges, et s'il est difficile d'imprimer des mouvements aux vaisseaux, aux nerfs et aux tendons, ceux-ci du moins ne paraissent pas étranglés. Nous ne devons pas oublier, cependant, que l'examen histologique a prouvé l'existence de profondes altérations dans les fibres du tibial antérieur, du saphène et du musculo-cutané.

« Nous avons insisté déjà sur l'ankylose tibio-tarsienne et calcanéo-astragalienne : la coupe verticale nous a montré qu'il s'agit là de ce que les vétérinaires appellent l'ankylose *cerclée*. En effet, les surfaces articulaires sont absolument saines, et les cartilages paraissent avoir leur structure et leur aspect normaux : l'absence des mouvements est uniquement due aux jetées osseuses qui, en dehors et en dedans, descendent des malléoles vers les parties latérales du calcanéum.

« Le tibia et le péroné sont hypertrophiés dans leur ensemble, et le diamètre de chacun de ces os est doublé ; la couche compacte, dans le tiers inférieur, mesure 14 à 16 millimètres au lieu de 4 à 5 ; le tissu est peu vasculaire, tout en présentant une grande résistance. La surface externe de l'os est irrégulière et recouverte de stalactites blanches comme de la cire vierge. Le ligament inter-osseux est en partie ossifié dans son extrémité inférieure. Du tibia et du péroné partent des lamelles, des aiguilles, des grains osseux qui envahissent le tissu fibreux. Il en est peu qui aillent d'un os à l'autre ; la plupart s'arrêtent à mi-chemin : cependant deux travées résistantes unissent les deux os immobilisés. En bas, l'articulation a disparu et les trousseaux fibreux qui unissent le tibia au péroné se sont ossifiés en rendant complète la fusion des deux os. »

Voici notre second fait :

« Sitel, Louis, âgé de cinquante ans, employé aux mines, est entré dans le service du professeur Verneuil, pour un ulcère invétéré de la jambe gauche.

« Le malade nous raconte que sa jeunesse s'est passée sans aucun accident morbide. Il était fort, vigoureux, et la première maladie qu'il nous cite remonte à dix ans tout au plus. A quarante ans, en effet, il fut pris, en Espagne, de fièvres probablement intermittentes qu'il garda quatre mois, et qui le suivirent en Algérie ; mais, depuis trois ou quatre ans, il ne paraît point en avoir souffert. Les renseignements au sujet d'accidents vénériens sont à peu près négatifs, et nous ne trouvons qu'une blennorrhagie d'une assez courte durée; il n'a jamais eu de chancre, d'éruption douteuse ou d'angine spécifique; pas de douleur nocturne, et, sauf au pli de l'aine où l'on trouve un léger engorgement ganglionnaire, provoqué sans doute par l'ulcère et la malpropreté des pieds, nous ne constatons nulle part l'existence d'adénite chronique. Le malade, il est vrai, est évidemment alcoolique; les artères sont athéromateuses; il y a du tremblement des mains; d'ailleurs, les aveux sont complets; il nous dit qu'il a toujours aimé le vin, et que quand il a pu, il ne s'est jamais privé d'en boire.

« Son ulcère date de plus de vingt ans. Il raconte qu'un bloc de pierre tomba sur la jambe gauche qui fut écorchée. Peu à peu la plaie s'agrandit et devint ulcéreuse. Mais dans ce long espace de temps, il y aurait eu quelques années de répit, et le sujet assure que son ulcère est parfois resté fermé près de trois ou quatre années consécutives. Il faut ajouter, d'ailleurs, que les soins ont été à peu près nuls; sauf un séjour de quelques mois à l'hôpital de Porto, le malade se contentait de recouvrir la surface bourgeonnante de quelques morceaux de chiffons.

« Il y a quatre ans, au moins, qu'existe la solution de continuité actuelle. Elle a été tantôt plus, tantôt moins étendue; mais l'ulcère demeure depuis cette époque. Voici l'état dans lequel nous le trouvons :

« Au niveau du tiers inférieur de la jambe, et à 3 ou 4 centimètres au-dessus de l'articulation tibio-tarsienne, s'étend une ulcération à peu près elliptique. Le diamètre vertical mesure 12 centimètres; le transversal, de 15 centimètres environ, contourne à peu près les 2/3 internes de la jambe. Les altérations de la peau occupent une étendue bien plus considérable et l'on constate sur une largeur de plusieurs centimètres, surtout en haut, une zone noirâtre, eczémateuse, congestionnée, et où les poils sont longs et rudes. Les bords immédiats de l'ulcère sont rosés, et la surface bourgeonnante en est légèrement surélevée. D'ailleurs, en ce moment, la solution de continuité est granuleuse, et entourée d'un liséré cicatriciel. Lorsqu'on presse sur la surface ulcérée, on fait saigner les bourgeons charnus, sans réveiller aucune douleur; il existe un élargissement du tibia : celui-ci déjà, vers la partie moyenne, augmente de volume, et, au niveau de l'ulcération, est certainement double de ce qu'il est du côté normal. L'ulcère repose donc sur une base osseuse; lorsqu'on déprime la mince couche bourgeonnante, on se sent immédiatement sur la surface du tibia. L'hyperostose dépasse les limites de l'ulcère et la malléole interne est, à gauche, bien plus volumineuse qu'à droite.

« Presque au centre de l'ulcère s'élève une tumeur régulièrement hémisphérique, de 2 centimètres de hauteur environ et de 4 centimètres de diamètre. Elle est recouverte de bourgeons végétants, analogues à ceux de l'ulcère. Au-dessous de ces bourgeons, on trouve une tumeur certainement osseuse et qui fait corps avec le tibia élargi; on dirait une exostose développée sur une hyperostose. Ici l'articulation n'est point ankylosée, mais elle est très gênée dans ses mouvements : l'extension et la flexion sont à peine marquées.

« Le 10 mars, M. Verneuil enlève l'exostose, peu adhérente, du reste; pour la séparer de l'os, il n'a fallu fracturer que quelques lamelles osseuses. Son examen sur diverses coupes a montré que, de la base d'implantation peu étendue, la tumeur s'élargit bientôt. Les aiguilles osseuses qui la constituent divergent en éventail et pénètrent dans le tissu bourgeonnant périphérique : il semble que leur extrémité se continue par une fibre du tissu de l'ulcère. L'exostose est formée d'un tissu compact, éburné, parcouru çà et là par quelques vaisseaux. Privée de ses parties molles, elle ne dépasse guère la grosseur d'une noisette. Elle s'implante sur une hyperostose considérable du tibia; en ce point, en effet, deux couronnes de trépan ont enlevé chacune une rondelle dont l'épaisseur mesure 12 millimètres. En résumé donc : exostose du volume d'une noisette, pédiculée, formée de tissu compact, recouverte d'une couche bourgeonnante et reposant sur le tibia hyperostosé. »

Des recherches anatomiques, poursuivies depuis plus d'un siècle, ont montré que l'ostéopériostite se traduit par des désordres différents, selon l'intensité du processus inflammatoire; une irritation médiocre ne provoque qu'une prolifération des éléments de la couche profonde du périoste, des canalicules de Havers et de la moelle centrale de l'os. Les cellules nouvelles et le liquide exsudé amènent, par un mécanisme fort discuté, la résorption de la substance compacte, qui, maintenant parcourue par des vaisseaux plus dilatés, creusée de canalicules visibles à l'œil nu, devient rouge et d'aspect spongieux. C'est ce que l'on appelle une ostéite *raréfiante*.

Mais que l'inflammation soit plus vive encore, la prolifération cellulaire continuera, les trabécules amincies qui séparent les canaux vasculaires disparaîtront; il y aura perte de substance véritable et tous les caractères d'une ostéite *destructive*. Cette forme est rare; et, pour peu que l'inflammation ne soit pas trop violente, un phénomène inverse s'observe; les éléments proliférés s'organisent en tissu; sous le périoste et dans les canalicules de Havers les jeunes cellules s'incrustent de sel calcaire : l'ostéite est *productive*. Dans ce cas, la masse osseuse nouvelle devient plus dense : les couches concentriques des cellules ossifiées ont rétréci les canaux de Havers; le tissu ressemble à de l'ivoire et nous avons une ostéite *condensante*. Ces notions nous suffisent pour décrire les lésions osseuses déterminées par les ulcères, et déjà nous pouvons diviser nos 21 pièces en autant de groupes qu'il y a de variétés d'ostéite.

Trois pièces seulement établissent l'existence de l'ostéite destructive. L'une d'elles, qui provient de la collection de M. L'Herminier, nous paraît surtout très probante : le tibia, vers sa partie moyenne, — et sur une hauteur de 8 centimètres, — a perdu la plus grande partie de sa substance compacte; les deux tiers environ de la circonférence diaphysaire ont été résorbés et le canal central est ouvert. L'autre tiers lui-même n'est pas sain; on y trouve les canalicules de Havers dilatés et tous les signes de l'ostéite raréfiante.

Les deux autres pièces diffèrent essentiellement de la précédente; dans celle-ci, en effet, l'os lui-même est atteint, c'est bien lui qui est résorbé; dans celles-là, le tissu primitif est raréfié dans sa substance compacte; mais il n'est le siège d'aucune perte de substance; les couches osseuses de nouvelle formation ont seules souffert : après avoir été déposées, elles se trouvent en partie détruites, de telle sorte qu'on peut voir des îlots circonscrits par une dépression irrégulière, une sorte de rigole dont le fond repose sur la diaphyse. L'histoire clinique serait ici bien nécessaire; et au lieu d'invoquer une violente inflammation, peut-être serait-il plus sage de croire à une ostéite *carieuse* entretenue sous l'ulcère par quelque fâcheux état diathésique.

Malgré ces observations, dont la première seule est bien nette, nous croyons l'ostéite destructive absolument rare. Des phénomènes inflammatoires intenses n'atteignent guère les ulcères qui sont plutôt le siège d'une irritation sourde; d'ailleurs l'os, à leur niveau, est le plus souvent protégé par une couche lardacée, épaisse de plusieurs millimètres, qui atténuerait au besoin la vivacité du processus. Aussi, sur 21 pièces, n'en trouvons-nous qu'une où l'ulcère n'ait pas traduit son influence par une hyperostose diffuse.

L'ostéite productive présente des aspects bien différents; parfois les altérations qu'elle provoque sont à peu près nulles : sur une pièce de M. L'Herminier, le péroné est sain; le tibia, qui semble normal au premier abord, présente, au niveau de la face interne, une saillie oblongue de 3 centimètres; le tissu en est aréolaire, un peu raréfié, et, à quelque distance, il devient grenu. L'os est plus volumineux sur d'autres pièces; spongieux et comme soufflé, il a conservé sa forme normale, mais le diamètre en est agrandi par les couches régulières que la périostite chronique a déposées à sa surface.

En général, les altérations sont plus étendues : la portion du tibia et du péroné qui correspond à l'ulcère a subi une augmentation de volume considérable; ces os, d'un diamètre souvent triplé, sont fusiformes et, sur le point le plus renflé, on trouve, dans près de la moitié des pièces, une saillie oblongue, un plateau elliptique qui s'élève de plusieurs millimètres, parfois d'un centimètre sur l'os hyperostosé; les bords, tantôt perpendiculaires, tantôt obliquement inclinés, sont recouverts d'ostéophytes; la surface presque plane est très raréfiée, criblée de trous et rappelle un madrépore ou une fine éponge.

Plus loin, ils prennent la forme de stalactites, d'aiguilles, de gouttes de cire, de lamelles à bords aigus, de pendentifs nombreux au point de cacher la substance sur laquelle ils reposent. On ne saurait décrire leurs innombrables variétés : ils hérissent le tibia et le péroné comme si lesdits os, enduits d'une substance visqueuse, avaient été plongés dans un amas de ces ostéophytes.

Ils ne dépassent guère le volume d'un pois, et, perdus dans la couche de tissu lardacé, ne forment, chez le vivant, aucune saillie appréciable à la surface de l'ulcère. Dans nos deux observations, cependant, il n'en était pas ainsi : sur le premier de nos malades, il existait en arrière, au milieu de l'ulcération, une arête aiguë de 6 centimètres de longueur sur 2 de largeur, et qui semblait le tendon d'Achille ossifié et recouvert de bourgeons charnus. Sur le second, — et toujours au centre de la solution de continuité, — s'élevait une tumeur hémisphérique du volume d'une noix, implantée sur l'os dont elle avait la dureté. M. Verneuil en fit l'ablation;

elle était constituée par des trabécules compactes qui. nées de la diaphyse, divergeaient en éventail dans la tumeur et se continuaient avec les trousseaux fibreux de la couche la plus profonde des tissus ulcérés.

Jusqu'à présent, nous n'avons parlé que d'ostéite raréfiante; cependant, s'il faut en croire les auteurs, la forme condensante s'observerait presque exclusivement; depuis Lallemand, on répète que le tissu compact du tibia s'épaissit et finit par oblitérer le canal médullaire. Il est vrai que les auteurs du Compendium écrivent : « On ne trouve ni rétrécissement du canal médullaire, ni épaississement des parois; le canal médullaire est élargi et les parois très raréfiées n'offrent quelque augmentation de volume qu'au niveau de l'ulcère où la surface osseuse est grenue, spongieuse et grisâtre. »

Cette description nous paraît répondre à la majorité des faits, mais ne les embrasse pas tous, car nous avons observé les lésions de l'ostéite condensante. Dans deux cas de L'Herminier, l'os est lourd, compact, éburné; les parois mesurent de 8 à 16 millimètres, le canal médullaire est rétréci sans être oblitéré. Nous citions, tout à l'heure, une observation d'ulcère avec exostose volumineuse. Eh bien! dans ce cas, la trépanation du tibia a été pratiquée par M. Verneuil qui, avant d'arriver jusqu'à la moelle, a dû traverser une paroi de 14 millimètres. Il nous faut donc conclure que, si, le plus souvent, la diaphyse est raréfiée, il existe des faits indiscutables où l'ulcère a provoqué une ostéite condensante.

Les ostéophytes souvent ont un siège remarquable et l'on constate leur tendance à se développer dans l'épaisseur du tissu fibreux. Presque toujours le ligament interosseux est en partie ossifié par des travées calcaires qui soudent intimement les deux os. Des bords du péroné et du tibia naissent des lames qui s'avancent plus ou moins loin, et plusieurs pièces nous montrent l'aponévrose superficielle de la jambe envahie, aux environs de l'ulcère, par des jetées résistantes au-dessus des muscles et des tendons. Nous citerons, comme exemple, un cas de M. L'Herminier : l'aponévrose qui recouvre les muscles antérieurs s'est transformée en une lame osseuse, irrégulière, percée à jour et dentelée à sa périphérie; elle constitue une gaîne incomplète aux extenseurs et au jambier. Dans un autre fait, la lame se dirige en arrière, vers le bord externe du tendon d'Achille, au-dessus des péroniers latéraux. Ces pièces vont nous donner la clef des lésions autrement complexes observées sur la jambe amputée par M. Verneuil, pour un ulcère vieux de six années et rebelle à tout traitement.

Au premier abord, les parties molles de la jambe semblent faire défaut : le tibia, démesurément grossi, s'est fusionné avec le péroné. Cette masse osseuse est irrégulièrement fusiforme, à tissu raréfié et très vasculaire, hérissée d'ostéophytes variés : aiguilles, lamelles festonnées, gouttelettes de cire, exostoses en crochet, en fer de lance ou en massue; mais lorsqu'on examine la coupe transversale, au niveau du trait d'amputation, on constate l'existence de canaux que parcourent des vaisseaux, des nerfs, des tendons et des muscles, et l'on peut saisir la loi qui semble présider à cette ossification générale : les aponévroses superficielles et profondes, le ligament interosseux, les gaînes des vaisseaux et des nerfs, les cloisons intermusculaires, en un mot, le tissu fibreux de la jambe s'est incrusté de sels calcaires dans ses moindres subdivisions.

En effet, la face interne du tibia, très élargie d'ailleurs, se continue avec l'aponévrose superficielle ossifiée; elle rencontre le bord interne du tendon d'Achille qu'elle engaîne, mais incomplètement en arrière, car, çà et là, des trousseaux fibreux resplendissants apparaissent entre les fissures de l'état osseux; du bord externe du tendon d'Achille la lame va se souder au péroné; puis, dans son trajet circulaire, passe au dessus des muscles de la région externe et de la région antérieure; ici, l'ossification n'est que partielle et les travées s'arrêtent avant d'atteindre la crête du tibia.

L'aponévrose qui sépare, en arrière, les muscles superficiels des muscles profonds, est aussi devenue calcaire; et les masses charnues comprimées entre deux lames résistantes se sont atrophiées et montrent à peine quelques faisceaux dégénérés. Bien plus, le tissu cellulaire qui sépare les muscles ou entoure les vaisseaux et les nerfs s'est ossifié et chacun de ces organes chemine dans une gaîne particulière : pour les suivre, il faut en sculpter le trajet avec un fort scalpel. Seuls, les nerfs musculo-cutané et saphène parcourent une gouttière incomplète creusée dans l'aponévrose superficielle.

L'inflammation reste le plus souvent cantonnée dans les os et ne gagne pas les articulations voisines. Nous devons en excepter toutefois l'articulation péronéo-tibiale inférieure, et, dans les cas des nègres Misère, Oculi, Valère et Toussaint, les trousseaux fibreux qui, de la malléole externe se rendent au tibia, étaient ossifiés. L'articulation tibio-tarsienne, au contraire, est en général intacte, et si les mouvements en sont limités, c'est à cause du volume des os, de l'atrophie des muscles et des obstacles opposés au jeu des tendons.

Dans deux pièces, nous avons pourtant noté l'ankylose; le premier de ces cas nous est personnel : le pied, à angle droit sur la jambe, est immobile malgré l'intégrité des cartilages. De chacune des malléoles part une travée osseuse qui se fusionne avec la face interne et la face externe du calcanéum et bride ainsi les deux articulations tibio-tarsienne et astragalo-calcanéenne. Le cas de M. L'Herminier est bien différent : le cartilage diarthrodial a disparu, les surfaces sont unies par du tissu osseux et la fusion est complète non seulement entre le tibia et l'astragale, mais entre l'astragale et le calcanéum.

Nous avons admis que les altérations osseuses sont consécutives : l'irritation permanente que provoque l'ulcère des parties molles serait la cause unique de l'ostéo-périostite productive ou raréfiante. Mais ne pourrait-on pas renverser la proposition et dire que la diaphyse primitivement enflammée a distendu la peau qui, mal nourrie et privée de son tissu cellulaire, s'est bientôt ulcérée ?

Présentée avec cette rigueur, une telle opinion ne sera pas acceptée, car l'observation des malades et l'examen des pièces nous montrent qu'au début, l'ulcère est borné aux téguments. L'inflammation s'y cantonne d'abord, puis envahit la substance osseuse, et nous disons encore avec J.-L. Petit : quand les ulcères voisins des os passent un an ou plus, les os s'altèrent. L'apparition successive de l'ulcère, puis de la périostite, paraît indiscutable.

Dans une de nos observations, cependant, nous lisons qu'à seize ans, au moment de la plus grande activité du cartilage épiphysaire, un malade reçoit un coup de sabot sur la face interne du tibia, et, au fur et à mesure que l'os prend les dimensions énormes que nous avons déjà décrites, la solution de continuité des téguments augmente. Si nous n'avions que ce fait, nous hésiterions; mais lorsqu'on étudie la série des pièces du musée Dupuytren, lorsqu'on se rappelle qu'elles proviennent d'individus *amputés,* les altérations osseuses ne peuvent être mises en cause, car certains os présentent à peine de légères traces d'inflammation. Comme d'ailleurs, par une sorte de gradation ascendante, toutes ces pièces vont de la plus simple à la plus complexe, on ne saurait invoquer une pathogénie distincte et prétendre que, dans les unes, l'ulcère a précédé l'ostéite, tandis que dans les autres, l'ostéite a précédé l'ulcère. L'origine des lésions est évidemment uniforme.

L'ostéopériostite donc ne provoque pas l'ulcère; mais le rendra-t-elle plus persistant? Tous les auteurs en ont attribué la ténacité singulière à son siège habituel sur la face interne du tibia; les téguments distendus par l'os, à peine doublés d'une petite quantité de tissu cellulaire, sont peu nourris, et toute solution de continuité se cicatrisera fort mal. Avec une périostite sous-jacente, les causes de mortification seront encore augmentées; grâce à l'épaississement de la diaphyse, les parties molles sont refoulées, la peau est amincie, la circulation compromise et l'ulcère ne pourra que s'étendre. Dans un de nos cas, il conserva ses limites primitives malgré le repos, une bonne alimentation et les persévérants efforts d'un traitement approprié.

D'ailleurs, n'avons-nous pas vu chez un malade, au lit depuis cinq mois et qui ne s'était exposé à aucune violence extérieure, l'ulcération devenir imminente au niveau de la malléole externe hyperostosée? Déjà le derme était aminci, violacé, dépouillé de sa couche cornée. Et voilà pourquoi nous insistons sur ces complications osseuses qui nécessitent parfois la plus grave des interventions chirurgicales.

L'irritation provoquée par l'ulcère retentira d'autant plus énergiquement sur l'os, que les cartilages épiphysaires encore actifs seront plus éloignés de l'époque de leur soudure : c'est alors que l'on constate l'exubérance des stalactites; l'os, doublé ou triplé de volume, est hérissé d'exostoses. Trois des pièces, de nègres jeunes, en sont des exemples remarquables. Il n'y a pas à ce sujet, d'ailleurs, de fait plus instructif que le nôtre, puisque l'ossification a gagné les aponévroses, les gaînes d'enveloppes, et jusqu'au tissu cellulaire de la jambe. Dans les cas semblables on employait autrefois le terme de « diathèse osseuse ».

Depuis longtemps, Ollier a démontré, en outre, que les os du côté malade s'accroissent et mesurent 2 ou 3 centimètres de plus que ceux du côté sain. Mais il était intéressant de savoir si l'os, après la soudure des épiphyses, s'allonge encore par accroissement interstitiel. Mon ami le docteur Poncet, professeur agrégé de la Faculté de Lyon, m'écrit que ses recherches, sur ce point, ont été négatives : « J'ai mesuré comparativement avec le côté sain, le tibia de 20 individus âgés de quarante à soixante-cinq ans et atteints d'ulcères rebelles de la jambe; les os étaient manifestement hyperostosés; eh bien! je n'ai pas trouvé une seule fois la moindre différence de longueur. Les mensurations sur le vivant sont, il est vrai, difficiles; mais deux fois, à l'amphithéâtre, je me suis assuré, pièce en main, que si, sous l'influence de l'irritation chronique, le diamètre de l'os devient plus considérable, la longueur en reste toujours la même. »

Les ulcères ne seraient-ils pas sous la dépendance de quelque trouble trophique d'origine nerveuse? Auzilhou a fait un intéressant travail sur ce point, et M. F. Terrier, dans une série de recherches, a trouvé des désordres constants de la sensibilité. Un instant nous songions à incriminer ces troubles trophiques; dans l'une de nos observations, les nerfs comprimés par des gaînes osseuses avaient subi des dégénérescences positives, et M. Gombaud nous a remis une note sur les graves altérations du tibial antérieur, du saphène et du musculo-cutané.

« Les tubes nerveux sont en moins grand nombre; le tissu conjonctif est plus abondant qu'à l'état normal, et, même autour des tubes sains, la gaîne de Henle est beaucoup plus apparente; les fibres détruites paraissent avoir disparu par un mécanisme analogue à celui qui amène leur atrophie après la section du nerf. En effet, plusieurs faisceaux sont remplis de noyaux régulièrement espacés et à grand axe longitudinal, ce qui semble être le dernier terme de la lésion. Dans quelques préparations ; on trouve des tubes à myéline fragmentée, très reconnaissables à la coloration qu'ils prennent sous l'influence de l'acide osmique. » Mais le siège de l'ulcère ne ruinait-il pas cette hypothèse? Pour qu'elle fût acceptable, les troubles trophiques auraient dû se montrer non à la jambe, mais dans le territoire des nerfs étreints, aux régions dorsale et plantaire.

La texture des parties ulcérées et leur rapport avec les os sous-jacents expliquent la forme productive de l'ostéite secondaire : l'irritation, avant de parvenir aux jeunes éléments du périoste, traverse une couche lardacée et son intensité doit en être singulièrement amortie. Nous n'avons vu qu'un seul cas où l'os ait été mis à nu par la mortification des parties molles. Au musée Dupuytren, une pièce de J. Cloquet nous montre à découvert la face interne du tibia ; l'os est hypertrophié, mais il n'y a pas d'observation pour nous dire sous l'influence de quel processus se sont produits ces désordres exceptionnels.

Le plus souvent, la couche lardacée mesure 8 à 10 millimètres. La rupture des capillaires y est fréquente ; sur une coupe qui comprend toute son épaisseur, les tissus au-dessous des bourgeons charnus sont résistants, d'un gris translucide ; il n'y a ni derme, ni tissu cellulaire sous-cutané, ni périoste, mais une couche homogène formée d'éléments embryonnaires parcourus par des anses vasculaires nombreuses, des fibres conjonctives rares et de la substance amorphe en très grande abondance.

Le diagnostic de ces hyperostoses ne présente aucune difficulté ; parfois peut-être l'œdème des parties molles, l'infiltration des couches externes du périoste feront supposer une ostéopériostite qui n'existe pas, mais, pour dissiper toute erreur, il suffira d'un examen attentif.

Une confusion plus regrettable pourrait avoir lieu : la surface bourgeonnante de l'ulcère est parfois soulevée par des saillies osseuses, de véritables exostoses de forme et de volume variables. Nous en avons cité deux exemples. Or, M. Verneuil a signalé, au commencement de 1877, des lésions syphilitiques bizarres qu'il a nommées *ulcus elevatum tertiaire*. Comme nos exostoses, l'ulcus elevatum apparaît sur les ulcères de jambes; comme elles, il est recouvert d'une surface bourgeonneante; mais il s'en distingue, et ici nous laissons la parole à M. Verneuil « en ce que le mal débute par des ulcérations de petite étendue dont quelques-unes se ferment et dont les autres se réunissent en plaies plus ou moins larges. Le fond de la solution de continuité s'élève, végète; alors prend naissance une tumeur indolente, à surface recouverte de bourgeons charnus d'assez bonne apparence, à base adhérente aux parties sous-jacentes, *ferme, élastique, mais non point de consistance osseuse* ». D'ailleurs, dans les deux observations de M. Verneuil, le traitement spécifique a déterminé une prompte amélioration, tandis que dans nos deux cas il est resté sans effet.

Nous avons sans cesse, dans le cours de ce travail, prononcé le mot d'amputation. Est-ce à dire qu'elle sera nécessaire dans tous les cas d'ulcères compliqués d'ostéopériostite? Telle n'est pas notre pensée, et nous avons vu, à Bicêtre, nombre de vieillards dont les ulcérations s'étaient cicatrisées sur des os hyperostosés. Il n'en faut pas moins reconnaître la gravité de cette complication ; les 21 pièces du musée Dupuytren proviennent d'amputations pratiquées par M. L'Herminier. Dans l'un de nos cas, le membre dut être sacrifié bien que, pendant de longs mois, toutes les ressources de la thérapeutique chirurgicale eussent été mises en œuvre. Notre second malade, plus âgé, moins pressé d'en finir avec sa plaie, qui lui ouvrait périodiquement les portes de l'hôpital, ne se souciait guère d'une amputation. M. Verneuil enleva l'exostose et trépana largement la diaphyse du tibia ; la réparation osseuse fut bientôt complète, mais les parties molles ne se cicatrisèrent point et notre homme nous quitta sans notable amélioration.

Le silence gardé par les auteurs sur les ostéopériostites consécutives aux vieux ulcères, ou plutôt l'extrême sobriété de leur description, nous fera pardonner peut-être ces développements longs et arides. Nous les résumons, du reste, en cinq courtes propositions :

1° Les ulcères de jambe peuvent provoquer, dans les os sous-jacents, les diverses formes de l'ostéopériostite. Exceptionnellement destructive, l'inflammation détermine le plus souvent une augmentation de volume ; l'os est alors léger, spongieux, recouvert d'ostéophytes. Dans des cas très rares, le tissu de la diaphyse est dur, éburné ; le canal médullaire oblitéré ou rétréci ;

2° Lorsque les épiphyses ne sont pas encore soudées, l'os s'accroît en longueur et l'emporte sur son congénère de 2 à 3 centimètres, les ostéophytes sont plus abondants ; une véritable diathèse osseuse peut se manifester qui se traduit par l'ossification des aponévroses d'enveloppe et de cloisonnement, des ligaments, des gaînes vasculaires et nerveuses, en un mot, de tout le tissu fibreux de la jambe ;

3° L'ostéopériostite serait peut-être alors la cause et non la conséquence de l'ulcère. Cependant l'examen des pièces montre que les lésions osseuses sont presque toujours beaucoup trop légères pour expliquer l'amputation : la gravité de l'ulcère a pu seule la légitimer ;

4° Du milieu de l'ulcère s'élèvent parfois des exostoses saillantes qui ont été prises pour des lésions syphilitiques ; mais la consistance de la tumeur et le traitement spécifique établiront le diagnostic ;

5° Les ostéopériostites sont une complication grave. Elles s'opposent à la cicatrisation de l'ulcère, compromettent la nutrition du membre et rendent trop souvent l'amputation nécessaire.

CHAPITRE III

MALADIES DES ARTICULATIONS

I

Des résections sous-capsulo-périostées.

« Comment ! disait M. Forget, dans une récente discussion de la Société de chirurgie, voici près de vingt-cinq ans que M. Ollier a exposé sa méthode sur les résections sous-capsulo-périostées, et personne ne nous apporte ici de faits semblables aux siens ! L'opération est-elle donc si délicate qu'à Paris on ne puisse la mener à bien et obtenir des résultats au moins analogues ? »

Cette remarque prouve que si, pour beaucoup d'esprits, l'enquête sur l'excellence de la méthode semble terminée, les conclusions n'en sont pas complètement connues de tous. Il n'est donc pas inutile de revenir sur cette question, fouillée en tous sens dans ces dernières années, et d'exposer, à propos d'une fort intéressante communication de M. Ollier à l'Académie de médecine, la pratique du chirurgien de Lyon et les succès qu'elle lui a procurés.

La résection sous-capsulo-périostée n'a point une longue histoire. Certainement, dans les jointures atteintes de tumeurs blanches, on avait enlevé des fragments mobiles, voire même une extrémité articulaire tout entière. Ne nous dit-on pas que, dans la deuxième moitié du XVIIIe siècle, Boucher retira des tissus « une tête humérale détachée par la carie » ? Et cette observation ne doit pas être unique, car, sous l'influence des inflammations chroniques, l'os se sépare naturellement de la gaîne ostéo-périostée que, le voudrait-on, l'on ne pourrait extirper avec lui.

Les recherches de Duhamel et de Heine sur les propriétés du périoste, plus tard celles de Textor et de Flourens, ne restèrent cependant pas lettre morte, et, lorsqu'il fut démontré que la membrane peut reproduire de l'os, on voulut savoir si sa conservation, dans les ablations de séquestres, aurait comme conséquence la régénération du tissu osseux. Malgaigne le croit, puisque, dès 1834, il recommande de ne pas sacrifier la matrice de l'os au cours d'une résection. Velpeau, Blandin reviennent souvent sur ce précepte. Mais Larghi, de Verceil, et Ollier, quoique venus plus tard, n'en demeurent pas moins les vrais pères de la méthode, Ollier surtout, par son ardeur à la défendre, par la généralisation qu'il a su lui donner et le degré de perfection à laquelle il l'a progressivement élevée.

Cependant la lutte n'a pas pris fin encore, et bien des suffrages restent à conquérir. Lors de la guerre de 1870, la plupart des résections pour traumatisme ont été faites d'après les anciens procédés, et les mauvais résultats obtenus ont rejailli sur l'opération elle-même.

On a de nouveau recommencé l'éternel parallèle entre la conservation, l'amputation et la résection, comme si chacune n'avait pas ses indications particulières, parfois délicates à déterminer, mais basées néanmoins sur des règles assez précises pour qu'un chirurgien habile et éclairé puisse nettement se prononcer, du moins dans la plupart des cas.

La méthode a, d'ailleurs, profité des nouveaux pansements. Le chirurgien ne redoute plus ces plaies larges et moins ouvertes, d'une détersion moins facile que celles des amputations correspondantes; et comme les accidents ne sont plus à redouter, il tente une opération qui laissera au patient son membre et une partie des fonctions de ce membre. Aussi, quoique trop rares encore, pratique-t-on maintenant, en une année, bien plus de résections sous-capsulo-périostées qu'on n'en fit depuis la création de la méthode jusqu'en 1870.

On sait en quoi consiste celle-ci : lorsqu'on veut supprimer des segments articulaires malades, ou broyés par un traumatisme, on doit pratiquer, pour ainsi dire, l'*évidement* de la gaîne capsulo-périostée; on enlève l'os, et l'os seulement; on le retire « comme on retire la main d'un gant ou un busc de baleine d'un corset ». Périoste, ligaments, synoviale même, on respecte tout ce que l'on peut, et l'opération idéale donnerait, une fois terminée, le moule exact des parties extirpées.

Lorsqu'il s'agit d'une résection pathologique, l'opération est en général aisée; le périoste est décollé ou se décolle facilement et parfois, même sans grattoir et à l'aide de l'ongle, on peut détacher la membrane jusqu'au point où l'os devenant sain, la section sera pratiquée. Il faut même prendre de grandes précautions pour ne pas séparer au-dessus et prédisposer ainsi à la nécrose cette partie de la diaphyse privée de son enveloppe nourricière. L'extrême facilité de l'extirpation explique ces résections sous-capsulo-périostées faites, pour ainsi dire, sans le savoir et les admirables régénérations obtenues par des chirurgiens qui ignoraient le rôle reproducteur de la matrice osseuse.

Il n'en est pas de même pour les résections traumatiques. Non seulement les fragments osseux mobiles n'offrent pas aux instruments un point d'appui bien solide, mais le périoste est très adhérent, et pour pratiquer l'opération régulière une technique sévère est indispensable. On doit connaître les contours osseux que la rugine doit suivre étroitement : des exercices cadavériques souvent répétés sont nécessaires pour se rompre à ces délicates manœuvres.

Un bon résultat vient-t-il du moins couronner cet effort, et la résection sous-capsulo-périostée a-t-elle tenu toutes ses promesses? Un point d'abord reste acquis : elle constitue le meilleur procédé de résection, et dans les discussions célèbres qui s'élevèrent jadis, sur ce sujet, entre Ollier et Sédillot, ce dernier, tout en déclarant illusoires les espérances de régénération osseuse, n'en avoue pas moins « que les résections sous-périostées auront généralisé une méthode de résection excellente ». Les tissus sont, en effet, peu dilacérés, les gaînes musculaires ne sont pas ouvertes et le périoste protège les espaces celluleux contre les fusées purulentes que l'inflammation pourrait provoquer.

Le chirurgien, dans son acte opératoire, ne produit donc qu'un minimum de dégât, il aborde l'articulation par la partie la plus accessible, loin des nerfs et des vaisseaux, et suit une sorte « de voie sèche ». Il respecte les aponévroses, les tendons et les muscles ; les insertions conservent leurs rapports primitifs avec le périoste. Aussi, lorsque le processus réparateur sera terminé, on n'aura pas à constater ces impuissances fonctionnelles, résultat fréquent des anciennes méthodes et provoquées par la dilacération d'un muscle ou d'un groupe de muscles maintenant atrophié, par les adhérences nouvelles ou les attaches vicieuses de quelques tendons importants.

Mais la gaîne capsulo-périostée va-t-elle régénérer l'articulation ; sera-t-elle, comme on l'a dit, le moule, la matrice d'extrémités osseuses reproduites avec leur forme, leur structure et leur longueur primitives ? Ce fut une espérance longtemps caressée ! A cette heure on en a quelque peu rabattu et des échecs réitérés ont prouvé que certaines conditions d'âge et même d'état pathologique sont nécessaires pour obtenir une jointure analogue à la première et capable de la suppléer, au moins en partie, au point de vue fonctionnel.

La récente communication de M. Ollier présente à ce sujet un intérêt capital. Jusqu'à ce jour, en effet, il n'avait que deux fois disséqué une articulation nouvelle et encore avant l'évolution complète du processus réparateur. Aussi n'avait-il pas montré, pièces en main, la réalité de la reproduction. Cette lacune est maintenant comblée, et le coude réséqué mis sous les yeux des membres de l'Académie, prouve qu'une jointure peut se régénérer dans ses parties essentielles.

Nos lecteurs trouveront dans la *Gazette hebdomadaire*, du 20 avril 1882, la relation de ce cas remarquable. Aussi le résumerons-nous très brièvement. Le malade avait été opéré huit ans auparavant; il était alors âgé de vingt-sept ans. 4 centimètres d'humérus furent enlevés, le cubitus et le radius sectionnés à plus de 2 centimètres au-dessous de l'interligne. Le résultat fut magnifique; l'articulation était solide, au point que l'opéré portait à bras tendu, pendant une minute, plus de 11 kilogrammes. Il mourut d'albuminurie, et voici ce que M. Ollier constata par une dissection attentive :

« A la place de ces portions enlevées on trouve, du côté de l'humérus, une masse renflée, aplatie d'avant en arrière, terminée latéralement par deux saillies condyliennes qui sont de formation tout à fait nouvelle; le diamètre bicondylien est plus large que le diamètre normal. » Il y a donc eu, à la périphérie de l'os ancien, au niveau du point de section, addition de substance osseuse, mode de reconstitution articulaire nommée par Ollier : *néoformation latérale*. Mais il y a eu aussi *néoformation longitudinale* ou accroissement de l'os par reproduction de toutes pièces d'un renflement huméral. « En regardant l'humérus par transparence, on voit les limites de l'os ancien et de l'os nouveau, et l'on reconnaît qu'une hauteur de 15 millimètres environ est bien de formation nouvelle. »

Les extrémités du radius et du cubitus se sont aussi reproduites. Un nouvel olécrâne, large et recourbé en crochet, emboîte solidement l'humérus. On distingue, en avant, une apophyse coronoïde sur laquelle s'insère le brachial antérieur; le radius est terminé par une tête nouvelle. Enfin, sur le pourtour de la néarthrose, on trouve une capsule épaisse semée çà et là de grains osseux. Des ligaments latéraux très solides partent, de chaque côté de l'humérus, d'une saillie en forme de malléole « que j'ai, dit M. Ollier, depuis longtemps signalée ». Le coude reconstitué prend, en effet, la forme d'une articulation tibio-tarsienne, les condyles se recourbent en malléoles qui donnent une grande solidité latérale à la jointure.

« Il n'y a pas de synoviale unique, mais la cavité articulaire est cloisonnée par des feuillets celluleux qui forment une réunion de bourses séreuses lâches. Il n'existe pas de couche opaline cartilagineuse ; en quelques points cependant on trouve un tissu d'aspect chondroïde, lisse et résistant. Ainsi reconstituée, cette articulation est très solide et très mobile ; pas le moindre mouvement de latéralité, une flexion et une extension presque aussi étendues qu'à l'état normal et des mouvements de pronation et de supination suffisants pour les mouvements usuels du poignet. »

Une articulation peut donc se régénérer, même chez un adulte, — cette observation le prouve surabondamment, — et les surfaces nouvelles sont formées, non seulement par des dépôts latéraux, mais encore par une masse longitudinale qui comble la cavité membraneuse respectée par le chirurgien. Une partie des résultats annoncés autrefois par « les prophètes du périoste » se trouve ainsi réalisée.

Nous disons : une partie, car des cas aussi parfaits que celui dont M. Ollier vient de fournir un exemple sont malheureusement assez rares. Puis, malgré son excellence, il y a loin encore entre cette articulation et une articulation normale. D'abord, la régénération de l'os est incomplète, et « la néoformation longitudinale » n'est jamais suffisante pour éviter un raccourcissement notable, peu important du reste pour le membre supérieur. M. Ollier a bien montré les causes de ce raccourcissement; chez l'adulte, la puissance ostéogénique du périoste est trop diminuée pour que la reproduction soit totale, et, chez l'enfant, la destruction nécessaire du cartilage de conjugaison enlève à la nouvelle extrémité osseuse toute possibilité de grandir parallèlement à celle du membre opposé.

Il ne faut pas ignorer d'ailleurs qu'une résection parfaite, avec intégrité de la matrice capsulo-périostée, est souvent impossible. Dans les traumatismes, outre l'extrême difficulté, signalée déjà, de séparer de l'os la membrane adhérente, il y a parfois destruction ou déchirure étendue de l'agent reproducteur. Heureusement qu'une gaîne complète n'est pas absolument nécessaire, et plusieurs membres de la Société de chirurgie ont obtenu de bons résultats fonctionnels, dans des cas où la conservation totale du périoste avait été impossible. Tout garder, voilà le principe dont il faut, dans la pratique, se rapprocher autant qu'on le pourra.

Même remarque à faire pour les résections pathologiques. On a dit très justement que, dans les opérations précoces, une technique sévère pouvait être suivie; le périoste, les ligaments, les muscles et leurs insertions tendineuses sont alors respectés ; mais lorsque les os sont en partie détruits et qu'une suppuration abondante s'est évacuée par de nombreuses fistules, la membrane est érodée, les ligaments sont ramollis et leur surface est recouverte de fongosités. M. Ollier n'aura plus cette gaîne capsulo-périostée, dont la conservation cependant lui paraît indispensable pour la régénération articulaire.

Dans ces cas, — qui deviendront plus rares à mesure que des indications plus précises rendront les résections précoces plus fréquentes, — M. Ollier recommande de ne pas extirper la couche de fongosités. Si l'on voulait en effet les poursuivre, comme dans le raclage des poches d'abcès froids, on déchirerait les restes de la gaîne, on entrerait dans les interstices musculaires, et l'on ferait une opération mauvaise, semblable de tout point aux résections anciennes. Les fongosités seront abrasées ou cautérisées par des attouchements successifs au fer rouge ou au chlorure de zinc qui modifieront leur nature. Elles s'organiseront en tissu, et leurs membranes constitueront le moule où se déposeront les masses osseuses de la future articulation, sécrétées par l'extrémité diaphysaire et le périoste adhérent. La nécessité de surveiller les fongosités nous explique pourquoi la réunion immédiate ne doit pas être recherchée. Il faut une ouverture par où pénétrer, pendant quelque temps, dans le foyer de la résection.

Évidemment, lors de semblables opérations, les résultats seront très imparfaits et, s'il y a néoformation articulaire, ce n'est plus au périoste que l'on devra la régénération osseuse, puisque la membrane fongueuse qui la remplace ne peut avoir de propriétés ostéogéniques. Mais c'est ici qu'interviennent les éléments de succès sur lesquels nous avons insisté déjà : l'intégrité du tissu périarticulaire, l'absence de délabrement, les incisions réduites au minimum, la régularité du foyer opératoire, la conservation des muscles et la possibilité d'une insertion régulière sur les masses osseuses de la nouvelle articulation.

Ce n'est guère cependant que dans des conditions semblables, c'est-à-dire lorsqu'il est trop tard, que les résections sont pratiquées en France. Malgré les travaux d'Ollier et sa vigoureuse et sage campagne, on reste froid, et beaucoup de praticiens éminents pourraient chiffrer par un nombre presque dérisoire, le nombre total de leurs résections. Nous ne parlons pas de l'étranger, car un véritable engouement y règne encore et nous croyons souvent abusives et sans indications suffisantes certaines de leurs résections.

Les résultats qu'ont donnés la conservation bien conduite, l'immobilisation articulaire dans une bonne position, la compression, les révulsifs, la mer et les bains salés, une application soutenue du traitement général ont fait tort à la méthode d'Ollier. Comme on a souvent réussi, on espère toujours, on attend, on s'habitue à attendre et lorsqu'enfin on reconnaît l'inutilité de tant de patients efforts, il est trop tard pour intervenir. Parfois on veut agir quand même, mais l'opération faite dans des conditions mauvaises, — altération profonde et étendue de la jointure et des tissus périarticulaires, état général déplorable, — ne réussit pas et décourage les tentatives ultérieures.

Voici donc le point qu'il faut surtout étudier maintenant : déterminer d'une manière exacte les cas où nos méthodes anciennes de traitement sont insuffisantes. Nous croyons volontiers que la conservation à outrance, telle que nous la pratiquons, est encore préférable aux résections précoces sans frein et sans mesure dont nous lisons les résumés rapides et les formidables statistiques dans les recueils d'outre-Rhin. Mais, entre les deux pratiques, n'est-il pas un terme moyen ? — Nous le pensons, et les travaux d'Ollier, le véritable créateur de la méthode, exerceront, dans notre pays, une salutaire influence. Ce sera un nouveau service que nous aura rendu l'École de Lyon, et, avec elle, nous n'en sommes plus à compter.

II

Résultats éloignés des grandes résections articulaires.

Les résections articulaires datent de plus d'un siècle. Depuis trente ans la pratique en est courante, et si, en France, la plupart des chirurgiens n'y ont recours qu'avec une extrême réserve, les Allemands, les Américains et les Anglais se sont pris, pour cette méthode, d'un véritable engouement. Aussi les matériaux se sont accumulés; on a dressé déjà de longues statistiques, et ce n'est plus sur des préférences ou des sentiments individuels, mais sur des faits précis, qu'on essaye aujourd'hui d'asseoir son jugement.

La question de gravité opératoire, qui autrefois dominait le débat, passe au second rang, depuis que les antiseptiques ont supprimé la part des accidents des plaies. Le chirurgien ne songe pas seulement à la vie de son malade, presque également sauvegardée quelle que soit la méthode choisie; il se demande ce qu'il adviendra du membre; ce qui, de l'amputation, de la conservation ou de la résection articulaires, donnera le plus grand bénéfice et assurera au patient le plus possible de la fonction.

L'étude de ces résultats éloignés commence à peine, et malgré les relevés si consciencieux de Le Fort, des

Bœckel, d'Ollier, de Spillmann, de Gurlt et d'Otis, bien des points sont encore obscurs. Il faudrait une statistique où l'on verrait la conservation d'une part et la résection de l'autre, tentées par des chirurgiens également habiles, également soigneux, avec des procédés semblables, chez des individus de même âge et pour des lésions de même gravité. Les conclusions s'imposeraient alors et l'on saurait dans quelles conditions on doit avoir recours à l'une ou à l'autre de ces méthodes.

Malheureusement les uns résèquent lorsque la conservation suivie avec persévérance éviterait une opération inutile et donnerait un excellent résultat ; d'autres conservent lorsque les lésions sont telles, que l'extirpation est depuis longtemps nécessaire. Si enfin ils se décident, les résultats de leur intervention tardive pourront-ils être comparés à ceux que procure la résection précoce? Voilà la grande difficulté de la rapide étude que nous allons faire en nous appuyant sur la thèse présentée au dernier concours d'agrégation par le docteur Baraban, de Nancy.

Au siècle dernier déjà, depuis les opérations de Moreau, de Bar-sur-Ornain, et de Park, on savait que les extrémités osseuses extirpées peuvent se régénérer. Mais lorsque les expérimentateurs eurent bien démontré la puissance ostéogénique du périoste, les espérances les plus ambitieuses se donnèrent libre carrière et l'on prophétisa le temps où une gaîne épiphysaire, exactement respectée, reproduirait selon sa forme primitive une surface articulaire avec sa synoviale, son cartilage, ses saillies et ses insertions musculaires.

Cette prédiction s'est presque réalisée, et l'on trouve çà et là dans la science, quelques cas des plus remarquables de régénération articulaire. Certainement, jamais on n'a vu une jointure se reproduire absolument sur son type anatomique primitif, mais la néarthrose peut beaucoup se rapprocher de l'ancienne articulation. Nous pourrions citer le coude disséqué par Doutrelepont, celui que présenta Ollier à la Société de chirurgie, une série de pièces déposées dans les musées et où l'on voit que, sauf une synoviale incomplète et un appareil ligamenteux peu régulier, il n'y a guère de différence entre la jointure ancienne et la néarthrose.

Sous le rapport fonctionnel les résultats ne sont pas inférieurs et parfois l'on a vu des réséqués montrer, un an après l'intervention, un membre opéré presque aussi habile et presque aussi vigoureux que le congénère. Nous avons, dans notre clientèle, un négociant dont le coude fut enlevé pour tumeur blanche par le professeur Richet, il y a plus de vingt ans. Or ce coude a récupéré la flexion, l'extension, la pronation et la supination totales. Non seulement il peut exécuter les mouvements les plus délicats, mais il soulève encore des poids presque aussi lourds que ceux que supporte le membre opposé.

Ces faits sont trop connus pour qu'il soit besoin d'insister ; mais de tels résultats sont rares et les résections articulaires réservent souvent de cruels mécomptes. Au lieu d'obtenir une néarthrose utile, l'opération peut déterminer une ankylose, ou, au contraire, laisser un membre flottant; la maladie peut se continuer ou se reproduire; il y a récidive et l'intervention a été sans effet. D'ailleurs, entre les plus mauvais et les meilleurs résultats, on rencontre tous les intermédiaires; ce sont même les termes moyens que l'on observe le plus souvent, ce sont ceux auxquels l'opérateur doit s'attendre.

Ces diverses terminaisons sont sous la dépendance de certaines conditions qui commencent à se dégager, et, si l'on ne peut toujours les prévoir, on sait du moins ce qui les favorise. L'âge du malade, le mode de pansement, la méthode opératoire à laquelle on a recours, l'étendue des lésions et leur siège, l'intervention précoce ou retardée et la nature des altérations exercent, comme nous allons le voir, une grande influence sur le résultat définitif.

Le mal qui a nécessité l'opération peut reparaître : il y a parfois récidive, avons-nous dit. C'est en effet pour des tumeurs blanches que l'intervention est le plus souvent indiquée. Or au bout d'un temps plus ou moins long de nouvelles fongosités se développent, des abcès se forment, des fistules s'organisent, les os se ramollissent, et le patient se retrouve dans une situation analogue à celle qui le tourmentait avant la résection.

Il est certain qu'avec l'ankylose une pareille terminaison ne serait pas à craindre, et ici le parallèle entre la conservation suivie d'immobilité articulaire et la résection serait fort à l'avantage de la première. Recréer une jointure, rendre au malade la fonction d'un membre, c'est chose fort tentante, mais la néarthrose n'a pas que des avantages, et les mouvements, chez un strumeux prédisposé aux tumeurs blanches, peuvent provoquer l'apparition d'une arthrite nouvelle.

Le mot *récidive* que l'on emploie souvent en pareil cas n'est pas toujours juste. Ce n'est pas une récidive au sens propre du mot,et M. Baraban insiste avec raison sur une distinction nécessaire. Il se peut que, dans une néarthrose, une tumeur blanche se développe, au même titre que dans une autre jointure ; il se peut même que le manque de solidité, la maladresse de l'articulation nouvelle, sa moindre résistance l'expose aux chocs, aux entorses, causes si fréquentes d'arthrite chronique chez les strumeux : mais, d'ordinaire, le chirurgien aura laissé dans les os, les gaînes synoviales ou les parties molles quelque fongosité, point de départ de la repullulation.

On aura donc une continuation de la maladie primitive. Parfois, en effet, rien n'est plus difficile que de dépasser les limites de la lésion, surtout dans certains massifs articulaires, au tarse par exemple et au carpe. Il peut exister des traînées peu visibles ; une travée de tissu sain voile souvent des tissus suspects. D'ailleurs on ne détruit pas toutes les fongosités, sous peine d'enlever parfois le manchon capsulo-périosté. M. Ollier ne nous conseille-t-il pas de préférer, aux vastes destructions, les cautérisations progressives au cours du traitement? Cette pratique est bonne, mais n'entraîne-t-elle pas quelque chance nouvelle d'envahissement articulaire?

Et ces continuations s'observent surtout sous le pansement de Lister. La réunion par première intention sera obtenue parfois, mais sous la peau pourront subsister quelques fongosités qui peu à peu ulcèreront les téguments et de nouvelles fistules apparaissent. C'est une des raisons pour lesquelles, tout en employant les substances antiseptiques, il faudra se garder, à l'exemple d'Ollier et de la plupart des chirurgiens actuels, de rapprocher trop tôt les lèvres de la plaie.

L'*ankylose* est une terminaison fréquente des résections. Les extrémités osseuses ont été avivées et rapprochées ; on a respecté le périoste ; des masses osseuses nouvelles se déposent ; elles se rencontrent, se fusionnent et l'on assiste à un processus analogue à celui qu'on observe dans les fractures compliquées.

Lorsque la méthode sous-capsulo-périostée a pu être employée rigoureusement, lorsqu'il existe encore une membrane synoviale à peu près continue qui oblitère, à son extrémité, le manchon périostique, il y a là une sorte de matrice, un moule qui maintient la substance plastique et dirige l'ossification : l'ankylose est alors moins imminente. Mais souvent la séreuse manque ; elle a été détruite par la suppuration, par les fongosités ou par l'agent traumatique, et l'on comprend combien l'absence de toute barrière est favorable à la coalescence des masses osseuses.

D'autres fois des lambeaux de synoviale existent encore, mais ils sont irrités ; peu à peu des bourgeons charnus s'organisent et forment des brides fibreuses qui vont d'une surface à l'autre ; bientôt leur propriété inodulaire s'exerce et les deux extrémités osseuses se rapprochent ; une pseudarthrose rigide s'établit, qui, au point de vue fonctionnel, équivaut souvent à une véritable ankylose. La rétraction s'exerce parfois lentement et telle jointure qui, dans les premiers temps, paraissait mobile, devient serrée et s'oppose à tout mouvement.

L'âge des opérés est encore un important facteur et, chez les jeunes où l'activité du périoste est considérable, l'ankylose survient souvent. Aussi, pour éviter la fusion des masses osseuses exubérantes qui se déposent dans le manchon sous-capsulo-périosté, est-il nécessaire de recourir à certaines manœuvres sur lesquelles M. Ollier insiste à juste titre ; il faudra faire de larges extirpations ; il faudra, de bonne heure, imprimer des mouvements progressifs aux deux fragments que l'on fera jouer l'un sur l'autre ; enfin, dans certains cas, on devra enlever une zone de périoste de 5 à 10 centimètres suivant l'âge du sujet et l'étendue de la résection, au niveau du point où l'on veut établir le nouvel interligne.

Dans les résections traumatiques l'ankylose est moins à craindre ; l'étendue des lésions, la destruction fréquente du périoste, les difficultés de séparer la membrane de l'os sous-jacent, le sphacèle ou la moindre vitalité des tissus ambiants sont loin de favoriser la coalescence des deux extrémités avivées. Ici le résultat contraire est à redouter, et il n'est pas rare d'observer une absence de production osseuse ; il n'y a pas néarthrose, mais articulation flottante, membre de polichinelle.

Une trop longue immobilité de la jointure réséquée peut rapidement conduire à l'ankylose. Certains chirurgiens abandonnent trop tôt leurs opérés, qui craignent la douleur ou redoutent une disjonction de la nouvelle jointure à laquelle ils n'osent imprimer aucun mouvement. Aussi, peu à peu, les fibres se rétractent, les surfaces se rapprochent et la coalescence se produit.

« M. Ollier, nous dit M. Baraban, ayant fait, pendant la guerre, six résections du coude, perdit un moment de vue ses opérés, puis retrouva trois d'entre eux assez à temps pour mobiliser leur articulation. Ceux-ci récupérèrent complètement les fonctions du bras ; les autres, qui furent immobilisés trop longtemps, eurent une ankylose. »

La conservation d'un long manchon périostique, le peu d'étendue de la résection, la longue immobilité des fragments, le jeune âge du malade, la grande vascularité du périoste provoquée par une inflammation chronique sont les causes principales de l'ankylose ou de la pseudarthrose trop serrée : les conditions contraires provoquent l'absence de néarthrose et ce que l'on a appelé *l'articulation flottante*.

Avec les anciens procédés de résection, rien n'était plus fréquent que ce résultat déplorable, « l'opprobre de la résection ». On ne se préoccupait pas alors, selon le précepte de Larghi, de Verceil, et d'Ollier, d'extraire seulement l'os malade, comme « on retire la main d'un gant ou un busc de baleine d'un corset », on taillait en plein tissu, on enlevait os, périoste, insertions musculaires et tendons et l'on aboutissait « au membre de polichinelle ».

C'est que la résection sous-capsulo-périostée ne constitue pas, comme l'avouait son adversaire Sédillot, « le meilleur procédé de résection » seulement parce qu'elle conserve la membrane génératrice de l'os, mais surtout parce qu'elle régularise l'extraction des parties malades, crée une sorte de moule où s'accumulera la substance osseuse, oppose une barrière aux suppurations qui pourraient fuser dans les interstices musculaires et conserve les insertions tendineuses dans leurs rapports primitifs.

Ce point est d'une importance capitale et les muscles jouent un grand rôle dans les résultats éloignés des résections articulaires. Si les tendons ont été sectionnés, si une insertion nouvelle se fait en position vicieuse sur l'os même qui reçoit déjà son autre insertion, ou sur un point opposé à celui qu'elle occupe normalement, tout l'équilibre fonctionnel de l'articulation sera troublé ; les mouvements seront abolis ; la contraction musculaire se fera en pure perte ou amènera un résultat différent de celui qu'il devrait produire. L'articulation sera immobile ou « ataxique ».

Aussi, avant d'entreprendre une résection, faut-il interroger avec le plus grand soin la vitalité des muscles ; s'ils sont atrophiés on devra peu compter sur l'opération et des indications nouvelles surgiraient. S'ils sont au contraire en état satisfaisant, on peut espérer un bon résultat, même lorsque l'articulation ne s'est que médiocrement reformée et ne présente que des masses osseuses insuffisantes pour s'offrir un solide appui mutuel. Une contraction musculaire énergique applique d'abord les os l'un contre l'autre, les maintient au contact, puis dirige le mouvement.

D'autre part, si l'action musculaire n'est pas suffisante pour bien maintenir les surfaces articulaires, une néarthrose d'abord utile pourra devenir flottante. Des tractions s'exercent sur les trousseaux fibreux qui unissent les os, les ligaments s'allongent comme cela s'observe sur le cal rotulien, et la jointure qui donnait, au début, des résultats passables, aboutit au membre de polichinelle. Au bras, des appareils prothétiques peuvent encore parer, jusqu'à un certain point, à cet inconvénient, mais, au membre inférieur, l'amputation est parfois nécessaire.

L'articulation flottante a été surtout observée dans la chirurgie d'armée, et les statistiques de Gurlt et d'Otis sont telles que les médecins militaires ont maintenant une grande tendance à proscrire cette opération. On comprend sans peine les motifs de tant d'échecs : les projectiles de guerre produisent, dans l'article, des dégâts considérables, et la résection enlève des étendues d'os considérables; puis les opérations sont souvent primitives ; le périoste est alors difficile à détacher, peu vasculaire par conséquent et très adhérent, peu actif; le manchon périostique est rarement complet et ne pourra régénérer la jointure.

Enfin le chirurgien qui aurait besoin de tout son temps pour mener à bien cette opération délicate, est le plus souvent pressé par le nombre considérable des blessés ; il se hâte, et, comme l'a vu M. Ollier pendant la guerre de 1870, certains croient avoir pratiqué une résection sous-capsulo-périostée qui ont sacrifié la plus grande partie du périoste et de la synoviale. D'ailleurs, eussent-ils bien opéré, les soins consécutifs, indispensables pour atteindre la guérison, manquent presque toujours; le malade est abandonné à lui-même, et lorsque la plaie est cicatrisée, les résultats fonctionnels sont déjà compromis.

Ce qui prouve l'influence néfaste de cette intervention

hâtive et la nécessité des soins consécutifs, ce sont les bons résultats que les résections traumatiques donnent souvent dans la pratique civile. Les mêmes difficultés opératoires existent cependant, mais le chirurgien peut se donner le temps de les surmonter; il surveille le malade et suit, jour par jour, la régénération articulaire. Il est juste de dire, cependant, que d'habitude le traumatisme est moins étendu ; par conséquent, la résection enlève moins d'os que dans les plaies de guerre. Et puis le soldat en campagne est souvent un surmené, chez qui toute intervention devient dangereuse.

Ces diverses terminaisons ne s'observent pas avec la même fréquence dans toutes les articulations : elles sont loin, d'ailleurs, d'y présenter la même gravité, et les qualités que l'on réclame d'une néarthrose ne sont pas identiques pour les deux membres. Certes, pour l'un et pour l'autre, l'idéal serait de reconstituer, par la résection, une jointure semblable à celle que l'on a enlevée, mais ce vœu stérile écarté, on demande d'abord la mobilité pour la main et la solidité pour le pied. L'ankylose, assez mauvaise au membre supérieur, est plutôt recherchée au membre inférieur; la néarthrose trop mobile, redoutable pour le membre inférieur, pourra rendre quelques services au membre supérieur.

Autre particularité : une résection supprime un segment osseux plus ou moins considérable, que, malgré sa puissance régénératrice, le périoste ne reconstituera pas complètement; « la néoformation longitudinale » est d'habitude peu abondante. Ce n'est pas tout : la résection supprime souvent le cartilage conjugal, et l'os ne peut plus s'accroître que par l'autre de ses extrémités. Les deux cartilages ne sont pas également fertiles, et, si l'on supprime le plus actif, il y aura, chez les très jeunes opérés, à redouter un énorme raccourcissement, auquel s'ajoutera l'atrophie si fréquente sur des membres atteints de tumeur blanche.

Au membre supérieur le raccourcissement consécutif aux résections nous importe peu. Si l'articulation est à la fois solide et mobile, la fonction ne souffrira guère. Mais au membre inférieur, il n'en est plus de même. Pour marcher il faut deux membres sensiblement égaux. Par certains artifices de chaussure on peut gagner quelques centimètres ; mais si la différence est trop grande, la progression devient impossible. Raison nouvelle pour ne pas étudier en bloc les résultats éloignés des résections articulaires. Chaque jointure a droit à son histoire. Encore doit-on séparer les résections pathologiques de celles que nécessitent les blessures de guerre, car nous verrons que souvent les unes réussissent où les autres ont jusqu'à présent échoué.

Il n'existe, dans la science, qu'un très petit nombre de résections pathologiques de l'*épaule*. Les résultats en seraient bons. M. Ollier présente plusieurs succès. « Sept fois le type anatomique s'est reproduit sensiblement; on a eu une tête nouvelle, réduite de volume, il est vrai, mais s'articulant avec la cavité glénoïde. Aussi, avec Duplay, avec les Bœckel, pense-t-il que, surtout chez les jeunes, si l'on agit lorsque les muscles ne sont pas encore atrophiés, la résection est une bonne opération, qui rendra la presque totalité des mouvements, sauf peut-être l'abduction, d'ordinaire fort limitée.

La résection traumatique de l'épaule a été pratiquée très souvent et l'on arrive à un total de plus de 1,600 observations. Ici les résultats sont déplorables : les statistiques de Hannover et de Lœfler, celle de Kratz rapportée par Spillmann, les relevés d'Otis et de Gurlt sont tous concordants. Gurlt, sur 213 résections, trouve 2 pour 100 de succès complets; 42 fois sur 100, le bras, qu'il y ait ou non ankylose, permet le fonctionnement du coude et des doigts; 56 fois sur 100 les résultats sont mauvais; le membre est la plupart du temps inutile. Otis est moins encourageant encore : « Sur 300 résections épiphyso-diaphysaires on compte 11 succès complets, 208 résultats déplorables et 71 non spécifiés. »

Est-ce à dire qu'il faille proscrire toute résection traumatique? Il est certain que, dans la chirurgie d'armée, les conditions d'exécution opératoire et de pansements consécutifs sont telles, qu'il vaut peut-être mieux avoir recours à d'autres méthodes; mais, dans la pratique civile, quelques faits montrent que la résection de l'épaule, attentive, bien menée, bien surveillée, chez de jeunes sujets, surtout lorsque l'intervention n'a pas été primitive, a donné parfois des résultats excellents. Pourquoi ne pas espérer qu'un jour la chirurgie de guerre pourra réaliser quelques-unes de ces conditions?

Les résections pathologiques du *coude* sont parmi les plus pratiquées, et l'on sait les succès remarquables qu'elles ont amenés. Même après des ablations considérables, on a vu les surfaces articulaires se reproduire et les fonctions se rétablir. La reproduction osseuse est d'ordinaire fort abondante et, au contraire de ce que l'on présumait, l'ankylose est observée plus fréquemment que la néarthrose flottante. M. Ollier n'en a observé que deux cas. La réussite est, pour lui, la règle presque invariable, et ses malades peuvent porter, à bras tendu, de 2 à 17 kilogrammes.

La résection traumatique, pratiquée avec un véritable enthousiasme depuis la guerre du Sleswig, n'a pas tenu ce qu'elle avait promis, et maintenant une réaction se produit, aussi vive que celle que nous signalions pour l'épaule. Le relevé de Gurlt, basé sur 355 résections, ne donnerait que 30 pour 100 de résultats à peu près favorables. Aussi conclut-il à la conservation et à l'amputation. Ollier ne partage pas cet avis, et, pour lui, les insuccès « s'expliquent par l'imperfection des procédés opératoires, la négligence du traitement consécutif et l'application intempestive de l'opération. Il pense que si l'on cherchait à conserver le membre sans opération, on se ménagerait les meilleures chances pour une reproduction osseuse dans le cas où, plus tard, l'intervention deviendrait nécessaire ».

La résection pathologique du *poignet* est encore à l'étude. Malgaigne voulait qu'on la rayât absolument de la pratique, à cause de ses dangers, des récidives fréquentes et de l'impotence fonctionnelle consécutive. Cette sentence est généralement acceptée. Maintenant M. Ollier en rappelle : il nous fournit quelques exemples de succès remarquables. Reverdin, Follet, Polaillon ont aussi obtenu de beaux résultats. Il ne faut donc plus rejeter cette opération sans examen, et l'on doit se rappeler qu'il est bon d'intervenir avant que les désordres soient trop étendus et trop anciens. Les résections traumatiques dans la chirurgie d'armée, jusqu'à ce jour, sont détestables. Mais nous pensons avec Ollier qu'après avoir tenté la conservation par le pansement antiseptique, la résection, si elle devient nécessaire, sera facilitée par la vascularisation du périoste.

La dissection de quelques pièces, l'expérimentation sur les animaux et surtout l'examen attentif de certains opérés, prouvent qu'après la résection de la *hanche,* une nouvelle articulation mobile et solide peut se reconstituer. Mais, malgré l'opinion contraire de Good, ces cas sont exceptionnels, et le plus souvent on obtient l'ankylose, résultat heureux lorsque le membre est en bonne position et le raccourcissement peu considérable. En effet, si le malade est privé d'un grand nombre de mouvements, la progression, du moins, reste facile et l'on n'a pas à redouter les récidives et les déplacements secondaires par allongement et distension des brides fibreuses qui unissent le fémur au bassin.

Cependant les opinions sont loin d'être concordantes : tandis qu'Ollier ne redoute pas l'ankylose, Bœckel, Volkmann et Sayre préconisent les opérations précoces qui donnent, comme résultat, une articulation mobile. Mais il ne faut pas oublier que, chez les jeunes, l'ablation du cartilage conjugal entraîne un raccourcissement fort préjudiciable à la progression ; la différence des deux fémurs peut atteindre 10 centimètres. De statistiques, fort incomplètes d'ailleurs, il semble ressortir pourtant que le raccourcissement est léger et qu'il n'apporte pas un trouble aussi grand qu'on le supposait, au fonctionnement du membre inférieur. La résection pathologique de la hanche n'obtient que peu de vogue parmi nous. L'immobilisation a donné de tels succès, qu'on la préfèrera à une opération qui, quelle qu'en soit la sécurité actuelle, a pour du moins conséquence un raccourcissement plus considérable.

Les résections traumatiques sont fort rares. Gurlt n'a pu en recueillir que 15 observations. Ici, nous dit M. Baraban, il ne faut pas se montrer très sévère, puisque, quand on la pratique, on fait plus souvent une opération de nécessité qu'une opération de choix. Les cas de Wagner, de Leel, de Mursik, de Dubreuil, sont loin d'être mauvais, et, autant que le permet le petit nombre de faits publiés, l'on peut conclure avec Gurlt : les résultats fonctionnels des résections coxo-fémorales en chirurgie d'armée sont satisfaisants.

Au *genou* la solidité est si nécessaire, qu'on y recherche l'ankylose. « On accumule le plus possible les tissus ossifiables et les tissus fibreux autour des extrémités osseuses ; on suture les surfaces, et si la fusion ne s'opère pas, il se forme du moins de puissants ligaments qui, avec le concours des muscles, maintiennent les os au contact. Mais plusieurs écueils doivent être évités : d'abord les os seront sciés perpendiculairement, car si leur affrontement permet une légère déviation angulaire, celle-ci pourra s'accentuer, même après ankylose, peut-être par accroissement inégal des cartilages conjugaux. Paschen rapporte trois observations où la flexion s'exagéra au point d'en arriver à l'angle droit. Il faut craindre ensuite, même avec des pseudarthroses serrées, la mobilité consécutive par allongement progressif et distension des ligaments; enfin le raccourcissement qui ici peut être considérable parce que le cartilage inférieur du fémur est celui dont la fertilité est la plus grande. « Sur 28 centimètres d'accroissement moyen, 21 se font par l'extrémité inférieure. » Il faut donc autant que possible, lorsque l'opération est indiquée, faire une résection intra-épiphysaire pour respecter le cartilage.

Les résections traumatiques en chirurgie d'armée sont mauvaises. D'abord la mortalité est fort grande. Elle est de 81 pour 100 dans les relevés de Gurlt. Il est vrai que, dans la pratique civile, elle ne s'élève qu'à 25 pour 100. Les résultats fonctionnels ne sauraient consoler d'une telle léthalité et les statistiques nous permettent de conclure avec Spillmann : « Si nous avions le malheur, dans une campagne, d'avoir l'articulation du genou brisée par une balle, nous opposerions un refus énergique au chirurgien qui nous proposerait la résection. » Il n'en est pas de même pour les traumatismes ordinaires, et les deux résections mentionnées par M. Verneuil en 1862 et en 1864 à la Société de chirurgie montrent les bienfaits qu'on peut retirer de cette opération.

La résection *tibio-tarsienne* présente avec celle du poignet de grandes analogies : il faut craindre les subluxations consécutives; elles ont été assez souvent observées pour que M. Verneuil conseille, après Lisfranc, la suppression des tendons abducteurs et adducteurs du pied. L'ankylose en bonne position doit être considérée comme un résultat favorable. Les récidives sont fréquentes grâce à la multiplicité des articulations tarsiennes et aux nombreuses gaînes synoviales périarticulaires. Sur 30 résections pathologiques relatées par Spillmann, il y a eu huit fois continuation de la maladie première. Lorsque les lésions sont bien limitées, l'opération peut donner de bons résultats, mais on a plus souvent recours à l'amputation.

Les auteurs ne s'entendent pas sur la valeur des résections traumatiques. Nous ne parlons pas de celles qui ont pour but de parer aux déviations des fractures et des luxations anciennes : elles ont donné de bien remarquables succès entre les mains de M. Verneuil; mais dans les plaies par armes à feu, tandis que nous voyons Neurdofer les déclarer utiles, Gurlt, sur 55 observations, n'en trouve pas 8 suivies de bons résultats, et Spillmann estime que la plus mauvaise jambe de bois est préférable. Il y a sans doute ici quelque exagération et nous devons faire les mêmes réserves qu'à propos des autres ostracismes prononcés contre les résections traumatiques.

III

Des luxations paralytiques du fémur.

Lorsque, dans ses *Leçons orales*, Dupuytren consacrait le terme de *luxation congénitale*, il imposait, aux diverses affections qu'il groupait sous ce titre, un nom fort dangereux et destiné à provoquer de bien stériles discussions. Ses élèves respectueux ne voulurent point sortir du cadre qu'avait tracé le maître, et, pour eux, toute luxation qui se manifestait par l'appareil symptomatique décrit par Dupuytren devait, de toute nécessité, remonter au moment de la naissance. Cependant on opposa bientôt des observations qui, par les lésions de la hanche et les troubles fonctionnels qu'entraînaient ces lésions, rappelaient absolument les luxations dites congénitales. Or les enfants qui en étaient affligés avaient marché de longs mois, souvent de longues années, avant de voir apparaître la claudication caractéristique et les signes d'un déplacement de la tête fémorale. De quel droit leur donner alors le nom de congénitales?

L'objection était trop pressante et les faits trop bien établis pour ne pas nécessiter une réponse nette. Ce fut une transaction pourtant que les partisans des luxations congénitales proposèrent. « Il est vrai, dirent-ils, que des enfants ont marché quelque temps sans boiter et que la déformation n'est survenue que plus tard ; mais ils avaient une prédisposition articulaire et des lésions originelles qui, s'exagérant par la marche, ont abouti à la luxation. Ici, comme pour les hernies consécutives à la persistance du conduit péritonéo-vaginal, nous appellerons « congénitales » non seulement les luxations qui existent lors de la naissance, mais encore celles qu'une malformation native rendra fatale dès que le sujet marchera. » Cette distinction, indiquée par Bouvier et Broca dans la fameuse discussion de 1866, fut généralement acceptée, et désormais on décrivit deux sortes de luxations congénitales, celles qui existent à la naissance et celles qui apparaissent plus tard, lorsque l'enfant commence à marcher.

Malgré la latitude que se donnaient ainsi les auteurs pour faire entrer dans les luxations congénitales celles qui ne survenaient que longtemps après la naissance, l'accord ne put s'établir, et M. Verneuil produisit bientôt des observations d'une haute importance et qui battaient en brèche l'origine *toujours* congénitale des luxations décrites par Dupuytren. Il montra que des enfants, suivis dès leur naissance, examinés à plusieurs reprises par des chirurgiens expérimentés, et déclarés par eux sans lésions du côté de la hanche, avaient été, plus tard, atteints de luxation ; que, dans ce cas, le déplacement de la tête fémorale était bien nettement consécutif à l'atrophie des muscles fessiers et pelvi-trochantériens. Il se demanda si cette atrophie et la luxation qui en était la conséquence n'avaient pas pour origine une paralysie infantile méconnue. Enfin il proposa de distraire ces faits du groupe des luxations congénitales où, jusqu'alors, on les avait placés, et d'en faire une classe à part sous le nom de luxation *paralytique*.

Les faits de M. Verneuil venaient heurter de front toutes les théories admises jusque-là ; aussi furent-ils vivement combattus dès leur origine au nom d'observations anciennes ou recueillies depuis Dupuytren. Mais tandis que M. Verneuil et ses élèves ajoutent de nouveaux cas aux premiers pour asseoir leur doctrine, les contradicteurs n'en amassent guère pour étayer la leur : le silence paraît s'être fait sur la question ; les auteurs qui en ont écrit récemment restent sur la réserve et semblent attendre pour se prononcer. Aussi croyons-nous l'heure favorable pour publier, à côté des premières observations de M. Verneuil, celles que nous avons notées nous-même. Elles montreront que si les atrophies musculaires de la paralysie infantile n'expliquent pas tous les cas de luxations dites congénitales, s'il existe bien réellement des cas de luxations qui remontent à la naissance, — et M. Verneuil lui-même en a publié un remarquable, — il est probable cependant que beaucoup ne reconnaissent pas d'autre cause : ils sont bien dus à l'atrophie des muscles de la hanche.

Les cinq observations inédites que nous allons transcrire n'ont pas toutes trait à des luxations, mais on verra que celles où il n'y a point de déplacements articulaires ne sont pas les moins faites pour entraîner la conviction. Dans le premier de nos cas, il s'agit d'un enfant qui atteint sans encombre l'âge de sept ans. Jusque-là, il a toujours marché droit ; jamais le moindre indice de luxation ne s'est révélé. C'est alors que surviennent une fièvre vive et une paralysie qui, d'abord généralisée, se localise bientôt dans les fessiers et les pelvi-trochantériens ; les autres groupes musculaires et en particulier les adducteurs de la cuisse récupèrent leur activité fonctionnelle. Cette atrophie des fessiers, cette intégrité des adducteurs a comme conséquence une luxation iliaque gauche des mieux caractérisées.

Dans notre deuxième cas, c'est à six mois qu'éclate la paralysie infantile, ou du moins les phénomènes auxquels nous croyons pouvoir donner ce nom. Les accidents qu'ils provoquent diffèrent dans chacun des membres inférieurs. Nous ne dirons rien du côté gauche, où il n'y a pas de luxation; mais, à droite, nous constatons, comme dans notre première observation, la persistance des adducteurs, qui conservent toute leur énergie tandis que les muscles de la hanche sont atrophiés. Ici encore, la tête fémorale est déplacée ; la luxation est des plus nettes.

Dans la troisième observation qui fut prise par M. Lemaître et dont malheureusement nous n'avons pu nous procurer qu'un résumé fort concis, la paralysie infantile provoque cette fois la paralysie des adducteurs et des psoas, sans altération des fessiers et des pelvi-trochantériens. Il y eut aussi luxation, mais luxation sus-pubienne et non plus iliaque, comme dans les deux faits précédents. Enfin, dans notre quatrième et dans notre cinquième observations, la paralysie infantile détermine l'atrophie de tous les muscles de la cuisse et de la hanche ; l'impotence du membre était absolue ; l'articulation coxo-fémorale relâchée jouissait d'une mobilité exagérée, mais il n'y avait pas de luxation.

A l'aide de ces cinq observations et sans même nous appuyer sur les faits déjà recueillis par les auteurs, nous pouvons étudier le mécanisme des luxations paralytiques de la hanche. Nous savons quelles sont les conditions anatomiques nécessaires pour l'équilibre de l'articulation coxo-fémorale : les surfaces en sont maintenues par la capsule fibreuse très résistante en avant, grâce au ligament de Bertin et au muscle psoas iliaque, et au contraire lâche en arrière, où la tête fémorale pourrait s'échapper du cotyle en la refoulant, si les pelvi-trochantériens ne la bridaient d'une manière efficace.

Les divers muscles de la cuisse et de la hanche agissent bien différemment sur cette articulation : ainsi les adducteurs d'une part, les fessiers et les pelvi-trochantériens de l'autre, se conduisent en véritables antagonistes. Lorsque le groupe des adducteurs se contracte, il tend à porter la tête fémorale en haut et en arrière ; il tend aussi à l'éloigner du cotyle, car, du moment qu'il attire en dedans l'extrémité inférieure du levier osseux, l'extrémité supérieure, par cela même, doit être attirée en dehors. Mais, de leur côté, les fessiers et les pelvi-trochantériens ne se bornent pas au rôle passif de soutenir et de doubler la partie postérieure de la capsule fibreuse, comme le psoas iliaque double et soutient l'antérieure : leurs insertions fixes se font en arrière, en avant et au-dessus de l'articulation ; leurs insertions mobiles convergent vers le grand trochanter, et ces muscles forment une sorte de sangle contractile dont l'activité fonctionnelle lutte contre l'effort excentrique des adducteurs et maintient appliquées les deux surfaces articulaires.

Cela dit, supposons un instant la disparition de l'un ou l'autre de ces groupes musculaires. Si ce sont les fessiers et les pelvi-trochantériens dont l'action cesse de se faire sentir, la partie postérieure de la capsule qu'ils renforcent ne sera plus contenue par la sangle musculaire; elle cèdera en arrière sous l'effort de la tête fémorale que soulèvera la tonicité des adducteurs, et la luxation finira par se produire. Si au contraire ce sont les adducteurs et les psoas qui sont atrophiés, la face antérieure de la capsule, que ne doublera plus la masse du psoas, sera refoulée par la tête fémorale : celle-ci, en effet, obéissant à la tonicité des pelvi-trochantériens et des fessiers, sera poussée en haut et en avant; la résistance du ligament de Bertin ne sera que momentanée, et la luxation sus-pubienne ne tardera pas à se produire.

Il nous sera maintenant très facile d'interpréter nos observations. Que voyons-nous dans deux d'entre elles? La paralysie infantile a déterminé l'atrophie de certains groupes musculaires de la hanche et des membres inférieurs; les pelvi-trochantériens et les fessiers sont gravement compromis; ils ont en partie disparu, et la sangle qu'ils formaient n'est plus assez énergique pour soutenir la capsule et maintenir au contact les deux surfaces articulaires; la tête fémorale obéira à la propulsion des antagonistes; or, dans l'espèce, les adducteurs sont sains; sous l'influence de leur simple tonicité, l'extrémité supérieure du fémur vient heurter contre la partie postéro-supérieure de la capsule fibreuse, qui cède peu à peu sous cette pression incessante, et la luxation iliaque ne tarde pas à se produire. Ce sont là les cas ordinaires, ceux qu'il est donné au chirurgien d'observer le plus fréquemment.

Dans notre troisième observation, la luxation s'est faite en avant; mais le mécanisme en est toujours le même ; nous n'avons qu'à changer le nom des muscles antagonistes : ici, les adducteurs et le psoas sont paralysés ; les fessiers et les pelvi-trochantériens sans contrepoids exercent leur tonicité, dont l'action a pour effet d'élever la tête fémorale et, par un mouvement de rotation, de la porter en avant ; elle vient donc heurter la capsule, qui n'est plus suffisamment soutenue depuis l'atrophie du psoas ; le ligament de Bertin a bien pu résister quelque temps, mais il a cédé à la longue, et c'est ainsi que s'est formée la luxation sus-pubienne.

Enfin, dans nos deux dernières observations, les muscles de la hanche et de la cuisse ont été frappés, et il n'y a pas de déplacement de la tête fémorale. C'est que la paralysie a été générale : non seulement les pelvi-trochantériens et les fessiers sont atrophiés, mais encore les adducteurs. L'articulation certainement ne saurait résister, la tête portée en un point refoulerait facilement la capsule relâchée et quitterait le cotyle, mais il n'y a plus de muscles capables d'exercer une action sérieuse, et les surfaces articulaires demeurent en place faute d'adducteurs pour les luxer. Le chirurgien constatera tout au plus une grande mobilité dans l'article, des mouvements exagérés, et tels dans l'une de ces observations, que le malade, facilement et sans éprouver la moindre gêne, croisait ses jambes derrière le cou !

D'après cette théorie, les muscles seuls jouent un rôle dans la luxation fémorale : les antagonistes, sans contrepoids, détruisent à leur profit l'équilibre établi dans l'articulation par la lutte de forces contraires. Aussi n'avons-nous pas besoin, pour expliquer le mécanisme de ces luxations, d'invoquer avec Bertin et Broca l'influence que la marche pourrait avoir. Chez un de ces malades, du reste, n'avons-nous pas vu que la luxation s'était faite tandis que le malade gardait encore le lit? Il avait marché jusqu'à sept ans; une paralysie infantile atrophia ses pelvi-trochantériens, et la tête fémorale fut déplacée par la seule action des muscles adducteurs. Nous n'aurions aucune répugnance cependant à admettre que, dans certains cas, la marche peut devenir une cause adjuvante; le poids du corps s'ajoute à la contraction des muscles pour faire refouler par la tête fémorale la capsule fibreuse: les ligaments sont distendus plus encore, et la luxation en est rendue plus facile.

Lorsqu'on lit la description de la paralysie infantile telle qu'elle a été tracée par Duchenne de Boulogne, ou lorsqu'on consulte les travaux plus récents de Charcot, on voit combien est raisonnable notre hypothèse, et l'on s'étonne de la vive opposition qu'elle soulève encore. La paralysie infantile se déclare surtout de six mois à trois ans, à un âge où l'enfant s'essaye encore à la marche; or, n'est-ce pas entre ces mêmes limites que le chirurgien est appelé le plus souvent à reconnaître l'existence de la luxation? Combien pourrait-on citer d'observations où la déformation articulaire fut diagnostiquée à la naissance? Bien peu sans doute! On objectera peut-être que les cas sont aussi rares où les parents signalent une paralysie infantile dans les antécédents du petit malade. Mais ne savons-nous pas que les accidents en sont souvent bien légers : les convulsions manquent presque toujours, ou sont fort passagères; la fièvre aura passé inaperçue, si même elle n'a pas fait défaut, et des parents peu attentifs ont négligé cette première phase de la maladie; ils ont été frappés par des déformations consécutives, et c'est ainsi que la paralysie infantile est écarté des commémoratifs.

Cependant, en l'absence même de cette notion étiologique, l'aspect des déformations aurait pu, dans bien des cas, ramener au diagnostic exact. En effet, les auteurs ne nous disent-ils pas « que dans la paralysie infantile l'atrophie n'est pas répandue uniformément sur tous les muscles d'un membre; elle prédomine dans certains muscles et groupes de muscles; les antagonistes de ces muscles doivent imposer à la longue des attitudes vicieuses répondant à la direction des mouvements... Ainsi se développe le pied bot de la paralysie infantile, qui est le pied bot paralytique par excellence. La laxité des ligaments est extrême, et l'on peut facilement imprimer aux diverses parties du membre paralysé les attitudes les plus forcées et rappelant celles des membres d'un polichinelle. » Telle est la description que nous trouvons dans les *Leçons* de M. Charcot *sur les maladies du système nerveux*. Nous ne faisons qu'appliquer à la hanche, à son articulation, aux groupes musculaires qui l'entourent, ce que cet auteur dit si justement pour le pied.

Nous serions même tenté d'aller plus loin dans cette voie : la paralysie infantile n'est pas la seule maladie qui entraîne l'atrophie en quelque sorte élective de certains groupes musculaires. Duchenne a décrit aussi la paralysie spinale de l'adulte, presque en tous points semblable à la paralysie de l'enfance. Ici encore, des atrophies surviennent qui pourraient bien avoir comme conséquences des luxations paralytiques, et nous n'en voudrions pour preuves que les lignes suivantes, extraites d'une observation de paralysie spinale de l'adulte recueillie par M. Charcot : « Les membres inférieurs sont amaigris dans la totalité; mais l'atrophie est surtout marquée aux cuisses, qui sont flasques et comme aplaties d'avant en arrière, tandis que les mollets sont assez pleins encore et résistants. *Les membres du bassin semblent particulièrement atteints*... Quand le malade, maintenu dans la station verticale, essaye, avec le secours d'un aide, de marcher, *on le voit à chaque pas se hancher à l'excès et incliner fortement le tronc successivement vers un côté, puis vers l'autre.* » C'est aux faits seuls qu'il appartient de répondre à la question ci-dessus posée mais nous penchons à croire que de véritables luxations paralytiques peuvent survenir dans toutes ces amyotrophies, qu'elles soient aiguës ou chroniques, qu'elles surviennent chez les enfants ou chez les adultes.

Nous aurions pu reprendre, pour les transcrire ici, les cas de luxations paralytiques déjà publiés par M. Verneuil et les observations plus récentes du Dr Dally. Mais, pour ne pas surcharger ce travail, nous préférons renvoyer le lecteur aux recueils où ces faits ont été consignés. Nous ne donnons que des observations inédites et prises, sous les yeux de M. Verneuil, par mon ami M. Méricamp, par M. Galesco et moi. Nous aurions voulu ajouter le cas de luxation sus-pubienne mentionné plus haut, mais il nous a été impossible de nous le procurer.

« Barrat, Jean, tailleur, âgé de cinquante ans, entre le 3 mai 1877 à l'hôpital de la Pitié, dans les salles de M. Gombault, pour des déformations multiples d'origine nerveuse dont le progrès incessant nécessitait son admission.

« Il nous raconte, d'après le dire de ses parents, que, vers l'âge de six mois, il fut pris de convulsions généralisées qui le laissèrent dans un état de très grande faiblesse; il ne pouvait guère remuer dans son lit; en tout cas, le membre inférieur droit paraissait complètement paralysé. A cette époque, une collection purulente se forma dans l'aine; elle fut ouverte, et nous pouvons encore en voir la cicatrice. Cependant les symptômes paralytiques ne tardèrent pas à s'amender, même dans le membre inférieur droit, à tel point que la marche devint possible; mais, vers quatre ans et demi, la progression, qui s'effectuait assez bien, se troubla peu à peu, et bientôt on put noter un raccourcissement considérable du membre inférieur droit : une forte claudication en fut la conséquence naturelle.

« Notre petit malade allait tant bien que mal sur sa jambe boiteuse : son adolescence se passa sans troubles appréciables; son état général n'était pas mauvais; les désordres musculaires ne s'aggravaient point. A vingt-trois ans, il se mariait et devint père de deux enfants dont la santé, jusqu'à cette heure, a toujours été bonne. Mais, vers trente-cinq ans, de nouveaux troubles nerveux se révèlent par des lésions profondes du côté des muscles. Le membre inférieur gauche, qui jusque-là était absolument indemne, se prend à son tour; des douleurs se déclarent dans la cuisse, et les muscles s'atrophient à tel point que leur masse fut bientôt inférieure à celle des muscles du côté droit; puis, de la cuisse gauche, les douleurs et l'atrophie passent dans la jambe et le pied droits.

Plusieurs groupes musculaires sont atteints, mais les altérations étaient restées confinées dans les membres inférieurs, lorsque, il y a quatre ans, le malade s'aperçut que son bras droit faiblissait. Dans son métier de tailleur, il ne pouvait que difficilement retourner le carreau pour l'approcher de la joue ; souvent même, dans cette manœuvre, il se brûlait l'avant-bras en laissant retomber le fer : il faut ajouter que le bord spinal de l'omoplate abandonnait la paroi thoracique par suite de l'atrophie du muscle grand dentelé. Cette atrophie, précédée de douleurs légères dans les deux épaules, se montre aussi bien à droite qu'à gauche. A l'hôpital, de nouvelles douleurs éclatent, qui siègent maintenant les unes au niveau du coude, les autres dans la région de l'épaule. La sensibilité est parfaite sur toute l'étendue des téguments.

« Lorsque l'on examine le malade dans le décubitus dorsal, on constate que le membre inférieur droit est beaucoup plus court que le gauche. Il mesure environ 9 centimètres de moins que celui de gauche au niveau de la cuisse. Mais à la hanche nous trouvons les déformations caractéristiques; le pli fessier est plus élevé que celui du côté opposé; le grand trochanter, qui fait saillie en avant, est remonté, et son bord supérieur atteint la crête iliaque; enfin l'on sent la tête du fémur qui roule dans la fosse iliaque externe au-dessous des muscles de la fesse, en grande partie atrophiés. En effet, ces muscles sont mous, flasques, incapables de se contracter par action réflexe lorsqu'on pince la peau de cette région; de quelque façon que l'on s'y prenne, on ne peut leur voir exécuter le moindre mouvement. Mais, d'autre part, si l'on met le membre dans l'abduction, le malade le reporte très facilement en dedans; l'adduction est parfaite; l'abduction spontanée et la rotation en dehors sont presque impossibles. De ces symptômes fonctionnels nous pouvons conclure que dans le membre inférieur droit, qui fut primitivement paralysé, la plupart des muscles ont recouvré leur activité, surtout les adducteurs; mais leurs antagonistes, les fessiers et avec eux les pelvi-trochantériens demeurent atrophiés.

« A gauche, il n'y a pas de luxation, mais l'atrophie musculaire y est plus étendue : si l'on fait exécuter au membre les mêmes manœuvres, on constate : 1° que les adducteurs sont paralysés, mous, sans résistance; l'on trouve que le relief qu'ils forment normalement est remplacé par une dépression; 2° que le triceps fémoral est moins volumineux, moins actif que celui du côté opposé, sans cependant être paralysé; il en est de même des muscles du mollet; 3° que les muscles postérieurs de la cuisse sont impuissants à fléchir la jambe; 4° enfin, que les muscles fessiers sont intacts : la fesse est dure, rebondie, se contracte vivement lorsqu'on en pince la peau; les mouvements d'abduction et de rotation sont des plus faciles, et d'autant plus rapides que les antagonistes des fessiers, les adducteurs sont paralysés. Nous ajouterons que le relief du psoas iliaque existe encore et forme au-devant de la capsule fibreuse une couche épaisse qui maintient la tête fémorale et s'oppose à la luxation en avant. En résumé, les muscles de la cuisse semblent avoir été tous atteints ; mais si, chez les uns, la paralysie semble complète, elle n'est que partielle chez les autres. Les fessiers et les pelvi-trochantériens sont épargnés. La tête fémorale n'est pas luxée.

« De l'ensemble de ces symptômes il serait facile de conclure que la marche doit être fort difficile. Elle est possible cependant, malgré la luxation et les atrophies musculaires ; le malade supplée au raccourcissement du membre inférieur droit par l'équinisme du pied et l'inclinaison du bassin. Nous n'insisterons pas sur ces phénomènes, pas plus que sur les autres lésions musculaires, qui nous importent peu dans le cas particulier. Nous dirons seulement que les muscles de la moitié latérale gauche de la paroi abdominale sont paralysés ; aussi la paroi paraît-elle en relief de ce côté, par suite de la pression des intestins ; les muscles du thorax sont atrophiés ; à peine les grands pectoraux font-ils encore une saillie appréciable ; les grands dentelés atrophiés ne tiennent plus appliqué contre le thorax l'omoplate, dont le bord spinal est soulevé ; les muscles du membre supérieur sont à peine marqués, et, si leur activité fonctionnelle persiste encore, elle est du moins fort affaiblie. »

Voici notre deuxième observation :

« A..., étudiant en droit, âgé de vingt-cinq ans, se présente à l'hôpital de la Pitié le 16 avril 1776, pour consulter M. Verneuil sur un trajet fistuleux qu'il porte dans la région trochantérienne du membre inférieur droit.

« Il nous raconte que, dans son enfance, sa santé était bonne, et, bien que sa constitution fût délicate et son tempérament lymphatique, il ne fit aucune maladie assez sérieuse pour que sa famille et lui en aient gardé le souvenir. Mais, vers l'âge de sept ans, il fut atteint assez violemment pour être forcé de prendre le lit. Les renseignements qu'il nous donne à ce sujet sont peu précis : un gonflement apparut presque simultanément au talon gauche, au poignet droit et dans la région hyoïdienne. En ce dernier point, la tuméfaction était telle que les parties profondes, pharynx et œsophage, furent comprimées, ce qui détermina de la dysphagie. Ce qu'il advint de ces tumeurs, nous ne saurions le dire ; mais le fait important, c'est qu'à la même époque, et tandis que notre malade était encore au lit, la fièvre s'alluma très vive, de légères convulsions se déclarèrent, puis quelques contractures. Notre malade se rappelle que les phénomènes paralytiques débutèrent par le membre inférieur gauche ; le droit fut pris ensuite ; ils s'étendirent bientôt aux membres supérieurs, et aussi bien dans le droit que dans le gauche. Les mouvements volontaires avaient en partie disparu. L'ensemble de ces accidents cloua notre malade dans son lit ; il n'en sortit qu'au bout de trois ans. Encore gardait-il, comme reliquat de sa paralysie infantile, une luxation iliaque gauche des plus manifestes.

« Lorsqu'il nous fut donné de l'examiner, voici ce que l'on constata, mais au seul point de vue de sa luxation, car nous laisserons de côté un abcès de la région pelvi-trochantérienne droite resté fistuleux et de nombreuses cicatrices, vestiges d'anciennes suppurations, du reste sans connexion aucune avec les surfaces articulaires proches ou éloignées. Dans le décubitus dorsal, on constate une inclinaison du bassin telle que l'épine iliaque antérieure et supérieure est, à gauche, moins haute qu'à droite de un centimètre et demi environ. La mensuration est des plus explicites d'ailleurs et permet en même temps de reconnaître, pour le membre gauche tout entier, un raccourcissement réel de 7 centimètres environ; le pli fessier est remonté à gauche, et l'on trouve par la palpation à travers la masse des muscles relâchés une tumeur dure et très accessible, et qui n'est autre que la tête fémorale. Elle est mobile sous les parties molles et suit les mouvements que l'on imprime au membre inférieur. La luxation n'est donc point douteuse, et la tête du fémur repose dans la fosse iliaque externe. Nous ajouterons que le grand trochanter est projeté en haut et en avant, que la cuisse est dans l'extension, que le pli fessier est plus élevé que celui du côté opposé, et qu'enfin, dans la station debout, le pied, en équinisme, fortement étendu sur la jambe, repose sur sa pointe.

« Mais il nous semble que l'intérêt de cette observation repose surtout dans l'étude des masses musculaires. Le malade peut faire exécuter à la cuisse des mouvements fort étendus de flexion et d'adduction; et les muscles qui déterminent ces mouvements paraissent avoir conservé toute leur activité fonctionnelle; mais, d'autre part, l'abduction et la rotation en dehors sont absolument impossibles, quel que soit l'effort tenté par le malade. Le membre ne peut obéir et reste inerte. Or, si l'on examine avec soin la région des muscles fessiers et pelvi-trochantériens qui devraient par leur contraction provoquer ces mouvements, on la trouve aplatie, molle, dépourvue de saillies musculaires bien nettes : il y a évidemment atrophie des pelvi-trochantériens et des fessiers. Cette atrophie ressort d'autant plus, on la remarque d'autant mieux qu'elle contraste avec la persistance fonctionnelle des adducteurs que, dans la palpation, l'on sent se contracter sous la main.

« Le malade, guéri de ses abcès, a été revu de temps à autre jusqu'au mois d'avril 1877. A cette époque, et après avoir obtenu le titre de docteur en droit, il a quitté Paris. Sa luxation est toujours dans le même état. »

Dans les deux observations suivantes, il n'y a pas de luxation de la hanche :

« Gabirona, Germain, âgé de dix-huit ans, entre le 27 août 1876 dans le service de M. Verneuil pour diverses manifestations scrofuleuses : tumeurs blanches des articulations du petit doigt de la main droite ; adénites axillaires suppurées ; engorgements ganglionnaires dans les régions sterno-mastoïdienne et sous-maxillaire ; enfin blépharite ciliaire et ophtalmie intense. Cette dernière affection surtout est pénible, et le malade souffre beaucoup de photophobie et de douleurs sus-orbitaires.

« Bien qu'il ait eu la jeunesse d'un scrofuleux, son état général était resté assez bon ; il nous raconte qu'il n'a jamais eu de grande maladie ; d'ailleurs il mange bien, dort, ne maigrit point, et, s'il ne marche pas, c'est que depuis son enfance ses deux membres inférieurs sont paralysés. Les renseignements qu'il nous donne à ce sujet sont vagues : évidemment il ne se rappelle rien, et c'est d'après les récits de ses parents qu'il nous dit avoir été pris, vers l'âge de deux ans et demi, d'une fièvre très vive et de convulsions. Il resta longtemps immobile dans son lit; tout mouvement volontaire était impossible; cependant les membres supérieurs reprirent peu à peu leurs fonctions, d'abord le gauche, puis le droit, qui acquit quelque vigueur sans jamais égaler toutefois celle du bras gauche; on peut, en effet, y constater un certain degré d'atrophie. Quant aux membres inférieurs, ils demeurèrent en l'état. Le petit malade, qui, avant ses convulsions, marchait assez bien, devint absolument impotent, et, depuis cette atteinte de paralysie infantile, il ne peut plus progresser qu'en se traînant par terre ou en s'appuyant sur des béquilles.

« Voici ce que nous avons constaté chez ce sujet : le bras droit est visiblement atrophié, mais la plupart des groupes musculaires n'en continuent pas moins à se contracter spontanément ou sous l'influence de l'électricité. Il n'en est pas de même des membres inférieurs, qui sont grêles, flasques et sans relief musculaire. Le gauche, dans sa partie la plus large, au niveau de la cuisse, mesure 39 centimètres de circonférence, 28 seulement à la hauteur du mollet; le droit, 32 centimètres à la cuisse, et au mollet 25. Il est donc moins volumineux que le gauche, et cela aussi bien dans sa longueur que dans sa circonférence; car, du grand trochanter à la malléole externe, le gauche mesure 5 centimètres de plus que le droit. Ajoutons enfin que, tandis que le pied gauche conserve sa forme naturelle, le droit est en varus équin.

« Tel est l'aspect que présentent les membres inférieurs. Nous avons déjà dit que la marche ne pouvait s'effectuer qu'au moyen de béquilles et que tout mouvement spontané était impossible. Il n'en est pas de même des mouvements communiqués : l'articulation coxo-fémorale est pour ainsi dire vague, et sa mobilité est telle que les jambes peuvent être portées dans toutes les directions, à ce point que le malade les saisit et les entre-croise derrière la nuque sans gêne et sans douleur. On dirait que la capsule, lâche et non bridée par les muscles pelvi-trochantériens et psoas iliaques atrophiés, laisse rouler librement la tête fémorale dans le cotyle et même en dehors du cotyle. Mais elle revient dans la cavité, et jamais, dans ces manœuvres, elle ne demeure en arrière, en avant, en haut, en bas, pour produire une luxation permanente.

« L'atrophie des fessiers et des pelvi-trochantériens, des muscles de la cuisse, adducteurs, extenseurs et fléchisseurs, se reconnaît facilement par l'inspection et par la palpation, mais l'exploration par les courants électriques ne saurait laisser aucun doute ; on constate en effet que si certains muscles de la jambe ou du pied sont encore contractiles, tous les muscles de la hanche et de la cuisse ont perdu leur activité fonctionnelle : ils ne réagissent pas, même sous l'influence de courants d'une grande intensité ; le malade accuse une vive douleur, et le membre reste immobile.

« L..., âgé de trois ans et demi, atteint d'une paralysie

du membre inférieur droit, est conduit par sa mère à la consultation de M. Verneuil.

« La mère nous raconte que l'enfant est venu au monde dans des conditions excellentes : il était robuste, bien conformé, sans aucune lésion, du moins apparente, lorsque, vers l'âge de seize mois et lorsque déjà il commençait à marcher, survinrent tous les signes d'une paralysie infantile : une fièvre intense s'alluma qui s'accompagna presque immédiatement de l'impuissance fonctionnelle des quatre membres. L'enfant était couché dans son lit, sans mouvement ; il ne pouvait remuer ni bras ni jambes. Peu à peu cependant la plupart de ces accidents disparurent : les mouvements revinrent dans les membres supérieurs, dans le membre inférieur gauche ; mais la paralysie se cantonna dans le droit, qui perdit rapidement son volume primitif, et, lorsqu'il nous est donné de l'examiner, deux ans après le début de l'atrophie, voici ce que nous constatons :

« L'enfant ne peut marcher : il se traîne par terre ou se relève le long des meubles, grâce à l'activité persistante du membre gauche. Mais le droit ne peut lui être d'aucune utilité. Il n'y a pas entre eux la moindre différence de longueur. Mais lorsqu'on palpe la hanche et la cuisse, on voit que les muscles de ces régions sont mous, flasques, atrophiés ; ils n'obéissent plus à la volonté et ne réagissent sous l'influence d'aucune excitation. L'électricité est complètement impuissante sur les divers groupes musculaires de cette région, fessiers, pelvi-trochantériens, extenseurs de la cuisse, adducteurs. Au travers des parties molles, les doigts peuvent arriver jusqu'à l'articulation. Les surfaces articulaires sont en place; la tête est bien dans le cotyle; mais lorsqu'on imprime des mouvements exagérés au membre, on la soulève, on l'éloigne de sa cavité de réception; on la luxe très facilement, mais ce déplacement est transitoire, et elle rentre toujours dans le cotyle. En un mot, l'articulation n'est plus bridée par la masse musculaire qui la soutenait d'habitude; aussi ses surfaces se déplacent-elles avec la plus grande facilité, en obéissant aux moindres tractions. Mais, comme celles-ci sont momentanées, la position nouvelle que prennent les surfaces est, de même, momentanée. Il n'y a plus de déplacements persistants, tels qu'en provoque la tonicité d'un groupe musculaire sans antagoniste. »

Résumons en quatre propositions fort brèves les développements qui précèdent :

1° Du groupe des luxations dites *congénitales*, il faudrait désormais distraire les luxations *paralytiques*.

2° Ces luxations succèdent aux « amyotrophies » et pourraient, comme les affections qui les provoquent, survenir à tous les âges, bien qu'elles n'aient été guère observées que dans l'enfance.

3° Pour que la luxation se produise, deux conditions sont nécessaires : d'une part, l'atrophie d'un groupe musculaire; de l'autre, l'intégrité de ses antagonistes. Si tous les muscles sont paralysés, il y aura bien un très grand relâchement, une mobilité exagérée dans l'article, mais pas de luxation.

4° A la hanche, la luxation iliaque est la plus fréquente. Elle est due à la traction des muscles adducteurs que l'atrophie des fessiers et des pelvi-trochantériens laisse sans contrepoids.

IV

Synovites fongueuses des gaînes des tendons.

Le domaine de la tuberculose s'agrandit tous les jours. A peine les travaux de Koster, ceux de Cornil, de Laveran, de Brissaud, de Lannelongue, de Kiener et Poulet, de Pollosson, eurent-ils démontré l'existence presque constante des follicules dans les tumeurs blanches articulaires, que les chirurgiens soupçonnèrent d'abord — et trouvèrent bientôt — les mêmes lésions caractéristiques dans les fongosités des synovites tendineuses. Depuis l'observation de Trélat et les recherches si nettes de Terrier et Verchère, le fait est hors de doute, et les matériaux sont assez abondants désormais pour qu'on puisse tracer une histoire de cette affection.

Les synovites tendineuses ne sont connues que depuis peu; on les confondait avec les arthrites chroniques des jointures avoisinantes ou, quand la localisation dans la gaîne était reconnue, l'on croyait à l'existence d'un cancer; il n'y a pas cinquante ans, en effet, leurs fongosités furent souvent prises pour les végétations d'une tumeur maligne, et l'on n'a pas besoin de remonter au cas célèbre de Platner pour en trouver la preuve. Chassaignac, en 1844, qualifiait de sarcome les bourgeons charnus d'une gaîne enflammée, et

H. Larrey, en 1856, commettait une errreur semblable.

Cependant il y avait eu déjà, dans la science, quelques faits bien observés. En 1851, Deville publiait un cas remarquable où l'aspect des fongosités et leur évolution étaient fort bien étudiés. La même année, on trouvait, dans la thèse de concours de Michon, quelques allusions discrètes à la synovite fongueuse des tendons; six ans plus tard, aussi dans une thèse de concours, Legouest montrait qu'il soupçonnait la vraie nature de cette affection dont la description restait toute à faire.

Il appartenait au microscope de dissiper les confusions qui existaient encore. Robin reconnut que la structure des fongosités des gaînes ne rappelait en rien celle des végétations cancéreuses, et Verneuil en démontrait la frappante analogie avec les granulations des tumeurs blanches. La thèse que, en 1858, notre maître inspira à Bidart est le premier travail d'ensemble où l'origine et la nature des synovites fongueuses des tendons se trouvent définitivement consacrées. Ses successeurs n'ont eu que peu à y ajouter.

Cette thèse ne contenait pas moins de 22 observations, dont 12 étaient complètement inédites. Grâce aux pièces que M. Verneuil avait mises à sa disposition, Bidart put faire une excellente description anatomique et montrer les lésions successives de la synovite, depuis le premier dépoli de la séreuse jusqu'à la végétation de ces masses luxuriantes qui distendent la cavité et perforent les téguments. Son étude clinique est aussi fort sérieuse et l'on possédait, dès lors, une véritable monographie sur cette affection presque inconnue jusque-là.

Son analogie avec la synovite fongueuse des articulations n'était plus discutée. Une pièce de M. Verneuil avait montré d'ailleurs que les fongosités tendineuses peuvent perforer la capsule de la jointure sous-jacente, se greffer sur la synoviale, y pulluler et créer de toutes pièces une véritable tumeur blanche. On montra plus tard la réalité de la réciproque et l'invasion de la gaîne tendineuse par les végétations nées de la séreuse articulaire. L'identité des deux affections, établie déjà par la ressemblance des produits morbides, recevait ainsi une démonstration nouvelle. Tumeur blanche et synovite fongueuse des tendons étaient désormais de même famille.

Aussi, lorsqu'on eut reconnu la nature tuberculeuse de la plupart des tumeurs blanches, lorsque Koster y eut découvert le follicule type, que Kœnig provoqua leur éclosion chez les lapins, par l'inoculation des fongosités articulaires, que Max Schüller vit se développer des arthrites tuberculeuses dans les jointures contusionnées d'animaux atteints de tuberculose expérimentale, qu'enfin Koch, Cornil et Babes eurent trouvé le bacille dans les végétations des synoviales, on se demanda bientôt si les fongosités des gaînes tendineuses n'avaient pas même structure et même origine. Lancereaux, en 1873, Labbé et Coyne, puis Bouilly, se posèrent les premiers la question que devaient résoudre l'observation de Trélat et les faits plus positifs encore de Terrier et Verchère.

Terrier et Verchère, dans un mémoire publié, en 1882, par la *Revue de chirurgie*, nous montrent, en s'appuyant sur deux observations personnelles où l'examen microscopique fut pratiqué par Gilson, que les masses fongueuses rencontrées dans la gaîne des fléchisseurs de la main gauche et de l'extenseur des doigts de la main droite de leurs deux malades, étaient probablement de nature tuberculeuse. Cependant, si la clinique était aussi affirmative que possible, l'histologie laissait encore prise à quelque doute, et ces faits, à la rigueur, pouvaient être contestés comme celui de Trélat et Latteux. « La présence de cellules géantes et l'oblitération des vaisseaux plaident en faveur d'une lésion tuberculeuse, mais l'absence de noyau caséeux, nous dit Gilson, nous force de n'admettre le diagnostic histologique que d'une manière dubitative. »

La même année, au mois d'octobre 1882, M. Terrier lit, devant la Société de chirurgie, un travail où il donne enfin la démonstration complète de la nature tuberculeuse des fongosités des synovites des gaînes des tendons. Sur des végétations de la coulisse des péroniers latéraux gauches, M. Gilson constata, dans la masse du granulome, l'oblitération des vaisseaux, la présence de cellules géantes entourées de zones de cellules embryonnaires, enfin l'existence de foyers embryonnaires dont le centre était en dégénérescence caséeuse. M. Terrier considère cette observation comme « la seule indiscutable » parce qu'elle seule présente l'ensemble des lésions qui, actuellement au moins, sont regardées comme caractéristiques de la tuberculose.

Depuis ce mémoire important de Terrier, on a recueilli quelques observations nouvelles. Mais nous citerons surtout l'excellente thèse d'agrégation de Chandelux sur les *synovites fongueuses articulaires et tendineuses*. Ce travail, remarquable à plusieurs titres, expose d'une manière fort claire et à un point de vue élevé l'histoire des fongosités des séreuses. Nous lui avons emprunté beaucoup pour cette étude, dont l'idée nous a été suggérée par une observation intéressante que nous avons récemment recueillie dans notre service à Bicêtre.

La synovite fongueuse, avons-nous vu, naît directement dans la coulisse des tendons ou y pénètre et s'y greffe par envahissement des végétations articulaires, qui perforent la capsule de la jointure et pullulent dans les tissus ambiants avant de distendre les gaînes. Le premier mode est de beaucoup le plus fréquent : c'est celui que l'on note dans les cas de Lancereaux, de Bouilly, de Trélat, dans les observations de Terrier et Verchère, et dans notre propre fait. Le second, que Bonnet avait déjà signalé, se retrouve dans les pièces examinées par Debove. N'oublions pas, d'ailleurs, que la réciproque peut être vraie. En 1856, M. Verneuil a montré, à la Société de chirurgie, une tumeur blanche provoquée par une traînée végétante, dont le point de départ était une gaîne tendineuse.

Les fongosités envahissent le plus souvent les gaînes des fléchisseurs et des extenseurs des doigts, celle des péroniers latéraux, des fléchisseurs communs des orteils et du jambier postérieur. La coulisse du jambier antérieur et des extenseurs des orteils est aussi quelquefois atteinte. Plusieurs peuvent être simultanément prises, et une observation de Bidart nous montre les altérations à la fois dans la séreuse du jambier postérieur, du fléchisseur commun des orteils et du fléchisseur propre du petit orteil; Lenoir nous cite un fait analogue. C'est donc à la face palmaire du poignet et dans les deux gouttières rétro-malléolaires du cou-de-pied que la synovite se rencontre d'habitude. Au lieu d'occuper la totalité de la gaîne, elle se circonscrit parfois et distend un ou plusieurs segments de la cavité. Terrier et Verchère ont insisté sur ce point.

Voici quelle serait l'évolution des lésions de la synovite : d'abord la séreuse se dépolit, elle se vascularise et s'épaissit. A sa surface s'élèvent des saillies longitudinales, des crêtes parallèles à l'axe des tendons et que Deville a comparées à l'arête du *verumontanum*. Elles se multiplient, se fusionnent et remplissent la cavité que distend un liquide séreux, ou filant, comme de la synovite, louche, jaune ou verdâtre, ou plus ou moins coloré par du sang et tenant en suspension des grumeaux et des débris de fongosités. Dans plusieurs observations on a noté de la matière séro-purulente, due au ramollissement des foyers caséeux.

Les tendons sont le plus souvent intacts au milieu des fongosités; ils glissent dans les masses végétantes et leur surface saine ne présente pas le moindre dépoli. Terrier, Lancereaux, Doyen, Bidart, nous-même, avons observé leur intégrité parfaite. Il n'en est pas toujours ainsi; parfois ils sont ternes, parcourus par une ligne rouge, sinueuse, due à des bourgeons charnus qui, des parois de la gaîne, gagnent le tendon et érodent son tissu. Le glissement dans la coulisse est alors plus difficile, et ce sont ces lésions arrivées à ce degré que l'on constate dans les faits de Casanou et de Deville.

Enfin les fongosités peuvent revêtir la surface tout entière du tendon, qui peu à peu se désorganise ; la perte de substance s'accroît; il existe d'abord une profonde encoche, puis une solution de continuité complète, une destruction plus ou moins totale. Les muscles, privés de l'une de leurs insertions, se rétractent et la fonction est abolie. Kyriacou, dans sa thèse de 1872, et M. Trélat ont observé ce terme ultime des altérations que produisent les fongosités.

Ces fongosités, d'ailleurs, ressemblent de tous points à celles que l'on rencontre dans les synovites articulaires. De volume, de forme et de couleur variables, tantôt rares, petites et grêles, tantôt exubérantes par leur masse mamelonnée, elles sont villeuses, papillaires, réticulaires ou arborescentes. Elles se montrent rouges, carminées, couleur lie de vin et apoplectiques, ou à peine rosées, grisâtres, semblables à du frai de poisson ou à de la chair d'anguille. Elles rappellent parfois la pulpe de groseille et il y transparaît, comme le pépin, un petit noyau, à centre jaunâtre, nodule tuberculeux en voie de destruction.

Nous n'insisterons pas sur l'histologie de ces nodules tuberculeux. Nous avons vu que l'observation de Trélat, celles de Terrier et Verchère n'étaient pas absolument démonstratives. Vint le nouveau cas de Terrier, où l'on constata les lésions caractéristiques qui, d'après lui, rendent son fait « indiscutable ». Certes nous sommes loin de nous inscrire en faux et, dans cette observation comme dans celles qu'il avait publiées précédemment, la clinique s'accordait assez avec l'aspect du tissu morbide pour permettre d'affirmer le diagnostic de synovite tuberculeuse. Cependant, à cette heure, et depuis les recherches de Martin, pour qu'un fait de tuberculose soit « indiscutable », il faut un autre critérium.

On sait, en effet, qu'il existe de fausses granulations anatomiquement semblables aux vrais nodules tuberculeux. Dans les uns et dans les autres, mêmes éléments fondamentaux, même groupement de ces éléments, même genèse apparente et même processus; le microscope ne saurait les distinguer, à quelque phase de leur évolution qu'on les examine. La forme nodulaire, l'oblitération des vaisseaux, les cellules géantes environnées de cellules embryonnaires, la dégénérescence caséeuse du centre des foyers, en un mot tout ce qui constitue la granulation tuberculeuse typique peut se développer en dehors de la tuberculose. N'a-t-on pas retrouvé le follicule dans les gommes syphilitiques? Laulanié l'a décrit autour des œufs de certains parasites et H. Martin, dans ses remarquables expériences, l'a vu envelopper les corpuscules des poudres inertes injectées dans les tissus de divers animaux. Aussi peut-on formuler cette conclusion que le nodule dit tuberculeux n'est qu'une « édification » banale due à la réaction particulière des tissus irrités par certains corps étrangers.

Mais si le microscope échoue à distinguer ces nodules, les uns simplement inflammatoires, les autres véritablement tuberculeux, l'expérimentation survient, qui nous donne un critérium « indiscutable ». H. Martin a démontré que « les inoculations en séries » peuvent résoudre le problème. L'injection de poudres inertes ou d'huile de croton provoque une éruption abondante de granulations; mais ces faux tubercules, inoculés à un autre animal, ne déterminent plus qu'une apparition fort discrète : la troisième et la quatrième inoculations restent sans effet. Lorsque, au contraire, on inocule des tubercules légitimes, l'expérience est toujours positive; l'éruption même devient de plus en plus abondante à mesure que les inoculations se multiplient. L'activité des produits semble s'accroître avec les nouveaux termes de la série.

Le corps étranger qui, dans la tuberculose, provoque « l'édification » nodulaire est donc spécifique; il fait souche dans l'organisme, il se reproduit, toujours semblable à lui-même et c'est là ce qui le distingue des corps étrangers qui déterminent l'éruption des faux tubercules. Depuis les travaux de Koch, on reconnaît ce corps pour un bacille, que l'on isole et que l'on cultive selon les procédés de Pasteur. Aussi pourrions-nous proposer comme définition pathogénique du tubercule vrai la formule suivante : la granulation tuberculeuse procède de la réaction nodulaire des tissus irrités par le bacille.

Il manque donc à nos observations de synovites tuberculeuses des gaînes l'épreuve des inoculations en séries, suivant la méthode de Villemin et de H. Martin. Cette épreuve a été faite pour les fongosités des synovites articulaires. Les expériences de Max Schüller, de Kœnig, de Hueter et de Lannelongue ne sauraient laisser aucun doute. Le résultat obtenu par eux doit nous donner d'ailleurs la plus grande tranquillité d'esprit. Les fongosités articulaires, au point de vue clinique et histologique, ressemblent trop aux fongosités des gaînes tendineuses pour que des inoculations en séries n'en démontrent pas l'identité d'origine.

Des observations publiées il ressort que les synovites fongueuses des gaînes succèdent parfois aux diverses inflammations de la coulisse tendineuse. Velpeau, Deville, Michon, en ont signalé à la suite des épanchements séreux et des synovites à grains riziformes. On les a vues encore apparaître après une injection iodée, et Cooper, dans un cas, incrimine le passage d'un séton. Mais il n'est pas démontré que ces végétations fussent tuberculeuses, et on pourrait ici avoir affaire à des fongosités inflammatoires, comme celles qui se développent dans les articulations au cours de fièvres graves, de la scarlatine, de l'infection purulente et de la blennorrhagie.

Malgré le doute émis par Follin, il faut admettre que les synovites fongueuses naissent surtout chez les affaiblis et chez les scrofuleux. Sur cinq des observations du mémoire de Terrier et Verchère, quatre ont trait à des individus en puissance d'accidents pulmonaires. Le malade de M. Terrier était aussi tuberculeux. Dans notre fait, nous n'avons trouvé ni strume antérieure, ni signe actuel de tuberculose, mais notre enfant, né avant terme, était pâle et chétif. Aussi croyons-nous, avec la plupart des auteurs, à l'influence prépondérante du tempérament.

Des causes déterminantes seront, d'ailleurs, souvent nécessaires pour éveiller la diathèse et en localiser les manifestations. Dans leurs deux observations personnelles, Terrier et Verchère signalent le traumatisme. On sait, du reste, que les synovites des gaînes sont plus fréquentes dans certaines professions qui nécessitent des mouvements exagérés des coulisses tendineuses, chez les couturières, les pianistes, les serruriers pour le membre supérieur; pour le membre inférieur, chez les facteurs et les gardiens de troupeaux. L'expérimentation prête ici son appui à la clinique, et les recherches si souvent citées de Schüller ne montrent-elles pas qu'un violent exercice ou la contusion de la jointure d'animaux à qui l'on inocule la tuberculose, provoque bientôt l'apparition d'un fongus articulaire?

Parfois cependant on ne peut trouver aucune cause déterminante appréciable. Chez notre petit malade il n'y avait pas eu de traumatisme; c'est même à la main gauche, la main peu active d'habitude, qu'apparurent les altérations. — On nous amène un petit garçon âgé de six ans, à la consultation de Bicêtre, le 17 avril 1883. Il présente à la face antérieure du poignet gauche une tuméfaction du volume d'une noix : à ce niveau la peau est mobile, la coloration normale, et la pression ne détermine qu'une douleur peu accentuée.

La mère nous raconte que, le 10 janvier, sans traumatisme antérieur, sans fatigue excessive, le poignet enfla tout à coup, et dès le lendemain l'empâtement avait gagné toute la région qu'il occupe maintenant. Il ne fallut pas plus de dix jours pour qu'il atteignît son volume maximum. Cependant, comme l'enfant se plaignait peu, que les mouvements étaient seulement gênés, les parents, rassurés d'ailleurs par le médecin, n'y prirent point garde, et ne s'adressèrent à nous qu'au bout de trois mois, lorsqu'ils virent qu'il n'y avait aucune tendance à la guérison spontanée. Voici ce que nous pûmes constater alors :

Au-dessus du ligament annulaire du carpe, on voit

une saillie hémisphérique semblable à un petit lipome sous-cutané. Elle n'adhère pas aux téguments, qui paraissent normaux. La pression est un peu douloureuse, et l'on constate une fluctuation obscure qui se transmet jusque dans la paume de la main, où existent aussi des déformations, une tumeur qui, en dedans et en dehors, envoie un prolongement vers les éminences thénar et hypothénar. Cette déformation particulière en bissac, bridée par le ligament annulaire du carpe, cette fluctuation, transmise du poignet à la paume de la main, nous paraissent caractéristiques d'une affection de la gaîne tendineuse.

D'autant que l'articulation est saine ; les mouvements en sont libres, la flexion surtout. Pour l'extension entière elle ne peut s'obtenir que si, au préalable, le malade fléchit les doigts. Encore éprouve-t-il alors une douleur assez vive. Pendant ces mouvements d'extension et de flexion des doigts on observe un va-et-vient dans la masse morbide, et l'on voit se déplacer, sous la peau, les saillies sus et sous-annulaires, et celles qui donnent sa forme conique à la base élargie du pouce.

L'obscurité de la fluctuation, la sensation de mollesse, la dépressibilité de la tumeur nous firent écarter l'idée de kyste avec ou sans grains riziformes, et le diagnostic de synovite fongueuse fut porté. Nous n'avons pourtant constaté chez l'enfant aucun signe de strume ; ni coryza, ni maladie d'yeux, ni gourme, ni écoulement par l'oreille; à peine existait-il quelques ganglions mobiles sous les téguments du cou. Mais il était né avant terme, et il est toujours resté pâle et malingre. Dans les antécédents paternels et maternels nous n'avons trouvé ni tuberculose ni syphilis.

Nous pratiquons, au-dessus du ligament annulaire du carpe, une incision de 4 centimètres environ qui traverse la peau et l'aponévrose. Une petite quantité de matière puriforme s'écoule, et des fongosités viennent faire saillie entre les lèvres de la plaie. Avec une curette nous grattons la cavité au-dessus et au-dessous du ligament annulaire; mais l'évolution de l'instrument est bien difficile dans la paume de la main, et nous ne pourrions atteindre qu'avec une nouvelle incision les végétations de la base du pouce. La valeur d'une cuillerée à café de débris est ainsi enlevée, et un tube est placé dans l'angle de la plaie, que nous recouvrons d'un pansement antiseptique.

Il n'y a pas eu de réaction inflammatoire; peu à peu la tuméfaction diminue, surtout au-dessus du ligament annulaire du carpe. Trois semaines après l'opération, le petit malade quitte l'hôpital : le poignet est à peu près revenu à sa forme primitive. Une fistule persiste cependant, par où s'écoule un peu de sérosité purulente. La paume de la main est empâtée encore, quoique bien moins qu'au début du traitement. Nous avons revu notre opéré le 28 juillet. La guérison est maintenant presque complète; la tuméfaction a disparu aussi bien à la main qu'au poignet; les mouvements sont faciles, mais la fistulette, adhérente aux tendons, n'est pas absolument tarie.

Si l'on en croyait cette observation, déjà assez insolite par le jeune âge du malade, le début de la synovite tuberculeuse serait brusque. Il n'en est rien, et d'ordinaire elle s'établit sournoisement dans la gaîne. Mais, pour exceptionnel que soit notre fait, il n'a rien qui doive nous surprendre, et l'on sait que la tuberculose, qui le plus souvent se dépose à froid, procède parfois d'une manière plus brutale et s'installe dans les tissus avec la vivacité d'un processus inflammatoire.

Lorsque les fongosités ont envahi la gaîne, la synovite se reconnaît à plusieurs caractères. D'abord elle siège au niveau d'une coulisse dont elle dessine les contours et peut suivre les prolongements. Dans les faits de Bidart, dans celui de Trélat, de Bouilly, dans le nôtre, il en était ainsi et la tumeur se montrait comme une masse allongée et molle, qui distendait la séreuse. Cet aspect se modifie suivant la région : en bissac et fusiforme, avec prolongement possible vers le pouce et le petit doigt, au niveau de la main, la tumeur est curviligne au cou-de-pied, en arrière des malléoles qu'elle embrasse dans sa concavité antérieure.

Parfois une partie de la gaîne est seule envahie et la tumeur se localise. Il en était ainsi dans les deux observations de Terrier et Verchère. Les foyers étaient disséminés ; une saillie se montre « à la partie antérieure du poignet, une autre au petit doigt, une troisième à la paume de la main sans que la séreuse intermédiaire à ces lésions présente le moindre gonflement. Jamais nous n'avons vu le gonflement envahir toute la gaîne ainsi que cela s'observe dans la synovite fongueuse classique. »

La tuméfaction est mobile. Dans les mouvements de flexion et d'extension on la voit se déplacer suivant l'axe du membre. Le doigt, posé au-dessus de la peau, sent le va-et-vient des fongosités. Mais, si le chirurgien essaye d'imprimer une translation dans ce sens, il échoue; la masse reste immobile; au contraire, pour peu que les tendons soient relâchés, on détermine très facilement des mouvements de latéralité. Et ces signes suffisent pour préciser le siège de la tumeur et son développement dans la coulisse de glissement des tendons.

Au début, la tuméfaction est régulière, mais l'inégale résistance de la gaîne, les ligaments qui la brident ont pour résultat l'apparition de bosselures et d'étranglement; de là la forme en bissac de la synovite du poignet et les saillies qui se font à sa surface. « Si les fongosités de la gaîne se développent surtout dans les parties profondes sous-jacentes au tendon, ce tendon dessinera à la surface une sorte de gouttière, en les rejetant vers chacun de ses bords où elles forment un relief considérable. » Les extrémités de la tumeur s'effilent d'ordinaire en fuseau.

La consistance de la synovite est variable. Au début, on sent sous la peau une tuméfaction assez dure; peu à peu la gaîne s'éraille, sa résistance est moindre, surtout au niveau des bosselures où les fongosités sont plus voisines de la peau. On ne tarde pas à sentir une véritable fluctuation due à la sérosité grumeleuse qui provient de la dégénérescence des foyers caséeux. A ce moment, d'ailleurs, la peau se couvre de veinosités; elle devient adhérente aux tissus sous-jacents, s'échauffe et ne tarde pas à s'ulcérer.

La marche de l'affection est essentiellement chronique. Peu ou pas de douleurs, avons nous dit; seulement gêne des mouvements. Inhabileté de la main au membre supérieur, incertitude et faiblesse du pied au membre inférieur. Cependant il est des cas où de véritables douleurs ont été ressenties non seulement à la pression, mais d'une manière spontanée, les irradiations, d'ordinaire, remontent vers la racine du membre. Bidart et Bouilly nous en citent des observations. Bidart a signalé, en outre, un cas où il existait une anesthésie très accusée, et Kyriacou, un autre où il y avait au contraire de l'hyperesthésie.

Après un laps plus ou moins long, six mois, douze mois, deux ans, sous l'influence d'un traumatisme ou sans cause appréciable, les fongosités ulcèrent la peau; une petite quantité de matière puriforme s'écoule et les végétations rouges, carminées, saignantes, apoplectiques, s'élèvent et forment un fongus d'ordinaire peu volumineux. L'orifice de la fistule s'agrandit; il se réunit parfois aux fistules voisines qui se sont creusées par le même mécanisme, et la perte de substance devient considérable. D'autres fois, c'est seulement vers la profondeur que se fait l'extension des fongosités, vers les os et les articulations.

Au milieu de ces végétations, les tendons, avons-nous vu, résistent d'habitude, mais ils peuvent se détruire. Des déviations n'en sont pas toujours la conséquence. Les tissus œdémateux, chroniquement enflammés, n'obéissent pas aux muscles antagonistes; les bouts des tendons font corps avec la masse fongueuse. La volonté ou l'électricité ne peuvent alors provoquer de mouvements dans les segments des membres mus par ces tendons, et cette constatation sera de grande importance pour le diagnostic.

On n'a jamais vu la synovite fongueuse guérir spontanément. La transformation graisseuse observée par Broca n'a pas été retrouvée. Ou le traitement a eu raison des fongosités, ou elles ont persisté jusqu'à ce que le patient ait été emporté par quelque manifestation nouvelle de la tuberculose. Sept mois après le début de la synovite, l'un des malades de Terrier et Verchère succombait à des accidents pulmonaires, et cette observation n'est malheureusement pas isolée.

On a proposé, contre la synovite fongueuse, la compression, la cautérisation superficielle, les applications irritantes sur la peau, l'ignipuncture, les injections d'iodoforme au milieu des végétations. A notre connaissance, il n'est pas une observation où ces moyens aient procuré une complète guérison.

Dans un cas dont M. Poupelle nous donne la relation, M. Verneuil a pratiqué des injections d'éther iodoformé. Avec la seringue de Pravaz on fait pénétrer quelques gouttes de cette substance au sein même des fongosités. Neuf piqûres sont faites à quatre ou cinq jours d'intervalle les unes des autres. Les résultats n'ont été que fort peu satisfaisants : « Les douleurs assez vives et l'inflammation consécutive à leur emploi ont dû faire renoncer à ces injections. »

L'extirpation compte, au contraire, un certain nombre de succès. Elle a été faite, il y a déjà longtemps, par Lenoir. Depuis, Trélat y a eu recours. Il pratiqua « la dissection lente et minutieuse du tendon » et son malade a guéri. Bouilly, dans une observation que nous avons déjà citée, notre ami Antonin Poncet (de Lyon) et Augagneur ont préféré le raclage. Après avoir largement incisé les téguments au-dessus de la tumeur, ils ont enlevé les fongosités avec la cuiller tranchante, et ces trois cas ont été trois succès. Nous-même avons eu recours à ce procédé et, bien que l'extirpation des fongosités n'ait pas été complète à la paume de la main et dans la gaîne du fléchisseur du pouce, notre petit malade a parfaitement guéri.

C'est donc la dissection ou le raclage que nous conseillerions. M. Daniel Mollière propose « la fongotripsie », « qui consiste à presser fortement avec la pulpe des pouces tout autour du trajet fistuleux, de manière à faire saillir les fongosités par l'orifice. A mesure qu'un bourgeon fongueux devient saillant, il est énucléé avec les ongles. Des pressions de plus en plus fortes étant successivement faites, on arrive à faire fondre les fongosités profondes. La fongotripsie est douloureuse.... on répète l'opération tous les cinq ou six jours..... » M. Chandelux, craignant que le grattage ne déchire certains tendons érodés, croit que la fongotripsie, « qui semble agir d'une façon moins brutale, pourrait peut-être offrir quelque avantage ». Tel n'est pas notre avis, et nous croyons la curette moins « brutale » et certainement moins aveugle que ces pressions « de plus en plus fortes ».

M. Ernest Besnier, dans une courte note qu'il nous a communiquée, nous dit : « Je traite les synovites fongueuses des gaînes des tendons, synovites qui sont bien pour moi de nature tuberculeuse, par la destruction avec le nitrate d'argent ou les flèches au chlorure de zinc. » L'éminent clinicien de Saint-Louis préfère les caustiques à l'opération sanglante qui, d'après lui, expose beaucoup plus les malades aux infections secondaires.

CHAPITRE IV

MALADIES DES VAISSEAUX

I

Traitement des anévrysmes artérioso-veineux par la méthode sanglante.

Lorsque les anévrysmes artério-veineux ont résisté aux moyens de traitement ordinaires, lorsqu'on a vu échouer la compression sous toutes ses formes et par tous les procédés, si la tumeur gêne les fonctions du membre, grossit et menace de se rompre, on a recours à la méthode sanglante. Mais un bien petit nombre d'observations ont été publiées, et pour que le chirurgien puisse formuler quelques règles précises, il faut encore des faits nouveaux, un minutieux examen, une discussion sérieuse des cas particuliers. Nous croyons donc utile d'appeler l'attention sur une opération récente de M. Verneuil ; nous la rapprocherons des faits analogues recueillis dans les auteurs, et de leur ensemble nous essayerons de tirer une conclusion pratique.

« Ledoux, dix-sept ans, taillandier, entre dans le service de clinique chirurgicale de la Pitié, le 23 mars 1882, pour une tumeur du creux poplité. Il est de bonne santé habituelle et nous ne trouvons dans ses antécédents qu'une angine couenneuse, une scarlatine et quelques accidents strumeux de peu d'importance, gourmes et blépharite ciliaire.

« Au mois d'avril 1879, jouant avec ses camarades, il se recule dans la rue pour prendre son élan et tombe sur un carreau qu'il brise. Il n'éprouva d'abord aucune douleur et put s'enfuir chez lui. On reconnut alors au jarret droit une plaie étroite et profonde par où s'écoulait une grande quantité de sang. Le père fit, avec une serviette, une compression énergique; aussi l'hémorrhagie était-elle arrêtée quand le médecin arriva. La cicatrice de la petite plaie se fit très promptement.

« Un mois et demi après l'accident, se montra sous les téguments du creux proplité, une saillie où l'on percevait un bruissement particulier. Le médecin ordonna une genouillère qui fut portée pendant un mois. La tumeur grossissant, on pratiqua la compression; le jeune homme continuait son travail et ses jeux sans éprouver ni fatigue ni douleur. Cependant, comme aucune amélioration ne se manifestait et que la tumeur grossissait sans cesse, Ledoux se décide à entrer à l'hôpital, où l'on constate ce qui suit :

« La tumeur fait sous la peau un relief de la grosseur d'un œuf de poule; elle est molle, dépressible, fluctuante et soulevée par des battements isochrones à la systole ventriculaire. Ferme et consistante dans la station verticale, elle est plus molle et assez facilement réductible dans le décubitus horizontal. Il existe un trill manifeste et un bruit de rouet caractéristique, dont le maximum s'entend vers la partie inférieure du jarret. Mais ce bruit se prolonge en bas dans les tibiales jusqu'aux plantaires et à la pédieuse, et en haut jusqu'à l'origine de la crurale, où l'on perçoit même le trill pour peu que l'on déprime assez fortement l'artère. La compression au-dessous du sac augmente l'amplitude des battements; au-dessus, elle abolit les mouvements d'expansion et fait disparaître le bruissement, mais sans amener l'affaissement de la tumeur.

« Tout le système veineux du membre inférieur droit est très dilaté ; la saphène interne peut être suivie, de son origine à sa terminaison, sous forme d'un cordon brunâtre, saillant et dur; la peau est pigmentée de ces taches jaunes dépendant de varices profondes (Verneuil). Ongles et poils normaux. Le compas d'épaisseur donne, au niveau du mollet, du côté droit, 2 centimètres et demi de plus que du côté gauche. Ces caractères ne pouvaient laisser aucun doute; il s'agissait évidemment d'un anévrysme artério-veineux, à parois minces et à contenu purement liquide sans doute.

Le traitement fut commencé. La compression directe avec des morceaux d'amadou maintenus par des bandes de toile ou de caoutchouc est essayée à trois reprises du 2 au 23 avril, mais sans le moindre succès. Il y a bien disparition momentanée de l'expansion et du bruissement, mais ces symptômes reparaissent en moins d'une heure et les tentatives ne peuvent être répétées, car il survient du purpura et des excoriations des téguments. Le bandage ouaté, appliqué avec le plus grand soin, ne réussit pas mieux, et l'on doit abandonner toute tentative de ce genre. Or, comme l'anévrysme progresse, il faut tenter une opération radicale.

Le 17 mai, le malade étant chloroformé, on applique la bande d'Esmarch. M. Verneuil pratique une incision curviligne à convexité interne et dont les deux extrémités dépassent les limites de la tumeur. La poche apparaît et sa surface est dégagée des muscles qui l'enveloppent en partie. Elle est ovoïde, à grand diamètre vertical, les parois en sont bleuâtres et légèrement bosselées. Grâce à un nouveau débridement de la peau, on atteint l'orifice inférieur de l'anneau du 3ᵉ adducteur; on voit alors que la poche se continue par la veine encore variqueuse dont elle n'est qu'une large dilatation. Derrière est l'artère, dont le calibre est normal. Artère et veine sont solidement étreintes, en ce point, par deux fortes ligatures.

En bas, la recherche du vaisseau est plus délicate; l'incision primitive doit être étendue. La veine, tortueuse, ampullaire, s'enfonce profondément entre les deux jumeaux vers l'anneau du soléaire, et là se divise en deux branches. C'est donc deux ligatures veineuses que l'on doit pratiquer. L'artère est saisie à son tour et liée sans beaucoup de peine. L'incision de la peau, après ces débridements successifs, mesure 18 cent. environ.

Le sac qui, nous l'avons déjà dit, n'est qu'une dilatation de la veine, se présente alors sous forme d'une tumeur bleuâtre, bosselée et distendue par le sang. La persistance du sang dans le sac s'explique parce que, en ischémiant le membre, on avait évité d'appliquer la bande de caoutchouc sur la tumeur, dans la crainte de déplacer quelques caillots et de créer ainsi des embolies veineuses. La poche ne présente plus ni expansion, ni battements, ni bruit de rouet, ni *trill*, mais on la vide en partie par la compression, et dès que celle-ci cesse, on la voit se remplir de nouveau assez rapidement. Il est hors de doute que des vaisseaux l'alimentent encore et dès lors pourraient rétablir les conditions primitives de la phlébartérie.

Aussi, après beaucoup d'hésitation, M. Verneuil, qui, la quintuple ligature posée, avait un instant considéré l'opération comme terminée et avait déjà enlevé la bande d'Esmarch, se décide à ouvrir le sac. Ayant fait établir la compression digitale dans le triangle de Scarpa, il donne un coup de pointe dans la tumeur. Aussitôt jaillit un flot de sang veineux qui ne s'arrête pas. La poche étant ouverte dans toute sa longueur, on voit le sang sourdre par plusieurs orifices, embouchures des veines articulaires et musculaires venant se rendre naturellement dans la veine poplitée métamorphosée en sac anévrysmal. L'hémorrhagie devient inquiétante, d'autant plus qu'au sang noir vient se mêler un courant artériel. M. Verneuil arrête le sang par la compression directe au fond de la plaie et s'empresse de faire remettre la bande d'Esmarch.

Procédant alors avec lenteur, on cherche à découvrir et à isoler successivement ces veines avant leur entrée dans le sac. On saisit ainsi en dehors de ce sac et sur différents points de sa surface quatre vaisseaux assez volumineux. Le lien élastique étant momentanément desserré, on constate que l'hémorrhagie est fort atténuée sans être encore tarie : le filet de sang artériel persiste. Avec une aiguille de Deschamps, M. Verneuil passe enfin un fil solide au-dessous de la tumeur, profondément, entre l'artère et le fémur, et lie tous les tissus compris dans l'anse. Cette ligature en masse produit l'effet désiré : le sang rouge ne sort plus ; il ne reste qu'à étreindre quelques petits vaisseaux artériels et veineux sur différents points de la plaie pour arrêter tout écoulement. Puis cette large blessure anfractueuse, contusionnée, déchiquetée par ces laborieuses recherches, est lavée à l'acide phénique ; les ligatures sont disposées en deux faisceaux, les lèvres de l'incision rapprochées sans effort et surtout sans suture, et le membre tout entier est enfermé dans un appareil ouaté d'Alphonse Guérin. On a soin de laisser les orteils à découvert pour surveiller la circulation du membre.

Les choses marchèrent favorablement tout d'abord ; les douleurs passèrent vite, mais s'irradiaient souvent encore dans le pied et la partie postérieure de la jambe, annonçant ainsi une irritation du nerf tibial postérieur. La fièvre traumatique fut très légère et la circulation parfaite dans le pied. Lorsque, vers le dixième jour, le premier appareil ouaté fut enlevé, la suppuration était bien établie ; les parois du sac étaient sphacélées et se montraient au centre de la plaie sous forme de lambeaux flottants noirâtres. Le second pansement ouaté fut enlevé dans les premiers jours du mois de juin ; la plaie était large encore, mais de belle apparence ; un certain nombre de ligatures se détachaient déjà. En raison de l'abondance de la suppuration, on appliqua un pansement antiseptique simple.

L'état général était excellent, point de fièvre, peu de douleurs, appétit, sommeil ; le malade, fort impatient, s'agitait beaucoup dans son lit et au moment des pansements cherchait toujours à détacher les ligatures pour hâter sa guérison. C'est sans doute à une manœuvre de ce genre qu'il faut attribuer une forte hémorrhagie qui survint le 8 juin et ne put être réprimée que par une cautérisation profonde, pratiquée avec le thermocautère par un des internes du service.

La marche de la cicatrisation reprit bientôt son cours régulier; mais, le 15 juin, la plaie prit un aspect grisâtre, se recouvrit d'un enduit diphthéroïde, et l'on vit apparaître tous les signes généraux et locaux d'une lymphangite. La pulvérisation phéniquée, appliquée plusieurs heures par jour, modifia rapidement la plaie, mais n'empêcha ni la diffusion de la lymphangite soit vers l'aine, soit vers les orteils, ni les retours de la fièvre. Il fallut près de trois semaines pour voir se terminer cette complication qui causa d'assez vives inquiétudes.

A cette époque, en effet, l'eschare de la cautérisation hémostatique n'était pas tombée, et trois ligatures tenaient encore. D'un moment à l'autre, surtout avec les ascensions brusques de la température, on pouvait donc craindre le retour d'une hémorrhagie secondaire. Les veines sous-cutanées, très variqueuses, rampant dans le foyer de la lymphangite, étaient également exposées à une phlébite qui se serait facilement propagée aux veines profondes. Un jour enfin, la tuméfaction était si considérable au niveau du mollet, qu'on chercha avec attention s'il n'y avait pas là quelque collection purulente diffuse.

Heureusement ces menaces ne se réalisèrent point, et

l'on eut à lutter seulement contre un petit accident dont on ne triompha qu'avec peine : dès que l'hémorrhagie secondaire eut fait adopter le pansement antiseptique ouvert, le membre avait été placé commodément sur un coussin où il reposait par la face interne. Bientôt on remarqua que les fléchisseurs de la jambe mis à nu au fond de la plaie se rétractaient lentement et tendaient à fixer le genou à angle droit. Comme l'établissement de cette attitude eût été très fâcheux pour l'usage du membre et très difficile à combattre après cicatrisation de la plaie poplitée, on dut maintenir le membre dans l'extension. On y parvint, non sans peine, avec une attelle de fil de fer appliquée à la face antérieure de la cuisse, du genou et de la jambe, et maintenue tant bien que mal avec des lacs circulaires, que la peau envahie par la lymphangite supportait malaisément.

Il est bon d'entrer dans tous ces détails pour montrer combien la cure fut minutieuse, et à quel prix on obtint une guérison sur laquelle il n'aurait pas été prudent de compter quinze années auparavant. Enfin, le 15 août, tout marchait assez bien pour permettre à Ledoux d'aller à Vincennes achever sa convalescence.

Le malade vint revoir M. Verneuil, et voici la fin de cette observation telle qu'elle a été prise par notre maître lui-même :

« En août, la plaie réduite à de petites dimensions et tout à fait superficielle n'était point encore complètement fermée ; les mouvements du genou étaient limités, le membre manquait de solidité et la marche ne s'effectuait qu'avec le secours des béquilles. A la fin de septembre la guérison semblait achevée; la cicatrisation était parfaite et les muscles avaient repris leur force. En octobre, la plaie se rouvrit partiellement. Ledoux vint passer quelques semaines dans mon service. La cicatrisation se fit encore une fois, et depuis ne s'est plus démentie. J'avais prescrit un bas lacé en tissu élastique, allant de la ligne métatarso-phalangienne au tiers supérieur de la cuisse. L'enfant retourna chez lui en novembre.

« A notre dernière entrevue, fin février 1883, voici ce que j'ai constaté. Le développement physique, l'état général, n'offrent rien à désirer. Il n'existe aucune douleur dans le membre affecté, aucune gêne dans le jeu des articulations, à peine une diminution dans le volume et l'énergie des muscles, comparé au membre sain. On constate une diminution de volume au niveau du mollet, un certain empâtement, au contraire, au niveau de la moitié inférieure de la jambe. La peau est un peu violacée. Le réseau des veines superficielles est manifestement dilaté, mais les serpentins variqueux n'ont pas un volume considérable. A peine la pression sur l'extrémité inférieure du tibia dénote-t-elle un léger œdème sous-cutané.

« La cicatrice poplitée est encore assez fortement adhérente; elle commence toutefois à se mobiliser et à se détacher un peu des parties profondes; on ne sent aucun battement artériel au-dessous d'elle. La palpation n'en est point pénible. La seule défectuosité réside dans un trouble de la marche. Ledoux peut rester debout fort longtemps et parcourir sans difficulté 5 à 6 kilomètres sans se reposer; mais, au bout d'un certain temps, le pied s'engourdit, et une sensation plus désagréable que douloureuse se manifeste au niveau de la ligne métatarso-phalangienne, c'est-à-dire au lieu dit talon antérieur.

« L'explication en est facile à donner. Lorsqu'en effet on commande les mouvements des orteils, on s'aperçoit que leur flexion reste tout à fait incomplète et que dans la marche leur pulpe n'arrive pas à toucher le sol. Ils sont dans l'état où les mettrait une contracture de leurs extenseurs. Il en résulte que dans la marche tout le poids du corps, au moment de l'élévation du talon, porte exactement sur la ligne métatarso-phalangienne, et qu'on voit apparaître ces troubles que M. Nepveu a bien décrits dans une note sur l'atrophie du talon antérieur du pied.

Cette paralysie incomplète des fléchisseurs des orteils est manifestement due à une lésion du nerf tibial postérieur, remontant à l'époque de l'opération et due au voisinage du nerf et de la vaste plaie opératoire. L'existence des troubles trophiques d'origine nerveuse, siégeant dans ce membre, est encore démontrée par le développement d'un ongle incarné au côté externe du gros orteil du côté malade. Je ne sais si ces légères traces de notre opération persisteront ou tendront à s'effacer, mais j'ai conseillé de donner, en tout cas, à Ledoux une certaine éducation en vue d'une profession sédentaire. Quant au patient lui-même, il est aussi satisfait que possible de son état. »

L'hésitation de M. Verneuil, au cours de l'opération, marque bien la difficulté de choisir entre deux méthodes également pratiquées et qui, l'une et l'autre, présentent de réels avantages. Faut-il ouvrir le sac, ou doit-on, après avoir lié les vaisseaux, respecter l'intégrité de la poche? Pour mieux répondre à cette question délicate, nous allons tâcher de résumer brièvement toutes les observations de ce genre que nous avons pu recueillir dans les auteurs.

Elles sont au nombre de vingt et une, y compris le cas de M. Verneuil et un fait de Velpeau cité par Follin, mais dont nous n'avons trouvé que la sommaire indication sans détails suffisants. Treize fois le sac a été ouvert et voici dans quelles circonstances : Auguste Bérard, pour un anévrysme artério-veineux du pli du coude, incise la poche d'où s'échappe un sang fluide mêlé à une grande quantité de caillots fibrineux. Il alors cherche le bout supérieur de l'artère qu'il rencontre derrière la paroi fibrineuse du sac, et qu'il isole de la veine interposée à l'artère et au sac. Le sang reflue par le bout inférieur qu'il veut lier aussi, mais les tissus périphériques étaient épaissis, indurés et rouges Il dut comprendre l'artère et la veine dans un même nœud, et, pour les saisir, il fallut, par leur embouchure dans le sac, pénétrer un stylet le long de leur trajet. Au bout de six semaines, la guérison fut complète, sans incident d'aucune sorte. L'ouverture du sac eut ici comme avantage d'évacuer les caillots, et de faciliter la recherche des vaisseaux perdus dans des tissus enflammés.

Le fait de M. Richet rappelle, par plusieurs détails, l'observation précédente. Il s'agit encore d'un anévrysme artério-veineux du pli du coude. La compression avait été inefficace. Après ligature préalable de l'humérale, à quelque distance au-dessous du sac, le chirurgien ouvre la poche, mais il jaillit un flot de sang rutilant qui semble provenir de tous les points de l'anévrysme. Nouvelle ligature du bout supérieur de l'artère, mais cette fois, immédiatement au-dessus du sac : le sang continue à affluer. On cherche à étreindre le bout inférieur long à peine de 3 millimètres, par suite de sa bifurcation précoce. Avec des difficultés sans nombre, on parvint à saisir, au milieu de tissus indurés, comme cartilagineux, et en se guidant sur des stylets introduits par le sac dans le trajet des vaisseaux, les artères et leurs veines correspondantes que le même nœud oblitère. Malheureusement il y eut des hémorrhagies secondaires, que tarit la seule ligature de l'axillaire. Le malade mourut de septicémie.

Ollier, pour un anévrysme de la même région, fait une incision au niveau de la tumeur : il pratique d'abord la ligature du bout supérieur; les battements persistent; il isole le sac, le dissèque avec soin et l'enlève. « Dans ce temps de l'opération on eut un jet de sang noir provenant d'une veine profonde, et deux jets de sang rouge, l'un du bout inférieur, l'autre d'un artère collatérale. Il y eut donc trois ligatures à poser. » Le malade guérit. Thorndyke en agit ainsi pour un anévrysme artério-veineux de la radiale. Il lia les vaisseaux et extirpa le sac; mais il y eut des hémorrhagies secondaires malgré l'emploi du Lister, et le malade mourut. Tout récemment (1882), Wahl extirpa, par un procédé analogue, un anévrysme des gros vaisseaux de la cuisse. L'opération paraît avoir été facile ; le sujet guérit.

En 1854, Nélaton eut à traiter une varice anévrysmale du jarret. « La résolution fut prise d'ouvrir largement le sac et de lier les deux bouts de l'artère ainsi que la veine. » Ainsi fut-il fait; mais il manque malheureusement les détails de l'opération, et ils eussent été fort instructifs, car celle-ci ne dura pas moins d'une heure et demie, bien qu'il n'y ait eu « aucun accident ». Des hémorrhagies secondaires emportèrent le malade.

Nous devons à l'obligeance de notre ancien collègue d'internat, Édouard Martin, de Genève, une autre observation de Nélaton, encore inédite, et nous la résumons rapidement. Il s'agit d'un anévrysme artério-veineux de la cuisse droite consécutif à un coup de feu reçu pendant la guerre de 1870. Le frémissement et l'expansion apparurent peu de jours après la blessure, et, au bout d'un mois et demi, la tumeur avait fait de tels progrès, malgré la compression, que l'opération est décidée; elle est pratiquée par MM. Nélaton, Denonvilliers et Maurice Reynaud, assistés de MM. Bernutz et Lannelongue.

On fait, sur le trajet de l'artère fémorale, une incision dont l'extrémité supérieure atteint le sommet du triangle de Scarpa. On arrive, avec précaution, sur le vaisseau qu'on isole; l'artère est liée. A ce moment survient une hémorrhagie abondante qu'on attribue à une collatérale et on pratique une deuxième ligature de la fémorale à 2 centimètres au-dessus de la première. On fait donc, en sens inverse, ce que nous avons lu dans l'observation de M. Richet. L'incision est ensuite prolongée sur le sac jusqu'à l'anneau du troisième adducteur. La poche est fendue; on en évacue les caillots, et l'on reconnaît le bout inférieur de l'artère qu'un fil étreint sans grande difficulté. Le nœud supérieur et le nœud inférieur ne sont guère distants que de 4 centimètres.

Mais une hémorrhagie se déclare, qui provient du bout inférieur de la veine fémorale dilatée; on la lie et l'écoulement s'arrête. On remplit la plaie de tampons de charpie sur lesquels on exerce une certaine compression au moyen d'une bande roulée. Du huitième au dixième jour les fils tombent, mais une suppuration fétide s'établit. Le deuxième jour surviennent des hémorrhagies secondaires, que l'on arrête difficilement par des cautérisations profondes et des applications de perchlorure de fer; l'écoulement se reproduit à plusieurs reprises; il affaiblit le malade qui succombe le 4 décembre, treize jours après l'opération.

Annandale a pratiqué deux fois, en 1875, une opération analogue. Il croit être le premier qui ait lié les deux bouts de l'artère et les deux bouts de la veine, puis ouvert le sac, comme Dupuytren l'avait proposé. Breschet semble avoir mis cette idée à exécution; nous n'avons pu trouver l'observation de ce cas, dont la vague mention existe dans plusieurs Mémoires. Pour un anévrysme artério-veineux du creux poplité, Annandale place un tourniquet à la partie supérieure de la cuisse. Il dénude le sac et fait, à son centre, une incision juste assez grande pour donner passage à la pointe de son index qui explore la profondeur de la poche. Le doigt est retiré progressivement; mais une abondante hémorrhagie se déclare, qu'on combat par un lien élastique placé à la racine du membre.

Le sac est alors fendu dans toute sa longueur, et l'on aperçoit les orifices du vaisseau; on introduit des sondes dans leur lumière; l'artère et la veine sont isolées avec soin, et on place une ligature sur chacune d'elles au-dessus et au-dessous du sac. On enlève alors le tourniquet et la bande élastique ; une artère et une veine donnent du sang, on les lie au catgut et l'on met un pansement de Lister. Annandale, qui a pratiqué une seconde opération par la même méthode, la recommande chaudement. Elle aurait pour avantage de clore certainement l'orifice entre l'artère et la veine, et de conjurer l'hémorrhagie veineuse.

Roux, qui a opéré six anévrysmes artérioso-veineux par la méthode sanglante, n'a ouvert qu'une fois le sac. Il s'agissait, dans ce cas, d'un homme de trente-cinq ans qui, après une saignée malheureuse, vit se dévevelopper sur le bras gauche une varice anévrysmale, dont le volume augmenta progressivement malgré l'emploi de la glace et de la compression. « Le sac est mis à nu et largement ouvert ; un flot de sang jaillit aussitôt ; on enlève rapidement un caillot volumineux et l'on aperçoit nettement le bout supérieur de l'artère sur lequel on applique une ligature. La compression axillaire est alors suspendue ; on ne tarde pas à voir un jet de sang artériel qui décèle le bout inférieur. Une seconde ligature est appliquée sur ce point ; puis on en place une troisième sur un autre point par où le sang continuait à couler en petite quantité. Alors on nettoie la plaie et l'on s'assure que l'écoulement est complètement tari... Tout marche de la manière la plus simple... Le malade, complètement guéri, ne tarde pas à quitter l'hôpital. »

Lorsqu'on cherche, dans ces premières observations, pour quels motifs les opérateurs ont ouvert le sac, outre la réminiscence de la méthode ancienne, on trouve deux raisons dont la valeur est, selon nous, discutable : d'abord l'évacuation de caillots contenus dans la poche dont l'inflammation pourrait être le point de départ de suppurations phlegmoneuses ; puis l'extrême difficulté de reconnaître parfois, au milieu de tissus indurés par la présence de la tumeur et sous la nappe sanguine qui les voile pendant l'opération, le bout supérieur et surtout le bout inférieur des vaisseaux.

Le premier point n'a pas, dans l'anévrysme artério-veineux, l'importance qu'il a dans l'anévrysme artériel ; les caillots sont toujours moins épais, moins abondants, lorsqu'ils existent, — car on n'ignore pas qu'ils font souvent défaut, et toute une variété, la phlébartérie avec ou sans dilatation de la veine, y échappe à peu près complètement. C'est ainsi que, dans l'observation de M. Verneuil, nous n'avons vu, sur la paroi lisse et bleuâtre de la poche, ni strates fibrineuses, ni concrétion cruorique.

Et puis, avec la méthode nouvelle de pansement, cette considération a beaucoup perdu de sa valeur. Tout corps étranger, dans une plaie septique, était prétexte à suppuration interminable, à phlegmons diffus, à infection putride et à hémorrhagie secondaire. La ouate et l'acide phénique nous débarrassent de ces accidents, et si les caillots n'étaient pas évacués, on verrait certainement la poche se rétracter peu à peu et disparaître, comme le sac des anévrysmes artériels après la ligature par la méthode d'Anel.

La seconde raison qui militait encore en faveur de l'ouverture du sac a perdu aussi sa force. Certainement il restera toujours difficile de trouver, au milieu de tissus condensés, « épaissis, rougis, comme cartilagineux », des vaisseaux dont la tumeur anévrysmale a changé les rapports. Nous avons vu que M. Richet et Auguste Bérard y passèrent un long temps, et qu'en fin de compte ils n'y parvinrent qu'après ouverture du sac ; ils purent alors introduire une sonde dans l'ouverture du vaisseau et reconnaître leur trajet. Mais aujourd'hui, avec la bande d'Esmarch, une dissection minutieuse, dans des tissus exsangues, ne permettra-t-elle pas le plus souvent de saisir les vaisseaux à leur émergence du sac?

S'il n'y avait donc à invoquer que ces deux arguments en faveur de cette ouverture, nous croyons que la méthode risquerait de céder le pas au procédé de la double ligature. Il faudrait suivre alors le précepte de Roux : « On doit traiter l'anévrysme artério-veineux comme on traite une plaie artérielle ; on lie le vaisseau immédiatement au-dessus et au-dessous du point où il communique avec la veine. » On peut alors négliger la poche, qui perd sa qualité d'anévrysme pour prendre tout au plus la valeur d'une ampoule variqueuse, lésion sans gravité actuelle ou lointaine. Cette méthode de la double ligature artérielle du sac a, comme avantage, la rapidité de l'exécution et l'absence de délabrement.

Nous en avons recueilli huit observations, dont cinq appartiennent à Roux. Une première fois, il s'agissait d'un jeune homme de vingt-six ans sur lequel avaient échoué, pendant six années, tous les modes de compression pour une varice anévrysmale du bras gauche. Les téguments furent incisés au pli du coude, sur le trajet de l'artère, et les veines écartées : on ne voulait ni les ouvrir, ni les comprendre dans les ligatures. Deux fils sont placés sur l'artère, l'un au-dessus, l'autre au-dessous de l'ouverture anastomotique. Malgré les précautions prises, des veines furent transpercées. « C'est pour cela, sans doute, qu'alors que je croyais tout terminé parce que j'avais soumis l'artère à une double étreinte, il m'a fallu placer soudain une troisième ligature ; je l'ai mise sur des veines seulement d'où coulait en masse une assez grande quantité de sang. C'est pour cela, sans doute aussi, que le soir même s'est déclarée une hémorrhagie assez abondante, mais qui n'était que veineuse et qui a cédé heureusement à la substitution d'un appareil légèrement compressif à l'appareil simplement défensif ou contentif qui avait été mis en premier lieu sur le membre. » Les suites de l'opération furent remarquablement simples. Cependant la cicatrisation totale n'était obtenue qu'au bout de six semaines.

En 1831, Roux fut moins heureux pour un anévrysme artérioso-veineux du pli du coude gauche, datant de dix-huit mois. La doctrine était encore mal assise, et il eut d'abord recours à la méthode de Hunter. L'insuccès fut absolu. Un an et demi après cet échec, il tenta, chez le même malade, la double ligature. « Les difficultés furent grandes : elles dépendaient principalement de ce que les veines, très larges, très adhérentes les unes aux autres et à parois très épaisses, formaient un réseau inextricable que je ne pus parvenir à soulever pour découvrir l'artère ; et de ce que celle-ci, bien qu'elle reçût par des collatérales le sang qu'elle transmettait aux veines, avait perdu de son calibre naturel par le fait de la ligature qui avait été pratiquée au milieu du bras dix-huit mois auparavant, et ne pouvait être reconnue que par de faibles battements. Ce fut donc après bien des manœuvres minutieuses et en m'abandonnant un peu au hasard, que je parvins à engager des ligatures tant au-dessus qu'au-dessous de l'ouverture anastomotique de l'artère avec les veines. » Au bout de huit jours commença la série des hémorrhagies secondaires. L'amputation du bras devint nécessaire, et la mort survint au bout de cinq jours, quatorze jours après l'opération de la double ligature.

Nous nous contenterons de copier le sommaire de trois autres observations de Roux, non qu'elles manquent d'intérêt, mais elles ne nous donnent aucun élément nouveau sur le point particulier que nous étudions ici. « Varice anévrysmale du pli du bras, suite de saignée. Double ligature au-dessus et au-dessous de l'orifice de communication. Gangrène du membre. Amputation du bras. Hémorrhagie consécutive. Ligature de l'artère humérale à sa partie supérieure. Guérison. » — « Deux cas de varice anévrysmale, suite de saignée. Opération par la double ligature au-dessus et au-dessous de l'orifice de communication. Succès complet dans les deux cas. »

Voici d'autres observations : Malgaigne « lia successivement, à travers deux incisions séparées, l'artère humérale au-dessus et au-dessous du sac; il n'y eut aucun accident et, vingt-deux jours après, la guérison était complète. » « Il est important, ajoute Malgaigne, de commencer par le bout inférieur afin d'être toujours dirigé, dans la seconde ligature, par le battement de l'artère. » Spence, en 1875, lia, comme Malgaigne, mais il est vrai, par une seule incision, l'artère au-dessus et au-dessous du sac, sans s'occuper de la veine. La guérison fut obtenue.

Malgaigne répéta une seconde fois à peu près la même opération, mais il fut moins heureux. Il s'agissait d'un anévrysme de la fémorale : la compression ayant échoué, le chirurgien incise sur le trajet des vaisseaux, arrive sur l'artère et pose une première ligature après s'être assuré que la compression, au niveau du fil, fait cesser tout bruit anormal. Il allonge alors l'incision par en bas et suit les vaisseaux jusqu'au troisième adducteur, où il place une seconde ligature sur l'artère, toujours en respectant la veine. La réunion immédiate ne fut pas obtenue ; il y eut des hémorrhagies et le malade mourut; mais il est probable qu'avec nos pansements actuels cette opération aurait réussi.

Aujourd'hui, ce n'est ni l'existence des caillots, ni même la plus ou moins grande difficulté de trouver les vaisseaux qui, dans certains cas déterminés, nous commandera l'ouverture du sac pour un anévrysme artérioso-veineux. Une observation de Norris et le fait de M. Verneuil nous révèlent une condition particulière qui nécessite ce complément d'opération.

Que voyons-nous dans l'observation de M. Verneuil? Le sac veineux cachait, sous son ampoule fusiforme, l'artère, qui ne devenait accessible, en bas et en haut, qu'au point où la tumeur se rétrécissait, c'est-à-dire au moment où la veine reprenait à peu près son calibre normal. On ne pouvait donc placer les ligatures que fort loin l'une de l'autre, et les fils isolaient un segment vasculaire d'au moins 8 centimètres, où des collatérales volumineuses, entre autres les articulaires, dilatées au surplus par les troubles circulatoires inhérents à tout anévrysme, ramenaient, par un courant plus ou moins rapide, une certaine quantité de sang. La double ligature artérielle n'aurait pas atteint son but ; à elle seule elle eût été à peu près illusoire, et l'anévrysme artérioso-veineux se serait rapidement reproduit.

Nous n'en voudrions pour preuve que le courant de sang rouge observé par M. Verneuil après l'ouverture du sac. Sans doute il n'avait pas suffi pour ramener dans a tumeur le bruit du souffle, l'expansion et le frémissement ; mais déjà la poche était dure, tendue ; elle se vidait avec peine et se remplissait assez vite. Certainement une notable quantité de sang artériel se mêlait au sang veineux, et la réapparition des symptômes caractéristiques n'était qu'une question de temps.

N'en fut-il pas ainsi, d'ailleurs, dans le cas partout cité de Norris? En 1862, il appliqua la méthode de la double ligature pour un anévrysme variqueux du pli du coude. Les battements s'arrêtèrent aussitôt après l'opération ; mais la poche était dure, résistante, et la compression ne l'affaissait que difficilement. Au neuvième jour, l'expansion reparut « parce qu'une collatérale importante aboutissait à l'artère entre les deux ligatures ». Le surlendemain Norris se décida à ouvrir le sac ; il lia les deux bouts de la veine et de l'artère qui pénétraient dans la poche. Il fit donc, mais en deux temps et à plusieurs jours d'intervalle, l'opération pratiquée par M. Verneuil.

Aussi pensons-nous qu'en pareil cas la décision de M. Verneuil est la seule à prendre. Sans doute, s'il se fût arrêté après la ligature des deux bouts de l'artère et de la veine, l'opération eût été plus brillante et moins longue, les délabrements se fussent trouvés moins étendus. Mais à cette heure, avec nos pansements, cela compte pour peu. Nous ferons remarquer, d'ailleurs, que si la bande d'Esmarch n'eût pas été retirée avant l'ouverture du sac, on aurait évité le grave épisode de cette hémorrhagie menaçante, conjurée seulement par le sang-froid du chirurgien. Avec l'ischémie préalable l'opération fût restée délicate, mais non dangereuse.

Voilà pourquoi nous croyons pouvoir résumer les développements ci-dessus par les deux propositions suivantes :

1° Lorsque le chirurgien peut assez rapprocher les fils pour que le segment oblitéré ne reçoive pas de collatérale importante, l'opération de la double ligature artérielle, sans ouverture du sac, nous semble parfaitement indiquée;

2° Lorsque, au contraire, des collatérales importantes ramènent dans le segment oblitéré assez de sang pour distendre le sac, il faut lier les vaissaux afférents et efférents, ouvrir la poche et chercher les embouchures des collatérales que la bande d'Esmarch permettra de saisir sans danger d'hémorrhagie.

II

Angiome caverneux en communication directe avec la veine jugulaire interne.

Les angiomes sous-cutanés sont mal connus : leur anatomie pathologique, leur symptomatologie même est encore incomplète, et, malgré les remarquables travaux accumulés depuis J.-L. Petit, il est des cas où le diagnostic est obscur. Nous venons d'étudier une tumeur de ce genre, à l'Hôtel-Dieu, dans le service actuel du professeur Le Fort. Nous demandons au lecteur de lui soumettre ce fait et les quelques recherches dont il a été l'occasion :

« Il s'agit d'un jeune garçon de dix-neuf ans, petit, mais solide et dont les antécédents pathologiques sont nuls : il a toujours été bien portant et, s'il entre à l'hôpital, c'est qu'il s'effraye du développement continu que prend une tumeur de la région parotidienne.

« Il avait un ou deux ans, nous dit-il, lorsque ses parents aperçurent une petite grosseur qui pointait au-dessous de son oreille gauche et qui gonflait pendant les cris; mais comme elle n'était le siège d'aucune douleur, on ne s'en préoccupa que médiocrement. L'enfance se passa, puis notre garçon vint à Paris, et comme la déformation s'accentuait, il se présenta à l'Hôtel-Dieu, où nous l'avons examiné.

« On constate, au niveau de la région parotidienne gauche, une tuméfaction dont les limites ne sont pas fixes : lors de la plus grande tension, lorsque le malade se mouche, se baisse, fait un effort, elle bombe et atteint en haut la conque de l'oreille et l'apophyse zygomatique; en avant le bord antérieur du muscle masséter, en arrière le sterno-mastoïdien, et en bas le bord supérieur du cartilage thyroïde.

« La peau est normale, légèrement amincie, cependant; on ne voit pas se dessiner à sa surface de veines apparentes. La tumeur, qui donne au toucher la sensation d'un ballon dégonflé, est absolument réductible; elle fuit sous le doigt et, pendant les quelques secondes qu'elle met à se vider, le malade perçoit dans l'oreille correspondante un sifflement doux et continu. La percussion révèle une certaine sonorité en arrière, vers la partie la plus déclive. »

Quelle pouvait être la nature de cette tumeur? On ne songea pas tout d'abord à un angiome; elle n'en avait aucun des caractères. Dans le tableau classique qu'il en a tracé, Broca nous cite la coloration bleuâtre des téguments, la dilatation des vaisseaux de la région, un nævus cutané sous-jacent, la matité, la réductibilité incomplète, la sensation, au palper, de vers de terre enroulés ou de paquets de ficelle. Aussi la réductibilité absolue et rapide, l'obscure sonorité, le sifflement très net qu'accusait le malade nous firent conclure, au premier examen, à un pneumatocèle en communication avec l'oreille moyenne par coalescence incomplète de la première fente branchiale. Rien de plus simple alors que d'expliquer, dans cette hypothèse, la brusque distension de la tumeur quand le malade se mouche, ou lorsqu'il expire fortement en se fermant la bouche et le nez.

Ce diagnostic fut généralement accepté. Mais bientôt nous devons reconnaître que la tumeur se gonfle au moindre effort; tout acte qui gêne et ralentit la circulation dans les gros troncs veineux du cou, provoque une distension rapide; ne suffit-il pas d'ailleurs, pour l'obtenir, de pincer, entre deux doigts, l'extrémité inférieure du sterno-mastoïdien et les vaisseaux qu'il recouvre? Il ne peut plus s'agir ici d'air refoulé par la trompe d'Eustache ou le ventricule du larynx dans une poche sous-cutanée, et l'on songe à une tumeur vasculaire. Cette opinion s'affermit par la constatation, sur la moitié gauche du voile du palais et sur le pilier antérieur correspondant, d'une coloration bleuâtre et d'un lacis veineux abondant.

Encore devions-nous expliquer la sonorité de la partie déclive, et le sifflement doux si nettement perçu par le malade lorsqu'on comprime l'angiome. Pour la sonorité, assez obscure d'ailleurs, elle tient évidemment à la présence de la cavité pharyngienne; car elle disparaît en haut et même en bas et en arrière lorsque la percussion ne réalise pas certaines conditions indispensables. Quant au sifflement, nous l'attribuerions volontiers aux vibrations produites par la fuite rapide du sang et communiquées, des parois de la veine, aux os qui enveloppent l'oreille interne.

L'accroissement rapide qu'a pris cet angiome, peut-être congénital, en tous cas apparu dans les premières années de la vie, nous explique l'arrêt de développement des muscles et des os voisins. La moitié correspondante du maxillaire inférieur est nettement plus grêle; la branche horizontale et la branche montante mesurent l'une et l'autre 2 centimètres de moins; leur épaisseur est aussi diminuée; le masséter et le sterno-mastoïdien sont manifestement atrophiés.

Ce qui nous frappe surtout dans cette observation, c'est la réductibilité complète de la tumeur : elle s'affaisse sous le doigt et s'évanouit, pour ainsi dire, à la moindre pression. Ce fait est exceptionnel dans les angiomes; il faut admettre, pour l'expliquer, que les lacunes, les alvéoles du tissu caverneux communiquent à plein canal avec les grosses veines de la région; la voie d'écoulement est assez large pour qu'en quelques secondes le sang soit chassé dans la jugulaire. Mais la tumeur se remplit aussi vite qu'elle se vide et prend le développement que nous lui connaissons. D'où vient alors le liquide et quels vaisseaux l'amènent dans l'angiome?

D'après l'opinion classique, les angiomes sont un lieu de passage; le sang arrive par les artères et sort de la tumeur par les veines efférentes : Broca accepte cette idée sans discussion et Virchow la défend contre Rokitansky, Busch, Esmarch et Frérich. Pour lui, « dans toute la série des angiomes caverneux, les artères amènent le sang et le conduisent dans les espaces du tissu aréolaire, d'où il s'en retourne ensuite par les veines ». Toujours l'injection et la dissection attentive montreraient, sur le pourtour de la tumeur, des artérioles qui croîtraient avec le volume et la masse du tissu caverneux. Si ses contradicteurs croient à l'autonomie des tumeurs veineuses, c'est qu'ils n'ont pas su chercher et trouver les vaisseaux à sang rouge.

Il se peut que l'assertion de Virchow soit en partie exacte et qu'une minutieuse dissection permette de retrouver toujours quelques minuscules artères en rapport avec la tumeur veineuse, mais nous croyons que dans les cas semblables aux nôtres, ces vaisseaux rouges, s'ils existent, ne jouent qu'un rôle bien secondaire dans le régime circulatoire de l'angiome. Il ne faudrait pas de fins ramuscules à peine visibles et difficilement injectables, mais de grosses artères battant sous le doigt, pour remplir en quelques secondes une tumeur du volume du poing, et l'on aurait du soulèvement, on entendrait des bruits de souffle, tous phénomènes qui font complètement défaut.

Aussi pensons-nous que certaines tumeurs caverneuses, à connexions étroites avec de gros troncs veineux, se vident dans ces troncs et peuvent s'y remplir. Elles forment une dépendance directe, un diverticule, une sorte de territoire surajouté sans communication très appréciable avec les artères. En tout cas, les changements brusques dans leur équilibre circulatoire n'ont rien à démêler avec le système à sang rouge.

Et cela n'est point une simple vue de l'esprit. M. Castex, aide d'anatomie de la Faculté, nous a communiqué l'examen d'une tumeur érectile du cou trouvée par M. Farabeuf sur un cadavre de l'École pratique, et qui donne une base anatomique sérieuse à cette hypothèse. L'angiome très volumineux avait envahi tout le côté gauche du cou, et s'étendait de l'oreille et du menton jusqu'à la clavicule. « Il paraît être une annexe de la jugulaire externe qui présente, en un point, cinq orifices irréguliers mesurant en moyenne 3 à 4 millimètres de diamètre. Ces vaisseaux, sans valvules, s'ouvrent directement dans des vacuoles du volume d'un gros pois. Au delà de ces vacuoles, il en existe d'autres qui deviennent de moins en moins grandes vers la périphérie. »

Béclard avait déjà reconnu, dans son article *Tissu érectile* du Dictionnaire en 30 volumes, que ces tumeurs « étaient facilement injectables par les veines voisines et difficilement par les artères ». N'en est-il pas ainsi dans les angiomes « phlébogènes » si bien décrits par Esmarch et dont il nous donne plusieurs observations. Nous trouvons çà et là, dans les auteurs, quelques exemples analogues. Blandin a disséqué une tumeur érectile du cou où l'on voyait « la jugulaire externe se diviser en un grand nombre de rameaux semblables à ceux de l'artère splénique lorsqu'elle se distribue dans la rate ». Dans un fait de Roux, « la tumeur placée sur la partie latérale du cou et de l'épaule était traversée par la jugulaire externe considérablement dilatée et dont les parois épaisses étaient criblées d'une infinité de trous d'où s'écoulait le sang pendant la vie, et par lesquels jaillissait, après la mort, la matière des injections ».

De même, Andral a vu une jugulaire où des orifices ouverts sur la paroi interne conduisaient dans le tissu caverneux d'une tumeur. Nussbaum parle d'un angiome du volume d'un œuf de pigeon et situé au-dessus de la clavicule ; les efforts comme la course et le saut le rendaient volumineux et dur ; mais il s'affaissait en grande partie pendant le repos. Gascoyen, cité par Virchow, décrit un angiome de la parotide « où les vaisseaux énormément dilatés et sinueux se transformaient en grandes poches et finissaient par former un tissu caverneux avec des phlébolithes ». Dans un cas de grenouillette sanguine, étudié par Dolbeau, il existait au cou une tumeur caverneuse en communication avec la jugulaire.

Ces angiomes, dont le tissu caverneux communique largement avec la lumière d'une grosse veine, se sont presque toujours, on le voit, développés au cou et s'ouvrent dans la jugulaire. Il est possible que cette prédilection s'explique par le régime auquel le phénomène de l'effort soumet la circulation veineuse de ce territoire. Le sang arrêté ou même refoulé acquiert une pression fort grande; il remonte le cours qu'il devait descendre et pénètre dans les vaisseaux courts, sans valvules, de la région cervicale. Ces veines se dilatent et, s'il existe, au voisinage, une tumeur érectile, ses aréoles, à parois embryonnaires et peu résistantes, augmenteront de volume et leur dilatation se fera, non, comme le veut Virchow, par l'afflux du sang artériel, mais par le reflux du sang veineux.

Ces angiomes, annexés aux gros troncs veineux du cou, devraient être séparés des tumeurs érectiles proprement dites. Leurs aréoles dilatées, en communication directe, par de larges canaux, avec les jugulaires, ne rappellent en rien les nævi, constitués, comme nous dit Broca, « par la dilatation et la multiplication des vaisseaux qui transmettent le sang des artères aux veines ». Leur anatomie pathologique, leur mode de développement, leur symptomatologie, ne sont pas les mêmes. Ne vaudrait-il pas mieux les décrire comme une espèce spéciale, ainsi qu'on l'a fait pour les anévrysmes cirsoïdes qui semblent être au système artériel ce que nos tumeurs sont au système veineux.

Ces développements pourraient, il nous semble, se condenser en quelques propositions :

1° Il existe, à la région cervicale, des angiomes caverneux absolument réductibles et dont le diagnostic est parfois malaisé ;

2° Les vastes aréoles de leur tissu communiquent largement et par des canaux sans valvules avec les veines jugulaires ; de là leur réductibilité remarquable ;

3° Une fois vidées, ces tumeurs se remplissent très rapidement ; non, comme le dit Virchow, par les artérioles afférentes dont l'apport est négligeable, mais par le reflux du sang des gros troncs veineux dans les aréoles dilatées ;

4° Ces angiomes, qui semblent être au système veineux ce que les anévrysmes cirsoïdes sont au système artériel, devraient être séparés des tumeurs érectiles ordinaires dont ils diffèrent essentiellement.

CHAPITRE V

MALADIES DE LA FACE ET DES VOIES AÉRIENNES

I

La greffe cutanée et la chirurgie de la face.

Isoler un lambeau de tissu de son milieu naturel, le priver un instant de toute connexion avec la circulation générale, puis l'appliquer dans une autre région pour qu'il y prenne racine, y vive et s'y nourrisse par l'intermédiaire de vaisseaux nouveaux, a été considéré pendant longtemps comme un jeu de physiologiste sans application directe de quelque importance pratique. Les chirurgiens souriaient aux récits qui nous venaient de l'Inde, et seuls les romanciers osaient prétendre que d'un morceau de fesse on pouvait faire un nez.

Aussi, lorsqu'une restauration de la face, surtout du nez et des paupières, devenait nécessaire, c'est aux dépens des tissus pris au pourtour de l'organe détruit que l'autoplastie se faisait par transposition, glissement, pivotement, déplacement ou torsion. Il restait toujours un pédicule, sorte d'isthme vasculaire pour unir le lambeau à son lieu d'origine, et, même dans la méthode italienne, le bras auquel on emprunte la peau est rapproché de la figure et maintenu par un appareil ; le lambeau suturé aux lèvres avivées de la perte de substance faciale demeure adhérent en un point et peut se nourrir par ses anciens vaisseaux jusqu'à complète cicatrisation.

La chirurgie ose davantage maintenant. Elle ne craint pas d'enlever à un lambeau tous ses rapports vasculaires, de le transplanter d'une région dans une autre et même d'individu à individu. Et cette méthode audacieuse a déjà donné des succès assez multipliés, elle a été tentée par d'assez nombreux chirurgiens pour entrer dans la pratique courante, soumise qu'elle est à des règles précises qui méritent d'être vulgarisées. C'est ce que nous essayerons de faire en suivant pas à pas le travail de notre ami Charles Monod, dont le rapport est un des plus remarquables qu'ait publiés la Société de chirurgie en 1881. Nous aurons aussi recours à l'excellente thèse de son élève, M. le docteur Louis Bolliet.

La tradition nous avait légué des faits qui semblent rendre indiscutable la possibilité de la greffe. Au XVIIIe siècle, un chirurgien de marque, Garengeot, citait avec détail l'observation d'un soldat dont le nez, coupé d'un coup de dent et tombé à terre, avait été ramassé, nettoyé et appliqué de nouveau avec succès par un barbier du voisinage. On accusa Garengeot de trop de crédulité ou même de mensonge, bien qu'on eût pu retrouver plusieurs cas analogues dans les recueils du temps. On fut plus poli, mais aussi incrédule, lorsque Dutrochet raconta que son beau-frère, général d'un prince mahratte, avait vu des Hindous, détenteurs de procédés héréditaires, restaurer avec un lambeau pris sur la fesse le nez d'un de ses sous-officiers.

Les nombreuses expériences des physiologistes du commencement du siècle n'ont jeté sur la greffe cutanée qu'un jour très douteux, et si, en 1804, Baronio (de Milan) obtenait de magnifiques succès dans vingt-sept expériences sur des animaux, Gohier (de Lyon) échouait constamment tout en se plaçant dans des conditions identiques. Wiesmann, Dieffenbach, et plus récemment Paul Bert, G. Martin, Armaignac, Ollier, bien d'autres encore, furent moins malheureux. Mais tous n'en constatèrent pas moins la difficulté de ces transplantations sur les animaux d'ordinaire fort indociles. La clinique, heureusement, a été plus fertile que l'expérimentation, et ce sont les chirurgiens qui fourniront à cette étude les faits les plus nombreux et les plus démonstratifs.

D'abord, quant aux « replantations » analogues à celles dont parle Garengeot, le doute n'est plus possible ; G. Martin, dans sa thèse de 1873, a relevé vingt-sept observations, et le médecin des duels à Heidelberg insiste sur les services que rend cette méthode. Il est probable même qu'un nez emprunté à un autre individu prendrait racine après avivement et suture. C'est du moins l'opinion de Dolbeau ; pour des motifs autres que la crainte d'un échec, il refusa pourtant d'en faire l'essai sur un riche étranger qui avait acheté un pauvre diable dont le nez devait servir d'étoffe. On cite bien l'histoire d'un brigand qui apporta au chirurgien, pour se le faire appliquer, un nez coupé à un passant. Mais l'anecdote n'est que vraisemblable. Tenons-nous-en aux greffes proprement dites : en 1823, Runger (de Marburg) refait, chez une demoiselle, un nez aux dépens d'un lambeau détaché de la région antéro-externe de la cuisse. Malgré le sphacèle d'un peu de tissu transplanté, le résultat fut bon. Il y aurait eu un succès semblable dans un cas de Laugier.

La chirurgie des paupières nous fournit les exemples les plus nombreux, bien que les premières tentatives soient de date récente. En 1870, M. Le Fort eut l'idée d'appliquer à la cure de l'ectropion un procédé de rhinoplastie employé dans l'Inde et dont il trouva l'indication précise dans un journal de Calcutta. Voici l'opération de M. Le Fort : Pour un renversement cicatriciel de la paupière consécutif aux cautérisations d'une pustule maligne, il pratiqua une blépharorrhaphie ; puis, le tissu inodulaire enlevé, la perte de substance fut comblée par un large lambeau pris au bras. Il n'y eut pas adhérence et l'insuccès fut complet. M. Le Fort ne se découragea pas et, en 1872, il put présenter à l'Académie de médecine un malade guéri par son procédé nouveau. « Le lambeau ne se distinguait de la peau voisine que par une coloration un peu plus pâle. »

Deux ans plus tard, une observation nous arriva de la clinique de Stellwag von Carion. Le lambeau emprunté au bras s'était en partie sphacélé, mais il en restait assez pour que le bon résultat ne fût pas compromis. En 1875, M. de Wecker et Sichel fils suivirent la voie tracée par M. Le Fort et devinrent des partisans résolus du nouveau procédé. A ce moment, Wolfe, de Glasgow, publia un succès ; il décrivit le manuel opératoire et sembla se poser comme le promoteur de la greffe cutanée dans la chirurgie oculaire. Cette erreur fut assez partagée pour qu'on voulût imposer à cette autoplastie le nom de « méthode de Wolfe ». Dans son rapport à la Société de chirurgie, et par un simple rapprochement de dates, M. Monod a fait justice de cette prétention.

Il n'en est pas moins vrai qu'à partir du mémoire de Wolfe la méthode se généralise ; de tous côtés on y a recours et les succès se multiplient. Wadsworth, de Boston, Mazzuchelli, Zehender, Howe, Kipp, Aub. Corson, Reeve, Noyes, Thiersch, G. Martin, Mathewson, Vitali, Meyer, Abadie, — et nous ne les citons pas tous, — répètent une ou plusieurs fois cette opération. Aussi, dans sa thèse où il nous donne toutes ces indications, M. Bolliet nous fournit un total de 68 observations de greffe cutanée sur surface cruente pour la restauration des paupières. C'en est assez pour juger sainement la méthode.

La greffe nous semble surtout réservée aux restaurations partielles de la face. Encore là son champ se limitera-t-il sans doute aux réparations des paupières. Pour les lèvres, la joue, et même pour le nez les difficultés sont plus grandes. On conçoit combien les conditions sont plus défavorables. Le lambeau détaché ne s'applique que suivant les bords avivés et non sur des surfaces. La plus grande partie est sans soutien, comme flottante; les vaisseaux de formation nouvelle ne le pénètrent que sur les côtés ; sa nutrition est donc bien précaire et le sphacèle sera fréquent. Aussi, autant nous admettons, dans la rhinoplastie, l'excellence de la « replantation », autant nous craindrions les déboires chez les sujets autoplastiés par simple greffe cutanée.

Les conditions de succès sont tout autres dans la blépharoplastie : le lambeau s'applique par sa surface et par ses bords cruentés et les vaisseaux l'abordent de toutes parts pour y rétablir la circulation interrompue. Aussi est-ce pour ces réparations de la paupière que la greffe cutanée rendra et a déjà rendu les plus grands services. Car non seulement elle améliore l'esthétique du visage fort compromise, mais encore elle s'oppose aux graves accidents qu'entraîne avec lui le renversement des voiles palpébraux. On sait en effet qu'alors le globe oculaire, que rien ne protège contre les agressions extérieures, s'irrite, s'enflamme et peut se perdre complètement.

Toutes les fois donc qu'une large perte de substance faite aux environs de la paupière permettra de craindre la rétraction cicatricielle et le renversement consécutif du cartilage tarse, on aura recours à la greffe cutanée sans attendre l'apparition de l'ectropion. C'est là une indication précise et déjà, dans plusieurs observations de tumeurs, papillômes ou épithéliomas, nous voyons que la transplantation immédiate d'un lambeau a conjuré l'ectropion et ses graves conséquences. Les cas de M. Ollier, de Noyes, et le fait de M. Meyer sont là pour témoigner du succès que l'on peut obtenir.

Dans le plus grand nombre des observations, l'ectropion existait déjà ; le plus souvent il dérive d'une brûlure, chute dans le feu, explosion de gaz. Parfois il survient à la suite des cautérisations profondes nécessitées par une pustule maligne. Il a aussi pour origine des abcès froids, des scrofulides de la peau, une carie des rebords orbitaires. Enfin, dans des cas plus rares une blépharo-conjonctivite en serait la cause. Ces accidents ou ces maladies aboutissent à l'ectropion.

Il faut avoir recours à une opération. Et certes, à chance égale de réussite, la greffe cutanée est bien supérieure aux autres procédés de blépharoplastie. Nous ne parlerons pas de la méthode italienne, malgré le beau succès qu'elle a donné récemment à Berger. Les sujets ne se soumettent qu'avec la plus extrême répugnance aux positions forcées qu'elle exige et dont la continuité provoque des souffrances souvent intolérables. La malade de Berger ne dut-elle pas rester vingt-un jours avant qu'on sectionnât le pédicule? Les plus patients y renoncent le plus souvent, d'autant que la guérison n'est pas toujours au bout de tant d'efforts.

Les procédés indiens et français ont aussi leurs inconvénients. D'abord ils ne sont pas toujours applicables et l'on ne peut y songer lorsque la peau voisine des paupières est altérée dans une trop grande étendue. Puis la torsion du pédicule, outre qu'elle provoque parfois la mortification du lambeau, forme toujours un bourrelet disgracieux. D'ailleurs le lambeau emprunté sur le front, la tempe ou la joue, manque à la région d'où il est tiré. On enlève à l'une ce que l'on donne à l'autre, et l'esthétique s'accommode peu de la nouvelle brèche.

Si du moins l'ectropion guérissait toujours! Mais il y a des échecs; le lambeau se gangrène parfois et le malade n'est-il pas alors dans une position plus précaire qu'avant l'intervention du chirurgien? « Quel opérateur, dit de Wecker, n'a éprouvé un serrement de cœur lorsqu'il lui faut porter le bistouri au voisinage de l'œil non défiguré par la cicatrice? N'est-il pas constamment poursuivi par cette idée que les méthodes les plus ingénieuses peuvent manquer, et qu'il met le malade dans une position plus critique que celle où il se trouvait auparavant? »

Avec la greffe cutanée, rien de semblable n'est à craindre. Si l'on ne réussit pas, et nous verrons tout à l'heure dans quelle proportion on échoue, le patient ne se trouve-t-il pas dans la même situation qu'avant l'autoplastie, car nous comptons pour peu de chose le lambeau enlevé à la partie interne du bras ou dans quelque autre région peu accessible à la vue et voilée par les vêtements. Sous les nouveaux pansements, la cicatrisation de la perte de substance est rapide, et n'entraîne pas de complication.

La greffe cutanée a été, selon Bolliet, pratiquée 68 fois de 1870 à 1881, et voici comment on peut décomposer ce total. Un ou plusieurs jours après l'opération, on trouve 45 cas où le résultat est bon ; 20 où il est mauvais et 3 où il n'est pas indiqué. Le contrôle définitif, un ou plusieurs mois après l'opération, ne change guère les termes de la proportion, et l'on constate 39 cas déclarés bons, 20 mauvais et 5 non indiqués. On doit être très satisfait et la comparaison est possible avec la statistique des autres méthodes. La blépharorrhaphie simple, sans autoplastie, a donné, dans 14 cas rassemblés par Filhol, 1 cas très satisfaisant, 3 améliorations, 1 insuccès, 8 cas non constatés. Dans une autre série, où l'occlusion des paupières a été combinée à l'autoplastie, sur 17 cas, 1 est très satisfaisant, 6 satisfaisants ; il y a 1 insuccès et 9 résultats non constatés. N'oublions pas d'ailleurs que les procédés italiens, indiens et français demeurent comme dernière ressource; et si la greffe échoue, on peut, en dernier lieu, emprunter aux régions voisines le lambeau réparateur. Il est toujours temps de tenter ces opérations, dont le succès n'est en rien compromis par l'essai préalable d'une méthode meilleure.

Le manuel opératoire de la greffe cutanée est soumis à des règles précises que, sous peine d'échec, il faut suivre étroitement. Nous n'insisterons pas sur la nécessité d'un avivement régulier, de l'extirpation totale du tissu inodulaire, de l'hémostase rigoureuse et de la propreté absolue de la brèche sur laquelle on doit appliquer le lambeau. Ce sont là les précautions obligées de toute autoplastie, tout comme l'emploi rigoureux de la méthode antiseptique. Il paraît inutile d'imiter la pratique indienne et de « fustiger » le lambeau pour y activer la circulation. M. Le Fort avait remplacé la flagellation par un sinapisme. Mais, lors de sa seconde opération, il a renoncé à cette manœuvre, maintenant abandonnée de tous.

Le lieu d'origine du lambeau n'est pas indifférent. Il faut renoncer à l'espoir de prendre la greffe hors de l'espèce humaine ; les tissus empruntés à des animaux se résorbent lorsqu'ils ne se gangrènent pas, et à leur place il reste une surface bourgeonnante qui s'organise en membrane inodulaire ; l'autoplastie a été stérile. Sur ce point les observateurs sont d'accord depuis les expériences de Follet, Dubreuil et Darolles. Mais on peut prendre de la peau sur l'homme, et lors d'une amputation, on a parfois détaché un morceau de tégument pour recouvrir une surface avivée et obtenu ainsi des succès durables. On cite entre autres une observation où la mère a fourni le lambeau pour la cure d'un ectropion de son enfant âgé de seize mois. Il n'en est pas moins vrai que, dans l'immense majorité des cas, le malade fera lui-même les frais de son autoplastie, et c'est une peau fine et délicate que l'on choisira, d'ordinaire, au niveau de la partie interne du bras ou de la cuisse. A la fesse, sur le dos, à la poitrine le tissu manque de souplesse; il est trop épais et forme au milieu des téguments de la peau une saillie d'aspect désagréable.

Un des points les plus délicats consiste dans la taille du lambeau. Il faut qu'une fois coupée, la peau puisse recouvrir exactement la perte de substance, et l'on doit tenir compte de la rétractilité des téguments. D'une façon générale ceux-ci, après leur libération, diminuent d'un tiers; mais il y a des différences individuelles, et l'on cite des cas où ils perdent la moitié de leur diamètre primitif. Aussi le mieux est de « faire grand », quitte à rogner quelque peu si décidément le lambeau est trop long. On ne craindra donc pas, après avoir appliqué sur la cuisse ou le bras le patron de la perte de substance, d'en dépasser hardiment les limites.

Car la rétraction primitive n'est pas la seule à redouter; la rétraction se continue plusieurs mois encore après l'opération. Dans un cas de Zehender, un lambeau, long de 37 millimètres et large de 20 millimètres le jour de sa section, ne mesurait plus que 8 millimètres en un sens et 4 millimètres en l'autre au bout d'un an.

M. Bolliet nous rapporte neuf observations où les mensurations ont été exactement prises, et nous voyons d'habitude le lambeau perdre au moins la moitié de son diamètre, et cela sans tenir compte de la rétraction primitive, celle qui survient immédiatement après la libération des téguments.

Une fois détaché, le lambeau sera mis rapidement sur une assiette maintenue à une température de 40 degrés environ, pour que la peau, dit-on, ne meure pas « de mort subite ». Nous ne savons guère à quelle modification physiologique fait allusion l'auteur de cette expression pittoresque; mais tenons-en compte, car, au demeurant, on ne saurait prendre de précautions trop minutieuses. Les bords, sectionnés nettement, plutôt avec le bistouri qui coupe qu'avec les ciseaux qui écrasent, seront ébarbés et arrondis, car les extrémités d'angles trop aigus pourraient se gangrener. Lorsque le lambeau, pour recouvrir la perte de substance, exige de trop grandes dimensions, on peut à la rigueur le fragmenter. Mais cette pratique n'est guère recommandable et on cite des autoplasties à un seul lambeau qui mesurait jusqu'à 9 centimètres après la rétraction primitive.

On enlèvera avec le plus grand soin le tissu cellulaire sous-cutané et le pannicule graisseux; il faut que la face profonde du derme en soit complètement débarrassée, ce que l'on reconnaîtra à sa coloration blanchâtre. Plusieurs opérations ont échoué par l'oubli de cette précaution essentielle. Le tissu cellulaire et la graisse sont en effet des tissus sans bien grande vitalité; les vaisseaux y sont rares et quelle différence ils présentent à cet égard avec la face profonde du derme où les artérioles, les veinules et les lymphatiques abordent de toute part la base des papilles! De rapides anastomoses se forment entre les canaux sanguins des deux surfaces cruentées, et le lambeau, de nouveau irrigué, se nourrit et adhère facilement. Nous croyons donc avec Le Fort, Monod, Martin, que l'on ne saurait trop surveiller ce temps de l'opération.

Ces divers temps auront été rapidement exécutés, car si l'expérience et l'observation démontrent que, même détaché depuis une heure, le lambeau peut être greffé, il n'en est pas moins vrai que plus vite on ira, plus grandes seront les chances de réussite. La blépharorrhaphie aura été pratiquée au préalable; elle aura, entre autres avantages, celui de fournir au lambeau une paupière immobile, tendue, une brèche toujours égale à elle-même et que ne changeront pas incessamment les contractions de l'orbiculaire et des muscles releveurs. Le lambeau est exactement appliqué sur la brèche bien avivée, de telle sorte que les faces profondes s'appliquent étroitement et que les bords correspondent aux bords. Si la portion des téguments transplantés était considérable, on pourrait, à ses deux extrémités, la maintenir par un point de suture, mais d'ordinaire cette précaution est inutile et un simple morceau de baudruche collodionnée à son pourtour suffira pour assurer la coaptation et l'immobilité des parties.

Enfin, il faut assurer au lambeau une température constante et assez élevée. Plusieurs moyens ont été proposés pour atteindre ce but. Le meilleur est encore l'application, au-dessus de la baudruche, d'une certaine quantité d'ouate maintenue par une bande de flanelle. Une compression élastique et douce est alors obtenue par surcroît; le lambeau ne peut ni bâiller ni glisser, et, grâce à cette double influence d'une chaleur uniforme et d'une immobilité parfaite, la circulation se fait plus facilement dans le réseau capillaire dilaté. Ce sont ces précautions et leur exécution rigoureuse qui seules assureront le succès d'une opération dont les services ne se comptent plus.

II

De l'épithélioma térébrant du maxillaire supérieur.

Parmi les nombreuses variétés de tumeurs épithéliales qui ont le maxillaire pour siège, il en est une que les auteurs ne paraissent pas avoir décrite. Elle est caractérisée par une cavité profonde, creusée dans l'épaisseur de l'os et tapissée de bourgeons que l'examen histologique nous montre formés de globes épithéliaux. Un pareil silence ne s'explique guère, car cet épithélioma ne semble pas très rare; et bien que son attention ne soit attirée sur ce point que depuis un an à peine, M. Verneuil, à qui nous devons l'idée de ce travail, en a déjà rencontré deux cas.

Dans les deux observations, le mode de début est le même : des douleurs surviennent qui sont prises par le malade et par le médecin pour des névralgies dentaires. D'abord assez espacés, les accès se multiplient bientôt; puis les dents se carient et s'ébranlent; elles tombent ou on les arrache, mais l'alvéole ne se cicatrise pas; son périoste végète, devient fongueux et forme une cavité dont la surface est toujours baignée de liquide sanieux et de pus.

Lorsqu'on écarte les bourgeons avec un stylet, du sang ou du pus s'écoule aussitôt et l'instrument pénètre dans une cavité qui mesurait, dans nos deux cas, plus de 4 centimètres de profondeur; le stylet s'y meut à son aise; nulle part il ne sent l'os à nu et les parois sont recouvertes d'une membrane tomenteuse et semblable aux fongosités qui font saillie autour de l'alvéole. L'ulcération bourgeonnante du rebord alvéolaire n'est donc, en définitive, qu'un orifice fistuleux; la lésion principale est plus profonde et s'étend fort loin dans le maxillaire.

Aussi ce que le chirurgien peut voir de la tumeur ne saurait, tout d'abord, lui en révéler la gravité; les fongosités, dans nos deux cas nettement circonscrites à l'espace qu'occupaient autrefois les trois grosses molaires gauches, éveillaient bien plutôt l'idée d'une périostite chronique avec nécrose partielle et séquestres. Cependant leur persistance et la rapidité de la reproduction, leur tendance aux hémorrhagies et l'abondante sécrétion de matière ichoreuse inspirèrent bientôt des craintes que vint confirmer l'examen des débris entraînés par le pus ou enlevés d'un coup de ciseaux sur les lèvres de la fistule. On peut en effet y constater l'existence des globes épidermiques caractéristiques des épithéliomas.

La douleur était violente dans une de nos observations; elle revenait par accès, nocturnes pour la plupart, et avec une intensité telle que la malade réclama par trois fois une nouvelle opération; dans le second cas, pas de souffrances; d'anciennes névralgies avaient même disparu et le malade n'accusait guère qu'une sensation pénible provoquée à certains moments par la rétention du pus. L'écoulement du pus est au contraire un symptôme constant; par l'orifice alvéolaire suinte, d'une manière incessante, un liquide dont l'aspect d'ailleurs change fréquemment. Parfois, — et surtout au début ou après une exploration, — c'est du sang presque pur et assez abondant pour constituer une sérieuse hémorrhagie; puis il s'altère, devient brunâtre et fétide; il se strie de pus et charrie les détritus des fongosités pariétales sphacélées. Ces diverses substances se mêlent à la salive; en fort peu de temps la bouche se remplirait si le malade ne crachait sans cesse, et cette expuition constante le fatigue souvent au point d'empêcher le sommeil.

La gravité de ces épthéliomas nous semble exceptionnelle ; leur marche est, en effet, très rapide et la tumeur pousse ses prolongements dans toutes les directions. En moins de deux mois et demi, trois opérations furent pratiquées sur le premier de nos malades : les récidives étaient presque immédiates. Pendant les quelques jours où nous avons observé le second, les ganglions de la région carotidienne se sont engorgés sous nos yeux. Nous n'avons pu assister au développement de la tumeur et la voir, comme dans le premier cas, franchir les limites de sa cavité primitive, soulever les téguments de la joue et se propager vers l'orbite et la base du crâne.

Tel est l'aspect que présente cet épithélioma cavitaire dont nous résumons les traits principaux d'après deux observations; l'une nous est personnelle et a été prise dans le service de M. le professeur Verneuil. La seconde, également recueillie chez lui, mais l'année précédente, a déjà été publiée dans la thèse de

M. Jacquelin : elle est fort longue; aussi l'abrégeons-nous surtout dans ses détails opératoires. Les voici d'ailleurs toutes deux :

« Chevillot, maréchal des logis en retraite, âgé de soixante-neuf ans. Il habite les Vosges qu'il a momentanément quittées dans les premiers jours du mois de juin 1876, pour venir consulter un chirurgien de Paris. Il s'adresse à M. Verneuil.

« C'est un homme de vigoureuse apparence : une variole bénigne à dix ans, de rares douleurs rhumatismales et une bronchite qui lui a laissé un léger degré d'emphysème constituent en entier le bilan de ses maladies antérieures. Sa mère est morte en couche à quarante-deux ans ; à cinquante-huit, son père était emporté par une pustule maligne ; sa sœur vit encore ; elle est maintenant âgée de soixante-onze ans ; elle fut atteinte, il y a neuf ans, d'un cancroïde de la racine du nez dont elle a été opérée ; il n'y a pas eu de récidive.

« Le malade vient consulter M. Verneuil pour une ulcération du rebord alvéolaire gauche, au niveau des trois grosses molaires. Cette ulcération détermine une abondante suppuration ; aussi l'expuition doit-elle être continue, ce qui trouble le sommeil et souvent le rend impossible. Vers l'âge de quatorze ans, notre malade ressentit quelques accès de névralgie dentaire qui, depuis, se sont reproduits souvent ; les dents se sont cariées peu à peu ; cependant celles du maxillaire inférieur sont encore fort belles. A la mâchoire supérieure, les altérations ont débuté, il y a dix ans, par les petites molaires droites ; puis les grosses molaires gauches, celles que l'ulcération remplace maintenant, se sont prises à leur tour ; leur couronne a disparu morceau par morceau, et, sur le pourtour de leurs débris, s'est formé un bourrelet fongueux d'où s'écoule dans la succion, pendant les efforts de toux et la mastication, une certaine quantité de sang ; d'ailleurs le malade souffrait fort peu ; à peine éprouvait-il une sensation lente et sourde, mais pas d'élancements ou de vives irradiations ; au demeurant, plutôt une gêne qu'une douleur aiguë.

« C'est alors que vers la fin de mars 1876, et sur le conseil de son médecin, qui ne voyait pas guérir les fongosités gingivales, il se fit enlever les racines des trois grosses molaires perdues au milieu des bourgeons ; l'extraction fut très douloureuse et s'accompagna d'une véritable hémorrhagie, qui cessa bientôt, mais pour reparaître, et pendant plusieurs jours l'écoulement fut presque continu. Peu à peu il se modifia et devint franchement purulent. La bouche était le siège d'une saveur insupportable et l'haleine fétide au point de gêner le malade et ceux qui l'entouraient.

« Lorsque, trois mois après, il se présente à notre observation, nous constatons que les lésions sont limitées au maxillaire supérieur ; encore cet os n'est-il envahi, du moins en apparence, que dans l'espace restreint qui, sur le rebord de l'alvéole gauche, s'étend en arrière de la deuxième petite molaire. Cette dernière est saine et nullement ébranlée. Quant aux grosses molaires, nous savons que c'est à la suite de l'extraction de leurs racines que sont survenus les hémorrhagies, l'écoulement de matières purulentes et l'ensemble des symptômes actuels. Le rebord de l'alvéole est détruit en ce point : aussi l'ulcération fongueuse qu'il nous reste à décrire semble-t-elle à peu près sur le même plan que la voûte palatine. Cette ulcération occupe strictement la place des trois grosses molaires gauches. Elle est allongée suivant la direction de l'arcade dentaire et son diamètre antéro-postérieur mesure 45 millimètres tandis que le transversal n'en a que 10 à 12 environ.

« Elle est excavée à son centre, mais au premier abord on n'y soupçonne pas d'orifice ; pour trouver l'ouverture il faut, avec un instrument mousse, écarter les deux lèvres de l'ulcération dont l'une, l'externe, est à peine saillante et ne forme qu'un mince bourrelet déchiqueté dans le sillon gingivo-labial, tandis que l'interne est plus épaisse, mamelonnée et recouverte de bourgeons irréguliers. On reconnaît par cette simple exploration que l'ulcération n'est en définitive que l'orifice fistuleux d'une cavité fort spacieuse et creusée dans l'épaisseur du maxillaire supérieur. Cette cavité s'étend plus profondément en arrière où la sonde s'enfonce à plus de 4 centimètres, qu'en avant où elle n'atteint pas 3 centimètres et demi. La sonde joue plus facilement dans le sens antéro-postérieur que latéralement, où le bec se butte contre les parois fort rapprochées l'une de l'autre ; du reste, dans ces diverses explorations, le stylet ne donne nulle part la sensation d'une surface osseuse dénudée, mais bien celle d'une membrane irrégulière, fongueuse et mamelonnée comme l'orifice alvéolaire.

« Le maxillaire supérieur aux dépens duquel est creusée cette cavité ne nous semble pas déformé ; à l'extérieur, du moins, nous ne trouvons aucune saillie anormale ; à ce niveau, la pression sur les téguments ne réveille pas de douleur et le malade n'accuse guère qu'un malaise assez intense, une souffrance sourde qui disparaît le matin lorsque le pus accumulé pendant la nuit s'évacue par l'ouverture gingivale. Nous ne constatons rien de spécial du côté des fosses nasales ; les cornets ne paraissent pas déviés et le malade nous affirme que jamais il n'a mouché de pus ou de sang ; jamais les liquides de la cavité ne se sont fait jour au niveau des méats. En revanche, l'écoulement par la bouche est à peu près continu ; tantôt le pus est franchement jaune, tantôt il est brunâtre et coloré par du sang altéré ; le plus souvent il est mélangé de liquide salivaire et chargé de débris fétides que M. le docteur Nepveu a examinés au microscope ; M. Nepveu y a nettement reconnu l'existence des globes épithéliaux caractéristiques. »

M. Verneuil songeait à une opération radicale, et pour débarrasser le malade, il voulait lui proposer l'ablation du maxillaire supérieur, mais l'existence d'une masse ganglionnaire en avant des vaisseaux carotidiens lui a fait bien vite abandonner ce projet : un traitement purement palliatif a donc été prescrit et notre malheureux malade a regagné les Vosges, son pays.

Mieux encore que dans la première observation, nous verrons dans la seconde, la rapidité d'évolution de l'épithélioma cavitaire du maxillaire supérieur. Les opérations successives qui furent pratiquées n'ont eu pour résultat que de hâter la terminaison fatale, survenue au moment où la troisième tentative d'extirpation allait être faite. Cette observation est extraite de la thèse de Jacquelin :

« Élisa Droguet, sans profession, âgée de cinquante-neuf ans, entrée le 30 mars 1875 dans le service de M. Verneuil, pour une affection du maxillaire supérieur.

« Cette femme a toujours été bien portante ; il n'existe, dans ses antécédents, ni syphilis, ni scorbut ; elle est mariée et a eu quatre enfants, dont trois sont morts scrofuleux à un âge peu avancé ; le dernier survivant est lui-même scrofuleux ; son père est mort accidentellement ; quant à sa mère, elle a vécu jusqu'à quatre-vingts ans ; on ne peut trouver dans la famille aucun vestige cancéreux.

« Elle a toujours eu de très mauvaises dents ; celles de la mâchoire supérieure se sont détruites une à une ; la dernière a été arrachée il y a quatre ans environ. Un appareil dentaire a été posé, qui bientôt a déterminé une vive irritation des gencives. Cependant, malgré ses souffrances, la malade conservait encore son râtelier, lorsque, au mois de janvier dernier, trois mois avant son entrée à l'hôpital, elle fut prise de douleurs violentes qui, de la mâchoire supérieure, irradiaient vers la cavité orbitaire et le conduit auditif. Elles étaient beaucoup plus intenses la nuit que le jour, et violentes au point d'empêcher le sommeil. C'est vers cette époque que la patiente, en promenant la langue sur le bord alvéolaire du maxillaire supérieur, reconnut l'existence d'un gonflement anormal. Elle consulta un dentiste qui explora la mâchoire avec un stylet et aurait, dès cette époque, prononcé le mot de cancer. La malade se décida alors à se présenter à l'hôpital, et M. Verneuil l'admit dans ses salles.

« On constate à gauche, au niveau de la première

grosse molaire, un orifice étroit limité par un rebord fongueux et qui laisse pénétrer un stylet à une profondeur de 3 à 4 centimètres. M. Verneuil, dont l'attention n'était pas encore attirée sur cette variété de tumeur, crut à une nécrose circonscrite du bord alvéolaire. Il voulut extraire le séquestre, et, pour le mettre à nu, incisa la muqueuse autour de la fistule et la décolla; mais, au lieu de trouver une portion osseuse malade, le doigt pénétra dans une cavité anfractueuse, couverte de bourgeons charnus qui furent enlevés à l'aide d'un instrument mousse. M. Longuet en pratiqua l'examen histologique et reconnut qu'il s'agissait d'un épithélioma papillaire à éléments plus petits que ceux qu'on rencontre ordinairement ; plus tard, M. Nepveu qui fit le même examen sur une végétation récidivée, enlevée d'un coup de ciseaux par M. Verneuil, retrouva, lui aussi, les mêmes amas épithéliaux contenant des globes épidermiques.

« L'opération incomplète de M. Verneuil n'apporte aucune modification dans la marche de la tumeur. Par l'orifice s'écoule, d'une manière continue, une eau rousse, fétide, tenant quelques détritus en suspension; un liquide tantôt sanieux, tantôt purulent et toujours d'une odeur repoussante ; des végétations rouges, toujours molles, un peu saignantes, se développent sur le pourtour de l'orifice fistuleux qu'elles limitent ; les douleurs sont toujours très vives, lancinantes et irradient vers l'œil et l'oreille, surtout pendant la nuit. La joue est rouge, tuméfiée, soulevée par la tumeur ; à son niveau, la moindre pression est douloureuse. M. Verneuil renouvelle sa première opération ; il met à nu la cavité et en rugine les parois recouvertes de bourgeons charnus exubérants. La paroi interne lui parut fort épaisse, aussi renonça-t-il à sa première opinion d'après laquelle cette cavité n'était autre que le sinus maxillaire.

« Peu de jours après, la tumeur récidive avec plus de violence ; M. Verneuil propose alors une opération radicale : il enlève la plus grande partie du maxillaire, mais il ne peut cependant poursuivre la tumeur dans tous ses prolongements. La malade perdit une quantité de sang assez considérable : les jours suivants, elle se plaignit de douleurs atroces dans le pharynx, de dysphagie et, le 16 juin, elle succombait, deux mois et demi après son entrée à l'hôpital, six mois après le début probable de son épithélioma. Il ne fut pas possible de déterminer nettement la cause de sa mort et l'autopsie ne put être pratiquée. »

Nous avons bien observé un troisième cas à l'hôpital Saint-Louis. L'interne du service, M. Gilbert, a même recueilli la pièce à propos de laquelle il comptait publier un mémoire ; d'autres travaux l'ont attiré et nous n'avons pu nous procurer tous les détails anatomiques de ce fait intéressant. Mais le malade, examiné par nous à plusieurs reprises, présentait tous les signes que nous avions déjà constatés dans les salles de M. Verneuil : même siège au maxillaire supérieur, même écoulement sanieux par un orifice situé sur le rebord alvéolaire.

Au premier abord, on pourrait croire que ces singulières tumeurs ont pour origine le sinus maxillaire. Leur siège à la mâchoire supérieure, leur nature épithéliale, l'existence d'une cavité profonde éveillent naturellement cette idée. Ne serait-ce donc pas une variété spéciale d'épithélioma du sinus et différente de la forme ordinaire en ce que, au lieu d'obstruer l'antre d'Highmore de ses végétations, elle en tapisserait simplement les parois sans en remplir la cavité ?

Non, car dans ce cas nous eussions eu des déformations des cornets et de la cloison, des épistaxis et l'écoulement par le nez de liquides sanio-purulents ; ce sont là des signes de premier ordre et sur lesquels insistent, dans leurs thèses, MM. Fourdrignier et Jacquelin. Et puis, comme le revêtement du sinus est un épithélium cylindrique, l'examen au microscope nous eût donné, sans doute, non pas ces globes épidermiques et ces amas stratifiés qui naissent le plus souvent sur des muqueuses à épithélium pavimenteux, mais bien plutôt des éléments cylindriques analogues à ceux qui tapissent le sinus. Enfin M. Verneuil, — et cette preuve nous suffirait, — a, dans un cas, mis à nu la tumeur; il en a ouvert la cavité, il en a ruginé les parois, et cet examen direct terminé, il a rejeté sa première hypothèse d'après laquelle l'épithélioma aurait pris naissance dans l'épaisseur du sinus maxillaire.

Aussi a-t-il adopté promptement une nouvelle interprétation. Il n'est pas rare, lorsqu'on pratique l'avulsion d'une dent, d'enlever avec elle de petits kystes piriformes appendus aux racines. Ces kystes ont l'aspect d'un ballonnet rempli de liquide, d'une vésicule blanchâtre du volume d'un pois à celui d'une cerise ; leur surface interne est recouverte d'un épithélium pavimenteux stratifié. M. Magitot, qui en a fait une étude spéciale, les désigne sous le nom de « kystes périostiques ». D'après cet auteur, ils se développeraient à la suite d'un décollement du périoste alvéolaire ; sous l'influence d'une légère inflammation ou même d'un traumatisme, ce périoste se détacherait ; une exsudation purulente ou séreuse se ferait qui séparerait de plus en plus la racine de son périoste, et le kyste, agrandi par la résorption progressive des os qui l'environnent, serait alors constitué par une poche membraneuse au milieu de laquelle pointerait la racine dénudée de la dent.

Cette théorie est passible de graves objections ; il est des cas dans lesquels les conditions étiologiques invoquées par M. Magitot manquent complètement ; il n'y a pas eu de traumatisme, de tentatives d'extraction ; il n'existe pas sur la dent, saine de sa racine à sa couronne, la moindre trace inflammatoire. Et puis la naissance sur le périoste d'un épithélium stratifié qui se formerait de toutes pièces dans le cours d'une inflammation, est pour le moins exceptionnelle. Il se peut que l'opinion des auteurs, de Thiersch en particulier, qui veulent que tout épithélium naisse d'un épithélium, soit trop absolue, et l'on a dit que les bourgeons charnus et les fistules peuvent se recouvrir de cellules épithéliales ; mais ces cas sont fort rares et une théorie sérieuse ne saurait s'étayer sur des faits douteux ou exceptionnels. Aussi, avant d'accepter l'opinion de M. Magitot, nous voudrions qu'il nous citât plusieurs observations d'abcès dont la membrane limitante se soit recouverte d'épithélium.

Ne serait-il pas plus simple d'expliquer avec M. Verneuil l'origine de ces kystes et de leur épithélium par un état embryonnaire persistant ?... Toutes les fois que des éléments se développent dans un tissu qui, d'ordinaire, n'en contient pas, il faut rechercher si, à quelque période de l'état embryonnaire ou fœtal, ces éléments n'existent pas d'une manière normale ; ils ont été par mégarde oubliés dans l'organisme, mais tout à coup ils se réveillent, et l'on voit naître une tumeur qu'aucun lien apparent ne rattache aux tissus qui l'environnent. N'est-ce pas à cette méthode que nous devons nos notions les plus exactes sur certains kystes de l'ovaire et du cordon, sur les fistules congénitales, les tumeurs dermoïdes et, — pour ne pas quitter les maxillaires qui nous occupent maintenant, — sur les kystes des alvéoles?

On peut voir dans les planches annexées au remarquable mémoire de MM. Magitot et Legros, *Sur l'origine et la formation du follicule dentaire,* des traînées épithéliales en plus ou moins grand nombre qui parcourent les tissus du maxillaire. Parfois, elles s'anastomosent entre elles en un véritable réseau ou se terminent par des extrémités arrondies; parfois, une portion semble s'être détachée d'une traînée voisine et se présente sous l'aspect d'un globe épidermique isolé. Leur origine est maintenant très connue : lorsque le follicule dentaire se referme sur les éléments de la dent future qu'il entoure en entier, il rompt en un point le cordon qui soutient l'organe de l'émail; aussitôt ce cordon bourgeonne dans sa portion libre et, par une sorte de rivulation, pousse en divers sens des prolongements qui le font assez bien ressembler à un delta sillonné par des bras en grand nombre. Ce bourgeonnement s'observe d'ailleurs aussi bien pour le cordon primitif que pour le cordon secondaire, pour celui des dents temporaires que pour celui des dents permanentes. Il est vrai que ces débris épithéliaux se résorbent d'une manière graduelle au moment de l'éruption de la dent, mais quelques vestiges peuvent persister ici, comme, pour le testicule et l'ovaire, persistent le *corps de Giraldès* et l'*organe de Rosenmüller*. Ne serait-ce pas eux que Serres, puis Kolliker et Bowman ont décrit dans l'épaisseur de la muqueuse sous le nom de glandes tartriques? Cette opinion nous paraît très vraisemblable.

Nous voici maintenant en possession de l'organe embryonnaire dont la persistance anormale pourra nous expliquer l'apparition chez l'adulte de toutes les tumeurs épithéliales du maxillaire. L'épithélioma central de cet os?... mais pour qu'il se produise, il suffit que les globes épidermiques végètent et envahissent les tissus ambiants. — Les kystes périostiques de Magitot?... mais au lieu d'invoquer une inflammation hypothétique, n'est-il pas plus naturel de croire à une dilatation des cylindres épithéliaux qui se remplissent de sérosité? C'est du moins ainsi que les choses se passent dans le *corps de Giraldès* lorsque, par un développement anormal, il donne naissance aux hydrocèles enkystées du cordon. Maintenant, que ces kystes du maxillaire s'agrandissent par la résorption des parois osseuses; que l'épithélium qui les tapisse végète comme il végète parfois dans les glandes sébacées, et notre épithélioma cavitaire sera constitué!

Telle est, d'après nous, la pathogénie véritable de l'épithélioma térébrant du maxillaire supérieur. Nous tenons à notre hypothèse, car elle a, du moins, l'avantage d'expliquer l'apparition de cette tumeur singulière d'après les lois ordinaires de la pathologie générale. Rien n'est, en effet, mieux connu que la production des kystes aux dépens d'organes embryonnaires oubliés, pour ainsi dire, au milieu des tissus adultes; nous avons cité comme exemple les kystes du ligament large et du cordon; nous pourrions ajouter les odontômes, certains kystes du cou et de la queue du sourcil. Voilà pour le premier point. Le second ne nous paraît pas moins bien établi, car on ne compte plus les cas où des tumeurs épithéliales ont pris naissance sur les parois de cavités kystiques, de tannes, de glandes sébacées ou même sur le revêtement des bourses séreuses normales ou anormales. Tout récemment encore, on nous parlait d'une curieuse observation d'épithélioma développé dans un vieil hygroma prérotulien. Ainsi, organe embryonnaire préexistant, cavité kystique secondaire, prolifération exagérée des cellules pariétales du kyste : telles sont les trois étapes que semble parcourir notre épithélioma cavitaire.

Les considérations qui précèdent se résumeront en trois propositions fort courtes :

1° Le maxillaire peut être le siège d'épithéliomas à marche rapide, caractérisés par une cavité spacieuse et tapissée de bourgeons exubérants.

2° Il est probable que ces épithéliomas cavitaires ont pour origine les kystes si fréquemment appendus aux racines des dents.

3° Ces kystes eux-mêmes, ainsi que les épithéliomas ordinaires des mâchoires, naîtraient des débris épithéliaux, vestiges du bourgeonnement des cordons des dents temporaires et permanentes.

III

Des douches naso-pharyngiennes.

Les douches naso-pharyngiennes sont, depuis une vingtaine d'années, entrées dans la thérapeutique. Les travaux de Weber, de Troltsch, en Allemagne, de Thudichum, en Angleterre, du professeur Duplay, en France, ont démontré leur efficacité ; et, à cette heure, il est peu de praticiens qui n'en aient au moins entendu parler. Mais tous ne nous semblent pas en user suffisamment. Aussi jugeons-nous utile de présenter au lecteur quelques courtes observations où leur emploi a provoqué une guérison complète et prompte.

On sait en quoi consiste la méthode : le patient introduit dans l'une des narines l'embout *olivaire* d'un injecteur ou d'un siphon de Weber ; il enfonce cet embout de 1 à 2 centimètres et horizontalement, de façon que le jet de liquide n'aille pas heurter trop violemment vers le sommet des fosses nasales et les sinus frontaux, ce qui a déterminé parfois d'assez vives douleurs. Puis l'irrigateur est ouvert, ou le siphon amorcé, et le liquide remplit les fosses nasales et la partie supérieure du pharynx. Il ne s'écoule pas, comme on aurait pu le croire, dans l'œsophage, ou ne reflue pas vers la bouche ; une contraction du voile du palais et des piliers postérieurs se produit qui oblitère complètement l'orifice. Aussi le liquide passe d'une fosse nasale dans l'autre et vient s'écouler par celle des narines que l'embout n'oblitère pas.

La méthode n'a de valeur que si la quantité de liquide que l'on fait passer dans les fosses nasales est considérable; quant au liquide lui-même, sa nature nous semble d'importance secondaire; l'eau pure, cependant, est en général mal tolérée; elle provoque, dit Weber, un gonflement de l'épithélium; aussi cet auteur recommande-t-il d'y ajouter une certaine proportion de sel marin; l'eau goudronnée ou phéniquée, les injections astringentes au tannin, à l'alun, au sulfate de zinc rendent aussi de grands services; on a préconisé encore les faibles solutions au sublimé corrosif. Pour nous, nous employons presque uniquement le lait, et les résultats ainsi obtenus sont trop bons pour que nous songions à recourir à quelque autre substance.

Mais, nous le répétons, la quantité de liquide qu'il faut faire passer dans les fosses nasales doit être énorme. Nous avons soigné récemment une jeune fille qui, matin et soir, injectait dans les fosses nasales plus de 50 litres de lait par jour : 25 litres le matin et 25 litres le soir. Trois quarts d'heure y suffisaient à chaque séance. Inutile d'ajouter que 50 litres de lait n'étaient pas nécessaires : 2 litres seulement permettaient d'exécuter ces grands lavages; le lait était remis dans l'irrigateur vidé et repassait cinquante fois dans les fosses nasales.

C'est dans le coryza chronique, le catarrhe nasal, les ulcérations de la pituitaire et leur conséquence la plus désagréable, l'ozène, que ce traitement nous a rendu de grands services. En 1878, nous fûmes consulté par une jeune fille un peu lymphatique, quoique de robuste apparence. Peu de temps après une scarlatine grave, elle fut prise de catarrhe chronique; les narines étaient ulcérées; le chorion, les cornets inférieurs rouges violacés, épaissis, villeux et recouverts de croûtes brunâtres; la sécrétion était si abondante que la malade devait garnir ses oreillers, le soir, pour ne pas les trouver, le matin, absolument souillés par le muco-pus.

J'ordonnai les douches nasales, et la jeune fille, très désireuse de guérir, porta très rapidement, et sans me demander conseil, la quantité de liquide à 25 litres par séance. L'amélioration fut excessivement rapide; huit jours après, l'enchifrènement avait cessé; la nuit, la respiration n'était plus exclusivement buccale; la sécrétion s'amoindrissait notablement; au bout de quinze jours, je constatais des progrès nouveaux; la muqueuse n'était plus guère tendue et boursouflée; enfin, au bout d'un mois, la guérison était complète; l'expiration avait perdu sa fétidité première, et la jeune fille ne recourait plus que très rarement au mouchoir. La guérison s'est maintenue; l'année suivante survint une agression légère, et dont quelques douches eurent facilement raison.

En 1879, on m'amena une fillette de douze ans, nettement strumeuse, et qui avait sur la lèvre supérieure une éruption assez abondante et tenace d'eczéma impétigineux; un ozène fort désagréable et des sécrétions muqueuses très abondantes tourmentaient la petite malade et inquiétaient ses parents. L'examen rhinoscopique me donna un résultat analogue à celui que nous avons noté dans l'observation précédente : pas d'ulcère, mais un épaississement, un gonflement de la muqueuse violacée et tendue ; des douches nasales furent ordonnées, et ici encore le succès fut rapide ; au bout de trente-cinq jours d'un traitement consciencieux, par les injections bi-quotidiennes de lait, la guérison fut obtenue.

Je pourrais, à ces observations, en ajouter deux autres, mais elles ne feraient que répéter les premières ; il s'agissait encore de coryza chronique accompagné d'ozène ; en moins de deux mois le succès fut complet. Nous préférons ajouter un fait tout récent et qui diffère des affections précédentes. Le maire d'un village des Basses-Pyrénées vint nous consulter, il y a deux mois, pour une ulcération fort étendue de la cloison nasale ; il était allé voir un spécialiste de Bordeaux qui, croyant sans doute à un épithélioma, avait proposé l'extirpation. Cette opération radicale effraya le malade, qui vint se remettre dans nos mains.

Le diagnostic nous semblait ardu ; il s'agissait d'un homme de cinquante-six ans, superbe et sans aucune tare organique ; pas de scrofule dans l'enfance et pas de vestiges de syphilis ; d'ailleurs, l'iodure de potassium avait été employé à haute dose et sans aucune espèce de résultat. Or, à l'examen rhinoscopique, nous constations une ulcération profonde de 2 ou 3 millimètres et plus large qu'une pièce d'un franc ; le cartilage, cependant, n'était pas mis à nu, bien que la muqueuse de la fosse nasale opposée fût gonflée et villeuse. Un bouchon albumineux très concret couvrait l'ulcération.

Nous ordonnons les injections de lait ; au bout de dix jours, lorsqu'il revint nous voir, l'ulcération s'était non seulement détergée, mais rétrécie, et l'on voyait, sur le pourtour, un liséré cicatriciel de quelques millimètres. Le mois n'était pas écoulé que la guérison était presque complète. L'enchifrènement continuel qui fatiguait le malade avait disparu, et il ne restait de l'ulcération primitive qu'une petite surface rouge de 3 millimètres de diamètre, entourée d'un tissu cicatriciel plus blanc. Nous n'avons pas revu le malade, mais une lettre de lui nous confirme la persistance de son bon état. Le diagnostic est resté en suspens; peut-être s'agissait-il de ces ulcérations des fosses nasales que Trousseau et Boyer ont rattachées à la diathèse herpétique.

Quoi qu'il en soit, nous retenons ce fait pour le mettre à l'actif de la méthode des douches naso-pharyngiennes. Nous croyons que non seulement elles sont un adjuvant utile dans le traitement des affections diathésiques de la muqueuse pituitaire, — et nous pourrions en fournir la preuve, — mais qu'elles peuvent être *tout le traitement*, et à elles seules amener une rapide guérison.

IV

De la laryngotomie intercrico-thyroïdienne.

A cette heure, pour toute obstruction de la glotte, l'opération classique est la trachéotomie. Elle règne à peu près sans partage et la plupart des praticiens ne discutent guère les autres modes d'intervention que lorsqu'une tumeur quelconque, l'hypertrophie du corps thyroïde ou la présence reconnue de vaisseaux volumineux, voile les premiers anneaux de la trachée dont l'accès devient alors impossible.

Depuis quelques années, cependant, une vigoureuse campagne est menée contre la trachéotomie. On veut lui substituer, comme opération de choix, l'incision de la membrane qui unit le cartilage cricoïde au thyroïde, la laryngotomie intercrico-thyroïdienne proposée par Vicq-d'Azyr, mais qui, malgré de hauts patronages, n'a point encore pied dans la chirurgie courante. MM. Verneuil et Krishaber ont pris la tête du mouvement. Entraîneront-ils le gros de l'armée? C'est ce que nous ne saurions dire; mais il nous semble utile d'étudier les faits qu'on a produits et les arguments qu'on invoque en faveur de cette opération. Nous nous appuierons, pour cette courte revue, sur les mémoires de M. Krishaber, une clinique inédite du professeur Verneuil et un fort intéressant rapport lu par M. Nicaise devant la Société de chirurgie.

M. Nicaise, dans son rapport de 1878, nous montre bien quel a été, jusqu'aux mémoires de M. Krishaber, le sort de la laryngotomie intercrico-thyroïdienne. Vicq-d'Azyr imagine l'opération; Fourcroy, Desault et Bichat l'adoptent, mais aucun ne semble l'avoir pratiquée. Puis vient Roux qui l'aurait faite trois fois. « Sur une jeune femme, affectée d'œdème du larynx, il y eut plein succès et j'ai pu me convaincre, écrit Malgaigne dans son *Traité de médecine opératoire*, que l'ouverture admettait une canule ordinaire par où la respiration était facile. » Dans les deux autres cas, le sang engouffré dans la trachée avait déterminé l'asphyxie. La première fois, le chirurgien aspira le sang et eut le bonheur de sauver sa malade, mais dans le second l'asphyxie était complète, et l'opéré succomba entre ses mains.

M. Verneuil nous a dit avoir lu dans une thèse de 1834 « que M. Hervé, — probablement M. Hervé de Chégoin, — sectionna, chez un malade, la membrane intercrico-thyroïdienne et y plaça une canule ». En 1841, Lenoir recommandait cette opération; Bourguet (d'Aix) écrit, dans sa thèse, qu'elle a été pratiquée deux fois, à Marseille, en 1843; Blandin y eut recours dans un cas d'œdème laryngé, chez un enfant qui mourut au troisième jour des progrès de son angine couenneuse. En 1850, Sestier rassemble sept observations où on avait pénétré par cette voie dans l'arbre aérien. Mais il n'en est pas moins vrai que cette opération était oubliée et même condamnée, lorsque M. Krishaber en a tenté la réhabilitation.

La publication du premier travail de M. Krishaber, inséré en 1878 dans les *Annales des maladies de l'oreille et du larynx,* n'est pas restée sans écho. Nous avons déjà signalé le rapport de M. Nicaise, qui provoqua, à la Société de chirurgie, une discussion à laquelle prirent part MM. Després, Nicaise et Farabeuf; M. Choukry a fait de la laryngotomie intercrico-thyroïdienne le sujet de sa thèse inaugurale. M. Verneuil a pris parti pour cette méthode dont il entretient, chaque année, les élèves de sa clinique. Nous devons citer encore la thèse de M. Henri de Launay sur *la laryngotomie intercrico-thyroïdienne*. Enfin, — et ce qui est mieux, — l'opération commence à entrer dans la pratique parisienne. M. Verneuil, à ma connaissance, y a eu recours trois fois. MM. Nicaise, Léon Labbé, Gosselin, Richelot et Le Dentu, M. Maurice Raynaud, un interne M. Giraudeau et moi-même, avons fait la laryngotomie. Quant à M. Krishaber, le nombre de ses observations a déjà dépassé la vingtaine.

Avant la publication des recherches de M. Krishaber, John Erichsen, dans un livre de 1877, parlait de la laryngotomie intercrico-thyroïdienne qu'il décrit longuement. « Il en signale les avantages et arrive à conclure que c'est l'opération la plus sûre à tenter chez l'adulte. Il établit, entre elle et la trachéotomie, un parallèle qui reste à l'avantage de la première. Le chirurgien d'Édimbourg dit avoir pratiqué plusieurs fois cette opération, et c'est d'après les succès qu'il a obtenus qu'il donne le conseil de la substituer à l'ouverture de la trachée. »

Pour qu'une opération ait pu être proposée et défendue par des hommes tels que Vicq-d'Azyr et Fourcroy, Desault et Bichat, Roux, Blandin et Malgaigne, il faut qu'elle présente quelque avantage évident sur le procédé ordinaire; mais par contre, pour que de tels parrains ne l'aient pas imposée à leurs contemporains et à leurs successeurs, il faut aussi qu'elle soit — ou qu'elle paraisse — entachée d'un vice radical.

On ne saurait méconnaître les avantages : au niveau du larynx le canal aérien est superficiel; il ne s'est point encore enfoncé entre les lobes du corps thyroïde, derrière la saillie qui forme le bord antérieur du sterno-cléido-mastoïdien. Donc pas d'erreur possible, et le chirurgien, le voulût-il, ne pourrait éviter d'entrer dans les voies respiratoires. Ne sent-on point d'ailleurs la membrane elle-même sur laquelle doit porter la section? Qu'on suive du doigt l'arête vive du cartilage thyroïde, et la pulpe tombe bientôt dans une dépression à bords mousses, mais nets et formés par l'anneau du cricoïde. C'est là; — et le point est si précis que Blandin en proposait la ponction, avec un trocart, au travers des téguments.

La fixité des points de repère et le facile accès des voies aériennes ne sont pas les seules sûretés d'exécution que ce procédé entraîne avec lui. On se met à l'abri des surprises redoutables que peuvent causer les gros troncs veineux de la base du cou et certaines anomalies de l'aorte et de ses divisions cervicales. Ce n'est pas tout encore : au niveau de l'espace intercrico-thyroïdien les vaisseaux sont moins abondants que vers l'isthme du corps thyroïde. Il n'y a point les plexus veineux qui parfois recouvrent de leurs étroites anastomoses les premiers cerceaux de la trachée et y forment une véritable trame. Il y a bien l'artère crico-thyroïdienne, mais son volume est peu considérable, et nous ne comprenons pas les hémorrhagies que l'on signale dans deux des opérations de Roux. En tout cas, avant sa section, rien ne serait plus facile que de saisir cette artériole dans les mors d'une pince à forcipressure.

« Ni les difficultés, ni les périls de la trachéotomie » : voilà les avantages que nous offre par excellence la laryngotomie intercrico-thyroïdienne. Nous en signalerons un troisième, de bien moindre importance, mais qui n'a jamais été relevé, que je sache. Dans la trachéo tomie ordinaire, on a noté, comme accident possible et même fréquent, la blessure de la partie postérieure des voies aériennes et la pénétration, dans l'œsophage, de la pointe du bistouri; nous n'avons pas à insister sur la gravité de cette communication anormale. Rien de semblable à redouter dans la laryngotomie de Vicq-d'Azyr. Une échappée de l'instrument tranchant ne suffirait pas pour traverser l'épais et résistant cartilage cricoïde, dont le chaton postérieur évasé protège le canal digestif au delà même des limites du champ opératoire.

Ajoutons enfin que, grâce à la précision des points de repère et au peu d'épaisseur des parties molles, on n'a pas besoin de mettre la tête dans l'extension forcée pour faire saillir la région, ce qui gêne singulièrement, surtout en pareille occurrence, le jeu régulier de la respiration. Puis l'incision peut être très courte; on aborde la membrane facilement et par un débridement de la peau qui peut ne pas dépasser 3 centimètres et qui, même chez les gens gras, n'excède pas 4 centimètres. Certes, nous n'en sommes plus à considérer la brièveté d'une incision comme un très précieux avantage; mais, toutes choses égales d'ailleurs, cette brièveté est préférable puisqu'elle ne nuit en rien à l'exécution correcte de l'opération.

Quel est donc le vice de ce procédé, de quelle « tare » est-il entaché pour n'être point encore accepté définitivement par les chirurgiens contemporains? Nous avons quelque peine à le dire : on ne lui oppose guère que des objections théoriques et qui toutes déjà auraient dû tomber devant les faits.

La plus importante, celle qu'on retrouve partout, c'est l'absence de place pour loger, entre les cartilages cricoïde et thyroïde, une canule suffisante aux besoins de la respiration. « On redoute l'étroitesse de l'ouverture, » écrit Malgaigne. « Il n'y a pas de passage assez large pour la canule, » répète M. Després. « Cet espace mesure 5 à 6 millimètres en hauteur, nous dit M. Tillaux dans la 1re édition de son *Traité d'anatomie topographique;* il est toujours beaucoup trop étroit pour y faire pénétrer une canule. »

Il est vrai que, dans la 3e édition du même traité, M. Tillaux reconnaît que la canule de M. Krishaber « pénètre facilement dans l'espace intercrico-thyroïdien », mais il n'en maintient pas moins le chiffre de 5 à 6 millimètres de la 1re édition. Or ces chiffres doivent être réformés : les mensurations de M. Nicaise lui ont donné, chez la femme, un minimum de 7 millimètres 1/2 et un maximum de 13 millimètres : en moyenne 9 millimètres. Chez l'homme, la hauteur de la membrane mesure de 9 à 11 millimètres environ, ce qui concorde avec ce que M. Krishaber avait établi antérieurement.

M. Farabeuf a souvent répété l'opération sur le cadavre et il a toujours vu pénétrer sans difficulté la canule de Krishaber. Les canules d'adulte, d'ailleurs, n'ont en général que 9 à 10 millimètres; souvent même elles sont moins grosses. La première objection doit donc être définitivement écartée, et il reste établi que chez l'adulte, — car nous ne nous occupons pas ici des enfants, — l'espace intercrico-thyroïdien mesure, non 5 à 6 millimètres, mais 8 à 11 et qu'il est assez large pour une canule suffisante aux besoins de la respiration.

Les mensurations de M. Henri de Launay donnent une moyenne plus considérable encore; elles ont porté sur vingt-deux sujets, et voici les résultats qu'il a obtenus : « Nous pouvons dire qu'en moyenne l'espace cricothyroïdien mesure, chez l'homme adulte, de 10 millimètres à 10 millimètres 1/4 dans la demi-extension de la tête, et à 12 millimètres 1/2 en abaissant le cricoïde. Chez les vieillards, nous avons 9 millimètres 3/4 pour le premier état et 11 millimètres 1/2 pour le second. Quant aux femmes, nous trouvons une moyenne de 8 à 11 millimètres pour les adultes.

« Les mensurations de l'espace crico-thyroïdien pratiquées chez les enfants nous amènent à conclure définitivement que la laryngotomie n'est pas praticable chez eux faute de place. Nous ne sommes pas d'accord sur ce point avec M. Choukry; pour lui, avant cinq ans, une canule ordinaire ne peut pas traverser le ligament cricoïde sans agrandissement de l'incision, mais, à partir de cet âge, on peut faire bénéficier les enfants de la laryngotomie.

« Nos recherches et celles de M. Netter nous montrent que l'espace mesure 1 millimètre au plus avant deux ans; 2 millimètres à deux ans; 4 à quatre ans; 4 à cinq ans; 4 à 4 1/2 à six ans; 5 à huit ans et 7 de douze à treize ans; tandis que M. Choukry aurait trouvé : 5 millimètres à deux ans; 5 1/2 à trois ans; 5 3/4 à cinq ans; 6 à deux ans et 7 à douze ans. » Aussi, M. de Launay conseille-t-il de ne pas tenter la laryngotomie avant douze ans. Nous savons que M. Krishaber, cependant, a obtenu un succès chez un enfant de sept ans.

Il se peut, dit-on alors, « mais la canule, pénètre à frottements durs; elle refoule les cartilages dont les bords se nécroseront. Puis elle reste fixe et son immobilité produira des altérations de la partie postérieure de la muqueuse laryngée sur laquelle elle appuie. » Des observations déjà très nombreuses, — M. Krishaber a pratiqué son opération plus de vingt fois, — prouvent que cette objection est encore théorique. Nous lisons dans la *Gazette hebdomadaire de* 1880 un fait remarquable où l'on voit qu'une canule est restée vingt-deux mois sans provoquer la moindre altération des cartilages. « Il existe une ouverture extrêmement petite, comme à l'emporte-pièce; elle livre tout juste passage à la canule pour laquelle la tolérance est si complète que, le plus souvent, le malade oublie sa présence. »

On voit encore dans cette observation « que le malade

a conservé sa voix absolument intacte. Grâce au système de clapet appliqué à la canule, il parle d'une voix timbrée et puissante, au point que l'on peut ignorer l'existence d'un appareil dans les voies aériennes ». D'autres faits, en assez grand nombre, s'ajoutent à celui-là pour renverser une dernière objection formulée avec un certain ensemble et d'après laquelle la canule, trop près des cordes vocales, provoquera, sur ces replis, une altération qui se traduira par des troubles de la phonation.

« Jamais, dit Erichsen, je n'ai observé cette complication dans ma pratique. J'ai, dans ma clientèle, des malades qui ont porté des canules d'argent pendant un nombre considérable d'années, et jamais ces canules n'ont amené d'irritations spéciales. » Voilà ce que l'observation a répondu :

Le seul accident noté quelquefois qui paraisse appartenir en propre à la laryngotomie, est une dysphagie fort intense. Elle survient le jour même de l'opération ou le lendemain au plus tard. « Le malade, nous dit M. de Launay, se plaint d'une gêne assez forte dans la gorge ; il ne peut rien avaler ou bien, s'il tente de le faire, c'est avec beaucoup de difficulté et de douleur. Les aliments semblent être arrêtés avant leur arrivée dans l'estomac : on dirait qu'un obstacle leur ferme le chemin.

« Disons, dès maintenant, que cette dysphagie n'est pas un accident redoutable et qu'elle cesse au bout de huit à neuf jours. Dans quelques cas, elle a été plus tenace, mais jamais elle n'a dépassé la durée que nous signalons. Elle n'est pas accompagnée de fièvre et elle n'influe en rien sur la marche de la maladie qui a nécessité l'opération. Pour nous, nous croyons que la dysphagie est due uniquement à la pression exercée par la convexité de la canule sur la paroi antérieure de l'œsophage. »

L'opération, telle que nous l'avons vu faire par M. Verneuil, présente quelques particularités importantes. M. Verneuil ne craint pas d'endormir son malade. Il sait bien que certains ont condamné cette pratique et prétendent les accidents chloroformiques plus fréquents chez des sujets dont l'hématose est déjà compromise par l'obstacle laryngien au libre passage de l'air. Mais ce raisonnement, juste en lui-même, ne tient pas compte de l'élément spasmodique, souvent fort actif, et contre lequel le chloroforme peut avoir une heureuse influence. Nous avons vu, sur les malades, la respiration, anxieuse aux premières inhalations, se régulariser avec l'anesthésie. Ce n'est pas à dire qu'on évitera tous les accidents : avec ou sans chloroforme la syncope et l'asphyxie sont à redouter, et nous pourrions citer, au courant de la plume, deux opérations, pratiquées par un maître, où la mort survint, sans chloroforme et dès le premier coup de bistouri.

On doit employer la canule à bec de M. Krishaber : « C'est un instrument double dont le cylindre interne est terminé par un embout perforé destiné à faciliter l'introduction de l'instrument et à permettre à l'air de pénétrer dans la trachée dès ce temps de l'opération. » L'embout mousse entre sans peine par l'incision verticale faite sur la membrane, et comme la canule est conique, l'ouverture se dilate progressivement. La dilatation devient donc absolument inutile. M. Krishaber recommande d'huiler légèrement la canule qui glissera sans difficulté dans le canal aérien.

Enfin M. Krishaber a adopté la pratique de M. Verneuil; après avoir été l'adversaire résolu de l'emploi du thermocautère, il y a recours maintenant et le considère comme supérieur au bistouri. Nous n'avons pas à revenir sur les avantages inhérents au platine chauffé : dans une opération où l'hémorrhagie est considérée comme l'écueil redoutable, n'est-il pas de toute évidence que ce qui peut s'opposer à l'effusion du sang doit être immédiatement accepté? Pourquoi donc la méthode de M. Verneuil semble-t-elle avoir rencontré jusqu'à présent plus de détracteurs que d'adeptes?

On reproche au thermocautère d'être un instrument infidèle et de ne pas mettre sûrement à l'abri des hémorrhagies; c'est évident, mais l'effusion sanguine est, en tout cas, fort diminuée lorsqu'on sait manier l'appareil, et, si les artères de 2 millimètres de diamètre ne sont pas oblitérées, du moins les vaisseaux d'un plus petit calibre ne donnent pas; les tissus ne sont plus voilés par une nappe rouge et rien n'est plus facile alors que de saisir, avec la pince à forcipressure, les canaux ouverts d'un volume supérieur.

Nous avons, tout récemment, assisté à une laryngotomie intercrico-thyroïdienne pratiquée au thermocautère. Il s'agissait d'un homme de quarante-huit ans atteint d'épithélioma de l'arrière-gorge. La dysphagie était grande et déjà les accès de suffocation menaçaient d'emporter le malade. Le chloroforme est administré et lorsque l'anesthésie est complète, M. Verneuil incise, avec le platine rougi, les tissus en avant de la membrane, dans une étendue de 4 centimètres environ. La peau, le tissu cellulaire sous-cutané, les muscles sont sectionnés; de chaque côté nous voyons des veines volumineuses et gonflées par le sang entre lesquelles le couteau évoluait sans danger. Avant la ponction de la membrane, une petite artère fut divisée, que l'on saisit avec une pince à forcipressure. La canule à bec pénétra sans peine dans l'incision verticale et la respiration s'établit. L'opération fut simple ; l'homme avait le cou court et gras et, sans doute, par une autre méthode, on aurait trouvé plus de difficulté.

En 1880, M. Verneuil pratique la même opération chez un homme atteint d'épithélioma laryngé. Après une discussion attentive des indications du traitement radical par l'extirpation du larynx et l'ouverture palliative des voies aériennes, il rejette absolument la première et conclut à la laryngotomie de Vicq-d'Azyr par le procédé de M. Krishaber. Le patient, fort courageux, refuse le chloroforme; le cou était long, maigre; aussi l'opération fut rapide. Grâce au thermocautère il ne s'écoula pas une goutte de sang. L'inflammation locale fut modérée et se calma rapidement; le soulagement fut prompt et, pendant quelques mois, le pauvre malade fut absolument convaincu de sa prochaine guérison. Il mourut une année après la laryngotomie.

Les adversaires du thermocautère invoquent, il est vrai, un argument d'une autre importance. Le platine rougi ne divise les tissus qu'en mortifiant les lèvres de l'incision. Et de fait, dans quelques cas, on a noté l'existence d'une eschare assez étendue; nous ne le nions point, nous serions même profondément étonné qu'il en fût autrement : la laryngotomie et la trachéotomie ont été trop souvent pratiquées à l'occasion de maladies à manifestations gangreneuses pour que le sphacèle n'ait été parfois observé; il a choisi le premier prétexte pour s'abattre sur la plaie.

Mais est-on sûr qu'avec un autre mode d'incision il n'y aurait point eu d'eschare? Et puis la gangrène a-t-elle été fréquente et grave? Ce n'est pas au moment où nos observations, celles de MM. Le Fort, Terrier et Nicaise, ont prouvé qu'après l'emploi du thermocautère la réunion immédiate des lèvres de la plaie peut être obtenue, que la crainte de la gangrène arrêtera la main du chirurgien. Nous savons maintenant que le platine rougi détermine une couche mortifiée dont l'épaisseur varie selon la résistance des tissus, mais qui, le plus souvent, est assez mince pour ne pas contre-indiquer formellement la suture.

Mieux que les analogies, mieux que les raisonnements, les faits ont répondu. Le nombre des observations s'accroît sans cesse où il n'y a pas eu trace de sphacèle; M. Krishaber en a publié bien des cas dans les *Annales des maladies du larynx;* il pourrait les multiplier encore. Il attribue, il est vrai, l'excellence de ses résultats à une pratique qu'il recommande. Au lieu d'enfoncer le couteau dans les tissus et de ne le retirer que lorsque la section est faite, il agit « par ponctuation successive », le couteau ne restant en place qu'une seconde au plus. Cette succession de ponctuations produit une incision suffisante lorsque le couteau a été mis en contact dix ou douze fois pour chaque couche de tissu. La division des tissus exige un temps plus long, mais on évite les eschares causées par des applications continues et prolongées. »

On peut se servir de cette petite modification au procédé ordinaire, mais nous la croyons le plus souvent inutile. Dans les opérations que nous avons pratiquées ou vu pratiquer, cette ponctuation n'a pas été faite, la section n'a pas nécessité plus de quatre ou cinq reprises et nous n'avons jamais constaté les eschares autour desquelles on a mené un si grand bruit.

En résumé, la laryngotomie intercrico-thyroïdienne est une bonne opération. Pour nous servir des expressions de Malgaigne, elle ne présente « ni les périls, ni les difficultés de la trachéotomie ». Le plus grand éloi gnement des gros troncs artériels et veineux de la base du cou, la netteté des points de repère, la moins grande épaisseur des parties molles et leur faible vascularité, l'impossibilité d'ouvrir l'œsophage par une échappée du bistouri, sont des avantages réels, authentiques et démontrés par la pratique. Au contraire, les inconvénients que l'on a signalés : espace trop étroit pour une canule suffisante, nécrose des cartilages, altération des cordes vocales, sont illusoires : ils se sont évanouis devant les faits. Chez l'adulte donc, — et c'est notre première conclusion, — la laryngotomie sera l'opération de choix ; elle doit être préférée à la trachéotomie.

L'opération peut être pratiquée au bistouri et ces avantages demeurent ; mais on devra préférer la méthode de M. Verneuil. Le thermocautère épargne le sang qui n'inonde plus la plaie et ne s'engouffre pas dans le larynx. On reconnaît mieux les tissus que l'on divise. Quant au sphacèle, exceptionnel du reste, il est beaucoup moins le fait du platine rougi que de la maladie qui a rendu l'intervention nécessaire.

CHAPITRE VI

MALADIES DE LA BOUCHE

I

Extirpation des cancers de la langue et du plancher buccal.

Une récente discussion de la Société de chirurgie montre qu'on est maintenant unanime sur les indications générales de l'intervention dans les cas de cancer de la langue et du plancher buccal. Ne point perdre un temps précieux par l'emploi continué du chlorate de potasse et de l'iodure de potassium; agir au plus tôt; enlever très largement non seulement la tumeur et les ganglions engorgés ou suspects, mais les tissus intermédiaires où rampent les lymphatiques qui de la tumeur se rendent aux ganglions. Ce fut la conclusion d'un discours de M. Verneuil, et ses collègues n'y ont point contredit.

L'extirpation par les voies naturelles ne conviendrait donc qu'à un nombre fort restreint de cas; tout au plus, lorsque, non loin de la pointe linguale, se trouve une plaque récente, peu étendue, bien limitée; on l'enlève alors à travers l'orifice buccal avec le bistouri, les ciseaux courbes, le thermocautère, l'écraseur, l'anse galvanique. L'opération doit être en plein tissu sain, le plus loin possible des tissus dégénérés. Que de fois cependant la récidive rapide vient prouver qu'il était déjà trop tard pour ce genre d'extirpation! Malgré leur apparente intégrité, les lymphatiques étaient atteints.

Les succès sont si rares, même dans ces cas de tumeur bien limitée, que nous devons citer, comme malheureusement fort exceptionnel, un fait que nous tenons de M. Panas. Il y a cinq ans, il fut consulté par la mère d'un de ses externes; elle avait sur le bord de la langue, non loin de la pointe, un cancroïde ulcéré d'une étendue de 3 centimètres environ. Après avoir endormi la malade, M. Panas saisit la langue avec une érigne, et divisa l'organe de sa pointe vers sa base à l'aide du thermocautère. Il dédoubla l'organe, pour ainsi dire, en suivant la cloison médiane. Arrivé en arrière du V lingual, non loin de l'épiglotte, il seetionna, toujours avec le thermocautère, par un trait oblique en avant et en dehors qui vint aboutir au pilier antérieur. Le tissu morbide avait été largement enlevé, et aujourd'hui la guérison ne s'est point encore démentie.

Mais le plus souvent il faut se créer une voie artificielle pour arriver sur les tissus malades et les enlever entièrement; la méthode de Regnoli modifiée par Billroth, et la méthode décrite par Sédillot, mais que Roux a le premier pratiquée, répondent à ces indications. Certes, nous n'ignorons pas leur gravité; d'après une statistique qui n'est pas très ancienne, la première donnerait 25 pour 100 de mortalité rapide et la seconde 50!

Or, les précautions antiseptiques, à elles seules, ne suffiront pas pour modifier ces chiffres désastreux : on sait la difficulté d'application et l'efficacité douteuse des nouveaux pansements dans les plaies de la cavité buccale. Que faire cependant? Il faut bien se résoudre à tenter ces cruelles opérations si l'on ne veut pas abandonner les malades aux fatals progrès de leur tumeur cancéreuse.

Malgré la médiocrité des résultats obtenus, les chirurgiens nous paraissent d'accord pour tenter l'opération. Comme, sans cela, la mort prompte est certaine, — « tout cancer ulcéré de la langue meurt dans l'année », disait Denonvilliers; — comme cette mort survient au milieu de complications redoutables, douleurs intenses, hémorrhagies, asphyxie, inanition; comme enfin on ne peut révoquer en doute la réalité de quelques succès, — M. Trélat en a recueilli 13 exemples, — on intervient.

Deux méthodes, avons-nous dit, permettent l'extirpation large; celle de Regnoli-Billroth et celle de Roux-Sédillot. Chacune d'ailleurs présente une foule de procédés ; tout chirurgien pratique ou enseigne quelque modification particulière, une manœuvre différente, une instrumentation spéciale qu'il faut connaître, car elles ont souvent leur utilité, mais dont la description n'a pas de place dans cet article.

L'une et l'autre de ces deux méthodes ont leurs indications particulières. La première est de beaucoup la plus employée; elle permet l'ablation facile dans la plupart des cas. On sait en quoi elle consiste : on fait, dans la région sus-hyoïdienne, une incision qui, depuis Cloquet en 1827, Regnoli et Giamettei, a subi bien des modifications. Celle que l'on adopte le plus communément a été préconisée par Billroth : elle divise les téguments par une section parallèle au maxillaire inférieur et inscrite dans l'arc que forme cet os.

Cette incision, qui va d'un angle de la mâchoire à l'autre, met à nu la région sous-maxillaire, sa glande et ses ganglions. On peut les explorer de l'œil et du doigt, extirper tout ce qui est malade ou suspect; on peut même pratiquer la ligature des linguales pour éviter l'hémorrhagie lors de la section de la langue. Il faut d'ailleurs avancer avec prudence dans cette région très vasculaire, et nous ne saurions trop recommander la manœuvre préconisée par M. Verneuil; il charge sur l'aiguille de Deschamps tous les vaisseaux qui se rendent aux ganglions ou passent au milieu d'eux, puis les sectionne entre deux ligatures. L'artère faciale, le tronc veineux facio-lingual, la jugulaire externe sont étreintes l'une après l'autre et l'on va pas à pas avec la plus extrême sécurité. D'ailleurs, pas n'est besoin de se presser. Le malade est endormi et, comme la muqueuse du plancher buccal est encore respectée, le sang ne saurait pénétrer dans le pharynx et provoquer l'asphyxie.

Lorsqu'on a bien nettoyé la région sous-maxillaire, lorsque les ganglions, les tissus suspects ont été réséqués, on peut s'attaquer à la langue et à la muqueuse du plancher buccal. C'est ici surtout que chaque auteur préconise son instrument ou son procédé particulier. Les uns laissent la langue en place, percent la muqueuse plus ou moins loin en arrière, vers le pilier antérieur, suivant l'étendue de la lésion et conduisent une anse de platine qu'ils font ressortir soit à travers la langue, si la lésion est unilatérale, soit dans la rainure gingivo-linguale du côté opposé, si la lésion a franchi la ligne médiane. D'autres en agissent ainsi, mais au lieu de l'anse galvanique, ils ont recours à l'écraseur linéaire.

Nous avons pratiqué cette opération par les deux procédés, et l'anse galvanique nous a paru plus expéditive. Nous avons, à la Pitié, dans le service de notre maître Verneuil, extirpé la langue avec le fil de platine; la section portait en arrière du V lingual; la surface de section fut absolument sèche, et l'ablation très rapide. La grosse objection que l'on fait à l'anse galvanique n'en persiste pas moins. Il n'est que peu de grandes villes où l'on puisse manier ces appareils dispendieux et délicats. Pour le cas dont nous parlons, nous avons eu recours à l'inépuisable obligeance de M. Collin.

Récemment, nous avons, à Bicêtre, opéré trois malades avec l'anse galvanique et, dans les trois cas, la section a été sèche, sauf au niveau de l'artère linguale qu'il a fallu saisir et lier. Dans un quatrième, nous avons fait la ligature préalable des deux linguales au niveau du triangle du digastrique et de l'hypoglosse, et nous nous sommes très bien trouvé de cette manœuvre. Il ne s'est pas écoulé une goutte de sang. Mais, après l'opération qui avait été très large, une asphyxie menaçante est survenue, malgré le fil qui fixait le moignon de la langue à l'arcade dentaire, et nous n'avons sauvé notre malade que par la trachéotomie. Peut-être aurait-il mieux valu pratiquer celle-ci au préalable. C'est ce que nous ferions, maintenant que nous avons vu, dans les services de nos maîtres ou de nos collègues, mourir par asphyxie trois sur cinq opérés auxquels on avait enlevé la langue tout entière.

L'écraseur linéaire, que tout chirurgien possède, est aussi d'un emploi excellent. Nous avons, en ville, opéré, avec notre collègue M. de Beurmann, un orfèvre de quarante-cinq ans, et nous nous sommes servis de l'instrument de Chassaignac. Pour l'empêcher de déraper, nous avions cerné la tumeur avec des branches de fil de fer enfoncées de bas en haut et dont la pointe était ensuite tordue pour ne pas blesser la muqueuse palatine. La manœuvre de l'écraseur fut lente, un cran par minute et demie; l'artère linguale n'en donna pas moins un fort jet dont une ligature eut promptement raison.

L'écraseur, le serre-nœud ou l'anse galvanique ont ainsi sectionné les attaches postérieures de la langue dégénérée et de la muqueuse buccale; il ne reste plus qu'à introduire le bistouri derrière le maxillaire et à lui faire suivre étroitement la courbure de l'os; il coupe ainsi la muqueuse, les insertions du mylo-hyoïdien, du génio-glosse et du génio-hyoïdien. Tout est alors libéré; on n'a plus qu'à saisir la langue avec la pince de Museux et à l'extraire au dehors soit par la voie buccale, soit par la brèche sus-hyoïdienne.

Lorsqu'on manœuvre au thermocautère, comme le fait d'habitude M. Verneuil, la marche de l'opération change un peu. Après avoir, comme dans les cas précédents, évidé au préalable la région sous-maxillaire, il commence par séparer les attaches antérieures; puis, avec une pince de Museux, il saisit la langue, qu'il fait sortir par la large brèche de la région sous-hyoïdienne. Il divise alors les tissus avec le platine au rouge sombre. Arrivé sur les linguales un jet de sang jaillit; on place une pince à forcipressure et l'opération continue. L'extirpation est sûre et rapide.

Le thermocautère et l'anse galvanique sont d'excellents moyens pour éviter les hémorrhagies primitives; mais, après leur emploi, les hémorrhagies secondaires sont malheureusement très fréquentes. Nous les avons observées plusieurs fois, et récemment sur un de nos opérés de Bicêtre, chez qui nous avions extirpé la langue et le plancher de la bouche pour un cancer de la glande sublinguale. L'extirpation, pratiquée au thermocautère pour l'évidement de la région sous-maxillaire, à l'anse galvanique pour la section de la langue, fut absolument sèche. Mais le sixième jour commencèrent des hémorrhagies secondaires, et nos internes évaluent à deux litres la quantité de sang qu'il perdit. Il ne s'en est pas moins remis et, à cette heure, la cicatrisation est complète.

Ces hémorrhagies secondaires, si fréquentes jadis en chirurgie, mais qui maintenant ne se rencontrent plus guère qu'après l'ablation de la langue et du rectum, tiennent aux difficultés de l'antisepsie dans ces régions. Lorsque l'eschare se détache, une inflammation septique se développe qui désorganise les caillots des artères linguales, et le sang jaillit. M. Panas nous disait que Lister évitait ces hémorrhagies consécutives par la cautérisation fréquemment répétée avec des solutions au chlorure de zinc.

Lorsque la lésion est unilatérale, lorsque le cancer n'a atteint qu'un côté de la langue et la moitié du plancher buccal, l'opération est bien moins grave; on conserve, en effet, le muscle génio-glosse et génio-hyoïdien d'un côté et la moitié du mylo-hyoïdien; l'os hyoïde est soutenu, la langue possède encore ses antagonistes antérieurs; elle ne s'affaisse plus sur l'épiglotte et l'orifice du larynx; l'asphyxie n'est plus imminente.

Le cancer peut avoir franchi la ligne médiane et gagné les tissus du côté opposé; il faut bien se garder alors, si les lésions de ce côté s'avancent moins loin en arrière, de faire sortir l'anse galvanique ou la chaîne de l'écraseur en un point correspondant à celui par où il est entré; il ne faut pas faire une section perpendiculaire à l'axe de la bouche, mais au contraire oblique et respectant, du côté le moins atteint, la plus grande étendue possible de la muqueuse et des insertions du muscle mylo-hyoïdien. La langue sera mieux soutenue, et on n'aura pas besoin d'avoir recours à une manœuvre indispensable, lorsque la désinsertion est complète, — la fixation du moignon de la langue au maxillaire par un fil de soie ou un tube de caoutchouc.

Ainsi avons-nous agi pour l'orfèvre déjà mentionné; la chaîne de l'écraseur avait été introduite, à gauche, au niveau de l'angle de la mâchoire; elle coupait la langue obliquement et venait ressortir, à droite, très en avant, à moins de 3 centimètres de la symphyse; le moignon lingual était suffisamment maintenu. La suture de l'incision sus-hyoïdienne fut pratiquée, tout en conservant un orifice, à la partie la plus postérieure, vers l'angle de la mâchoire, pour le passage d'un tube qui ressortait par l'orifice buccal. Le résultat a été superbe; au bout de six mois ce qui reste de la langue et du plancher buccal est absolument souple; le malade mange et parle facilement. Quelques ganglions ont apparu, il est vrai, du côté où l'évidement sus-maxillaire n'avait pas été fait. Nous les avons enlevés et cette seconde opération semble devoir être profitable......

Elle l'a été, pouvons-nous dire aujourd'hui, trois ans après nos deux opérations. Le malade, — nous le revoyons souvent, non qu'il en ait besoin, mais sa reconnaissance est extrême, — n'a pas eu de nouvelle récidive. Son moignon de langue est absolument sain et en aucun point nous ne trouvons de ganglions suspects. La parole est assez facile, surtout au début du discours, mais finit par s'embarrasser et devenir quelque peu confuse. Le premier temps de la déglutition ne présente rien de particulier; les doigts cependant vont parfois chercher les parcelles d'aliments tombées entre les joues et les arcades dentaires. Enfin il existe un crachotement assez pénible; la salive est avalée difficilement. Mais que sont ces quelques ennuis en regard des douleurs, des saignements, des gênes fonctionnelles éprouvées avant l'intervention, de la mort à brève échéance! Nous comptons ce succès comme un des plus encourageants de notre pratique, et nous l'ajoutons à ceux qu'ont déjà publiés nos maîtres.

Cette méthode, quel que soit le procédé qu'on emploie, suffit à la plupart des cas; elle donne un jour suffisant et l'on peut, presque à l'aise, enlever la plus grande partie de la langue; cependant, si les lésions sont très profondes, si les piliers antérieurs sont atteints, s'il y a quelque adhérence au maxillaire, il faudrait avoir recours à la méthode Roux-Sédillot.

Le premier temps de l'opération, l'évidement de la région sous-maxillaire, se fait comme dans l'opération précédente. Puis on coupe, sur la ligne médiane, la lèvre inférieure, et la section vient aboutir au sommet de l'incision en fer à cheval de la région sus-hyoïdienne; le maxillaire est donc mis à nu au niveau de la symphyse, que l'on divise avec la scie à chaîne; les deux moitiés de l'os sont écartées et le plancher de la bouche et la langue sont absolument à découvert; le chirurgien a tous ces organes sous la main, et peut manœuvrer sûrement. Il enlève ce qu'il faut et voit ce qu'il doit respecter, et cela avec le bistouri, l'écraseur, l'anse galvanique, le thermocautère : tout instrument est bon; l'hémostase est facile.

Malheureusement ces facilités extrêmes s'achètent par des inconvénients très graves : la section des os n'est pas indifférente; on crée une sorte de fracture compliquée et dans les conditions les plus mauvaises; le foyer plonge dans une cavité à désinfection difficile; les aliments mêlés à la salive se décomposent dans ce cloaque humide et chaud. L'absorption des matières putrides peut se faire par les canaux vasculaires largement ouverts de la substance osseuse, par les voies respiratoires et digestives. Et ce n'est pas une vue de l'esprit! plus d'un tiers des opérés sont emportés par des accidents infectieux.

Le malade, cependant, échappe quelquefois à la septicémie. Les injections, les lavages multipliés à l'acide phénique peuvent enlever les substances décomposées; puis la sonde œsophagienne à demeure, introduite par la narine et si heureusement préconisée par MM. Verneuil et Krishaber, permet l'alimentation; la bouche est pour ainsi dire distraite de l'organisme pendant que dure la cicatrisation; la déglutition et la respiration n'empruntent plus son concours. C'est là un immense progrès dont nous démontrerons tous les avantages.

La gravité de l'opération n'en est pas moins très grande : la langue, malgré les artifices mis en usage, s'affaisse sur le larynx, des asphyxies soudaines peuvent survenir; elles sont même si fréquentes qu'en pareil cas nous n'hésiterions plus à pratiquer la trachéotomie préventive; l'hématose se fait d'une façon précaire; l'organisme souffre et les hémorrhagies secondaires s'établissent avec la plus grande facilité; des inflammations se déclarent qui peuvent provoquer l'œdème de la glotte ; et puis, malgré les sutures, les branches du maxillaire chevauchent, la cicatrisation osseuse est fort lente, et presque toujours la récidive survient avant la réparation de la plaie.

Le tableau ne nous semble pas trop assombri; nous avons vu, il est vrai, chez M. Verneuil un malade qui, après quatre mois de traitement a quitté l'hôpital, avec une mâchoire irrégulière, sans doute, mais ne montrant encore néanmoins aucun retour du mal. C'est là un fait bien isolé et nous avons trop souvent observé une brusque terminaison, une récidive rapide, pour que nous nous berçions de grandes espérances.

Aussi serions-nous tenté de dire : quand les lésions

sont telles que l'opération de Sédillot est seule indiquée, peut-être serait-il plus sage, s'il n'existe quelque grave complication, — hémorrhagie, douleurs intolérables, — qui force la main du chirurgien, peut-être serait-il plus sage d'abandonner le malade à son sort déplorable. Il est triste, décidément, d'opérer les cancéreux ! et les illusions de jeunes chirurgiens sont de courte durée !

Nous pourrions résumer rapidement ces longues considérations : lorsque le cancer est récent, bien limité, une large opération est parfois excellente. MM. Trélat, Verneuil, Tillaux, Duplay, Panas, nous, d'autres encore, en ont cité de beaux exemples. Lorsque la tumeur n'occupe que la moitié antérieure de la langue, lorsque l'engorgement ganglionnaire commence à peine, on peut encore espérer, par les vastes opérations que nous venons de décrire, une assez longue survie. Mais quand les lésions s'avancent jusqu'aux piliers antérieurs, qu'il y a des deux côtés dégénérescence ganglionnaire, il faut qu'une complication grave vienne forcer la main, sans cela mieux vaut s'abstenir.

II

De l'éruption vicieuse de la dent de sagesse.

Les accidents que détermine l'éruption de la dent de sagesse sont fréquents; pourtant ils sont peu connus, mal décrits, parfois ignorés, et l'attention des chirurgiens est si peu sollicitée par eux, que des erreurs de diagnostic sont encore souvent commises.

Ce n'est pas que d'importants travaux n'àient été publiés : déjà, au XVIe siècle, Hémard insistait sur les douleurs qui accompagnent l'apparition « des dents de prudence ou de discrétion », celles qui poussent « hors des gencives au temps que l'homme commence d'entrer en sa gaillardise ». John Hunter a vu les inflammations de la muqueuse buccale; Jourdain, qui les décrit aussi, signale en même temps les altérations des os. En 1828, Toirac publie un mémoire capital et qui reste, pendant de longues années, la seule monographie sur cette question.

A notre époque, nous trouvons les observations de Robert, les faits si remarquables de Chassaignac, de Gouriet, de Forget, de Tomes, de Després; en 1873, la thèse de Chevassu et celle de Comoy en 1878. Enfin, notre ami M. Heydenreich, professeur de la Faculté de Nancy, présente, en 1878, au concours pour l'agrégation de chirurgie une excellente thèse dont nous ne saurions trop recommander la lecture; elle expose en termes précis nos connaissances actuelles sur les désordres provoqués par l'éruption de la troisième molaire.

L'évolution de la dent de sagesse n'a guère lieu sans déterminer quelques troubles, et sur 100 individus interrogés au hasard, M. le docteur David, ancien chef de clinique de M. Magitot, en a trouvé 82 chez lesquels il y avait eu des accidents, variant d'ailleurs depuis une douleur légère jusqu'aux altérations si graves de l'ostéo-périostite. C'est de vingt à vingt-cinq ans, époque ordinaire de l'éruption, qu'on les voit surtout apparaître; mais les limites peuvent osciller comme cette éruption elle-même, et on cite des cas où les phénomènes inflammatoires se sont déroulés à quarante, cinquante, soixante ans. M. Richet a publié une observation dans laquelle il est dit que les désordres n'éclatèrent qu'à soixante-six.

Une cause générale domine l'histoire de ces accidents : l'insuffisance de la place nécessitée pour l'éruption régulière de la troisième molaire. Nous avons, il y a quelques années, entendu dire à M. Broca « que la nature était en travail pour nous débarrasser des dents de sagesse ». Elles poussent les dernières et sont les premières à disparaître. A mesure que les races humaines deviennent plus « intellectuelles », il se fait une sorte de mouvement de bascule dans la conformation de la tête : le front devient plus proéminent et la partie inférieure de la face recule; la ligne de profil oblique en bas et se relève en avant; en un mot, le prognathisme s'affaiblit. Aussi peut-on affirmer, à condition toutefois d'admettre des exceptions nombreuses, que la dent de sagesse s'accompagnera de désordres avec d'autant plus de fréquence que la race, le sexe ou l'individu seront supérieurs.

C'est ainsi que le prognathisme exagéré des races noires et jaunes rend les accidents fort rares : le maxillaire, très développé, laisse une place suffisante pour la troisième molaire. Dans une même race, le sexe influe d'une manière incontestable, et une statistique de M. Heydenreich nous montre que, dans notre pays, les hommes y sont beaucoup plus prédisposés que les femmes; la proportion est du simple au double. On sait, en effet, que le prognathisme est un peu plus marqué chez la femme. Enfin, dans la même race et dans le même sexe, la culture intellectuelle ne serait pas indifférente et l'éruption vicieuse se rencontrerait plus souvent dans les villes que dans les campagnes.

Ce n'est pas tout : les deux maxillaires et les deux moitiés du même maxillaire ne sont pas également atteints. Une fois sur dix, sur vingt, peut-être seulement, le maxillaire supérieur est le siège de désordres. D'après M. Magitot, on ne les aurait même constatés que 2 fois sur 75 cas. Le maxillaire inférieur jouit donc presque seul de ce fâcheux privilège. Mais nous pouvons spécialiser davantage et dire que la moitié gauche est encore plus prédisposée. L'explication de cette double prédominance nous semble facile à donner : en général, la moitié droite du corps est plus développée, et, sans vouloir donner à un examen superficiel plus d'importance qu'il n'en a, sur plusieurs maxillaires inférieurs mesurés à l'École pratique, il nous a paru que la branche gauche était légèrement moins longue que la droite. La règle générale trouverait donc ici une explication nouvelle : comme la place pour l'éruption normale est moindre à gauche, c'est à gauche surtout que se montreraient les déviations et leurs conséquences pathologiques.

Les hypothèses que l'on invoque pour expliquer la plus grande fréquence des accidents au maxillaire inférieur nous paraissent assez contestables. Il est un point qu'on a laissé dans l'ombre et qui nous semble jouer un rôle capital dans les déviations. Le rebord alvéolaire du maxillaire supérieur présente une courbure en saillie; aussi les follicules dentaires *inscrits* dans cette circonférence ont-ils, comme territoire d'évolution, un segment triangulaire à sommet central et à base périphérique; lors de son éruption, la dent trouve devant elle, à mesure qu'elle se développe, un espace qui s'élargit; la couronne peut s'étaler à son aise. On comprend alors la rareté des déviations.

Au maxillaire inférieur, les conditions sont opposées : la courbure n'est pas en saillie; elle forme, avec l'apophyse coronoïde, un angle rentrant; aussi le rebord alvéolaire présentera-t-il parfois un espace insuffisant pour l'évolution régulière de la dent de sagesse. En effet, le follicule est d'abord au large, il se développe à son aise; puis, lorsque la couronne veut percer la gencive, plus résistante d'ailleurs à cet âge que dans les premières années de la vie, elle vient buter en arrière contre l'apophyse coronoïde, et en avant contre la deuxième molaire. Elle se dévie alors ou est arrêtée dans son éruption, et la scène de désordres commence à se produire.

Il faut ajouter un détail qui ne nous semble pas indifférent : la racine de la deuxième molaire est rarement implantée perpendiculairement dans l'os; elle est oblique de bas en haut et d'arrière en avant. En prenant cette position, elle doit refouler en arrière, vers l'apophyse coronoïde, le follicule de la troisième molaire dont, plus tard, la couronne se dégagera fort difficilement; l'espace est devenu trop restreint. Si pourtan elle arrive à percer la gencive, elle n'en poussera pas moins dans le sens antéro-postérieur, déviation, du reste, la plus fréquente de toutes. L'anatomie, on le voit, nous donne la clef des éruptions vicieuses et de leurs variétés principales.

Il n'en faut pas moins invoquer, dans certains cas, de véritables hétérotopies dentaires. Comment expliquer autrement l'apparition de la dent de sagesse, soit dans l'apophyse coronoïde, au niveau de l'échancrure sigmoïde, soit sous la peau de la région sous-maxillaire, vers l'angle de la mâchoire; soit, pour le maxillaire supérieur, dans l'apophyse ptérygoïde ou sur la ligne médiane de la voûte palatine?

M. Heydenreich étudie successivement dans sa thèse, les accidents inflammatoires et les accidents purement nerveux. Les premiers, de beaucoup les plus importants, il les subdivise en accidents *muqueux* qui atteignent surtout les parties molles, et en accidents *osseux*. Dans ces derniers cas, les altérations, plus profondes, ont gagné le maxillaire lui-même et les tissus qui l'enveloppent. Une telle classification n'est pas irréprochable, mais elle permet de décrire, avec une certaine méthode, les divers processus morbides qu'engendre l'éruption vicieuse de la dernière molaire.

Les inflammations de la gencive sont le plus fréquemment observées ; la dent, gênée dans son évolution, ne peut percer la muqueuse qui rougit, se tuméfie, suppure, et un abcès s'ouvre, qui permet d'apercevoir, par l'orifice de la fistule, un peu de l'émail sous-jacent. La dent ainsi « enkystée ou enchatonnée » peut rester de longs mois, des années même sans se dégager ; la muqueuse, mâchée, mordue, triturée à chaque mouvement de mastication, devient fongueuse, et de vives douleurs se déclarent, qui parfois sont rapportées, par le malade, aux bicuspides ou même aux incisives, intactes cependant.

L'inflammation ne se cantonne pas toujours à la gencive ; les amygdales se prennent à leur tour et on voit se dérouler tous les signes d'une angine dont la nature a été souvent méconnue ; elle s'apaise, puis renaît ; elle reparaît lorsqu'on croit s'en être rendu maître. Plusieurs auteurs ont cité ces esquinancies à répétition dont la cause doit souvent être cherchée dans l'éruption de la troisième molaire. D'ailleurs, les piliers, la luette, la muqueuse buccale tout entière, le pharynx lui-même sont envahis et de graves accidents peuvent éclater : les ganglions s'engorgent, le tissu cellulaire qui les environne se prend à son tour, et un phlegmon sous-angulaire se déclare. L'adénite est parfois de marche plus chronique, et M. Heydenreich se demande si les tuméfactions ganglionnaires du cou, souvent notées chez les jeunes soldats, ne doivent pas être imputées en partie à la dent de sagesse. C'est un fait intéressant que les chirurgiens militaires élucideront facilement.

Il faut signaler encore certains accidents provoqués par les *déviations*. Si la dent pousse en dehors, elle irrite la joue, qui s'ulcère, s'indure, devient grisâtre ou se recouvre de bourgeons charnus plus ou moins végétants; si l'éruption se fait en dedans, des altérations notables se produisent sur le bord correspondant de la langue. On cite des cas où la dent perfore les tissus et où la couronne, étreinte par une boutonnière de la peau, se montre à l'angle de la mâchoire ou au-devant du muscle masséter.

En général, pour peu que l'attention des chirurgiens soit appelée sur l'existence de ces divers accidents, le diagnostic ne présentera aucune difficulté : la rougeur de la gencive et sa tuméfaction au niveau de la dernière molaire, encore cachée sous une muqueuse épaisse, la douleur vive que la pression provoque en ce point, lèveraient toute incertitude. En tout cas, lorsque ces phénomènes se déroulent chez un individu âgé de vingt à trente ans, il faut s'enquérir de la dent de sagesse et constater l'état de la muqueuse, pourvu toutefois que la constriction des maxillaires ne s'oppose à cette exploration.

Les désordres qui affectent primitivement l'os sont, d'ordinaire, plus graves encore. Il en est de fort obscurs et que nous passerons sous silence; certaines tumeurs, fibromes, chondromes, hyperostoses pourraient avoir pour point de départ l'irritation déterminée par le follicule dentaire enkysté; des odontomes n'auraient pas d'autre origine; mais ces faits sont loin d'être assis sur des bases solides; en tout cas, ils n'ont pas la fréquence de l'ostéopériostite des maxillaires.

M. Magitot a montré que si, dans les périostites, le sommet de la racine correspond au fond de la gouttière que limitent en dehors les lèvres et les joues, et en dedans l'arcade dentaire correspondante, l'abcès s'ouvrira sur la muqueuse, dans cette gouttière appelée encore vestibule buccal; mais lorsque le sommet est situé à un niveau plus profond, le pus cherche une issue plus directe et se porte vers les téguments de la joue; il y a phlegmon facial et ouverture cutanée.

C'est ainsi que dans les ostéopériostites de la dent de sagesse, dont les racines plongent plus bas que le fond de la gouttière, la suppuration, après avoir cheminé au milieu des tissus décollés, perfore les téguments et se fait jour à l'extérieur. Parfois, lorsque l'inflammation est violente, le pus apparaît sur la joue et dans la bouche. Mais, avant d'en arriver là, les phénomènes inflammatoires ont été des plus graves; le gonflement est extrême; la peau est tendue et rouge; la tuméfaction gagne le cou et l'envahit tout entier; de violentes douleurs surviennent, qui le plus souvent s'accompagnent de phénomènes généraux, fièvre, délire intense, et on aura tous les signes d'un véritable phlegmon diffus.

Les accidents, pour être moins violents, seront, dans certains cas, aussi redoutables : l'ostéopériostite provoque une nécrose de l'os et un séquestre se forme dont la mobilisation et l'extraction peuvent nécessiter un long temps et provoquer de graves désordres. La résection d'une portion du maxillaire a dû souvent être faite pour éviter les suppurations indéfinies, les fistules intarissables et les alternatives de rémission et d'exacerbation qui découragent et affaiblissent tant de malades.

On cite des cas où l'inflammation aurait gagné l'articulation temporo-maxillaire, puis l'oreille moyenne, la base du crâne, le cerveau lui-même et où le patient serait mort emporté par des phénomènes encéphaliques.

La constriction des mâchoires est une des complications les plus fréquentes; elle accompagne parfois les formes inflammatoires, même légères, et son existence a ceci de grave qu'elle rend souvent le diagnostic obscur : on ne peut apercevoir la partie postérieure de l'arcade dentaire et constater l'état de la gencive au niveau de la dernière molaire. On s'est demandé quelles causes provoquaient cette constriction et l'on a invoqué tour à tour une action réflexe et la propagation, aux muscles masséter et ptérygoïdien, de l'inflammation de l'os et du périoste. M. Heydenreich est éclectique et tient pour les deux causes, tout en croyant que la myosite de voisinage joue le rôle capital; il cite plusieurs observations où l'examen direct a prouvé l'existence incontestable de l'altération musculaire.

Les accidents purement nerveux provoqués par l'éruption vicieuse de la dent de sagesse sont plus rares et surtout moins connus. La constriction des mâchoires a été plusieurs fois observée sans inflammation concomitante : pas d'amygdalite, d'adéno-phlegmon; la muqueuse buccale était absolument intacte. Mais ce sont des douleurs névralgiques que l'on note le plus souvent; tantôt elles ont pour siège la troisième molaire, tantôt les bicuspides et les incisives; elles peuvent irradier et envahir tout le domaine innervé par le trijumeau. Les souffrances se cantonnent aussi dans l'oreille, et cette localisation est des plus douloureuses. Le retentissement du côté de l'œil est affirmé par plusieurs observateurs; on cite des cas d'amblyopie; des kératites; enfin des convulsions épileptiformes, la chorée, la folie même; des attaques hystériques ont été vues, que l'extraction d'une dent de sagesse aurait fait cesser tout à coup!

L'intervention chirurgicale ne sera évidemment pas la même dans tous les cas; mais une règle domine : c'est qu'il faut combattre la cause elle-même et non les diverses manifestations qu'elle peut provoquer : on négligera l'angine, la stomatite, la constriction des mâchoires, l'adénite, pour s'adresser à la dent de sagesse; les accidents s'apaiseront ensuite.

Si l'éruption n'est empêchée que par la difficulté qu'a la dent de percer la gencive, il faut recourir au bistouri; une simple incision peut suffire; mais les lèvres de la plaie se rapprocheront parfois, une cicatrisation rapide se fait et les accidents continuent; une incision en V, une incision cruciale sont plus efficaces; mais la réunion immédiate n'est pas toujours évitée; aussi vaut-il mieux exciser une partie plus ou moins étendue de la muqueuse; la couronne sera mise à nu, son évolution ultérieure se fera sans peine, et l'inflammation ou les troubles nerveux se dissiperont. Au lieu du bistouri, on a proposé le thermocautère, mais on apprécie moins sûrement les couches sur lesquelles on opère, et, comme Lisfranc l'avait déjà vu, avec le fer rouge on s'expose à brûler l'émail.

La déviation a déterminé parfois la production de bourgeons charnus, de véritables fongosités sur la gencive ou bien quelque ulcération de la langue ou de la peau;

des cautérisations à l'acide nitrique, chlorhydrique ou chromique les détergeront. Mais la dent de sagesse devra être extirpée au préalable. Du reste, un lavage fréquent de la bouche sera pratiqué; le chlorate de potasse et de faibles solutions de chloral rendront de signalés services.

Lorsque l'obstacle siège plus profondément, lorsque les bords de l'alvéole s'opposent à l'éruption, il faut, après avoir mis la dent à découvert par l'incision de la gencive, « détruire à l'aide d'une gouge toute la portion du bord alvéolaire qui paraît gêner le passage de la couronne ». Enfin, lorsqu'il n'y a pas un espace suffisant entre la deuxième molaire et le bord de l'apophyse coronoïde, il devient nécessaire de sacrifier une dent; si l'avulsion de la dent de sagesse est possible, c'est elle que l'on extraira; mais si on ne peut l'atteindre, on enlèvera la deuxième molaire; souvent alors la troisième prendra sa place, et les accidents seront conjurés.

Il est des cas où la dent de sagesse, profondément cachée dans l'épaisseur de l'os, échappe à toute tentative, et ce sont justement ceux où les désordres éclatent avec l'intensité la plus grande. On devra se frayer un passage jusqu'à elle avec le maillet et la gouge. La voie buccale est évidemment à préférer, mais elle est parfois impraticable; la contracture des mâchoires est telle qu'on ne peut arriver jusqu'à l'apophyse coronoïde. On agira par l'extérieur; la peau sera disséquée, et avec une couronne de trépan on ira à la recherche de la dent enkystée. Si cette opération échoue, si la dent n'a pas été trouvée, si les accidents continuent, et si la nécrose en est une conséquence, on aura, comme ressource ultime, recours à la résection du maxillaire.

Nous n'ajouterons qu'un mot : la contracture de la mâchoire est souvent invincible, à tel point qu'on a dû pratiquer la myotomie et l'opération de Rizzoli. Dans ces cas, non seulement le diagnostic et l'intervention chirurgicale sont gênés au dernier point, mais encore l'alimentation régulière est impossible. Nous pensons que la sonde à demeure, vantée dans ces derniers temps pour le rétrécissement de l'œsophage et les opérations sur la face, devra être employée et rendra de singuliers services. On introduira par la narine la sonde uréthrale ordinaire en caoutchouc rouge, et, grâce à elle, l'alimentation du malade se fera sans interruption. Nous recommanderons également l'emploi de cette sonde dans les fractures dn maxillaire inférieur.

Ces interventions énergiques et rapides arrêteront rapidement l'extension des désordres; mais, pour oser, il faut avoir un diagnostic exact, et nous avons déjà dit combien souvent la cause des accidents est ignorée. Une année, nous avons vu, au concours du bureau central, méconnaître la cause d'une stomatite et d'un adéno-phlegmon : il s'agissait de l'éruption vicieuse d'une dent de sagesse; on s'y trompa aux deux coups, et l'erreur fut commise, la première fois par le candidat, la seconde par les juges eux-mêmes.

III

De la sonde œsophagienne à demeure.

Au sujet de remarquables observations communiquées par M. Krishaber, un important débat vient d'être soulevé devant la Société de chirurgie. M. Krishaber a pu laisser, une première fois trois cent cinq jours, une seconde fois quarante-six jours, une sonde à demeure dans l'œsophage sans déterminer, chez ses malades, d'accidents ou de gêne appréciable : la tolérance a été complète et l'alimentation s'est faite avec une extrême facilité.

Forts de cette constatation, l'auteur et le rapporteur du mémoire, M. Lannelongue, se sont demandé quelles applications pratiques on pourrait en tirer ; ils ont étudié l'emploi de la sonde à demeure dans les cas de cancers de l'œsophage, dans les rétrécissements cicatriciels et l'œsophagisme : M. Verneuil a cherché le bénéfice qu'on en recueillerait dans certaines opérations de la cavité buccale, l'extirpation de la langue, par exemple ; les résultats déjà obtenus nous semblent trop nets pour ne pas appeler vivement sur eux l'attention des chirurgiens.

Voici un résumé rapide des observations de M. Krishaber : Une femme de cinquante ans est atteinte d'un cancer du pharynx et de l'extrémité supérieure de l'œsophage ; le bol alimentaire est arrêté au niveau de ce rétrécissement organique ; deux cathétérismes sont pratiqués ; mais, comme on est menacé de ne pouvoir bientôt plus franchir l'obstacle, le médecin introduit la sonde par la narine et la laisse à demeure. La malade, plusieurs fois par jour, adaptait au pavillon la canule d'un irrigateur, et s'injectait ainsi du lait, des jaunes d'œuf, des viandes hachées, voire des médicaments ; au bout de trois cent cinq jours elle finissait par succomber aux progrès de la tumeur ; mais, pendant tout ce laps de temps, l'alimentation s'était continuée.

Dans le deuxième cas, il s'agissait d'un goîtreux, homme de cinquante-cinq ans, dont le corps thyroïde comprimait l'œsophage. La déglutition s'entravait de plus en plus et le cathétérisme était fort difficile ; aussi M. Krishaber se décide, une fois la sonde introduite par la narine, à la laisser à demeure. L'alimentation, comme dans le cas précédent, ne présenta plus de difficulté ; la canule de l'irrigateur y pourvoyait sans peine. Du reste, pas d'accidents, pas de douleurs provoquées par la sonde ; les fosses nasales, le pharynx et l'œsophage la toléraient au mieux. Malheureusement, le goître progressait ; des symptômes septiques se déclarèrent, un violent frisson survint et, au quarante-sixième jour, le malade succombait.

M. Lannelongue, après avoir analysé ces observations, se demande qui, le premier, a laissé une sonde à demeure dans l'œsophage ; il a trouvé des précurseurs à M. Krishaber ; si les aliénistes, depuis Esquirol, pratiquaient le cathétérisme et ne pouvaient, chez des fous, qui l'auraient arrachée, maintenir une sonde dans l'estomac, Gerdy, dans un cas de rétrécissement cancéreux en introduisit une qui resta huit jours en place. Follin nous cite un fait analogue dû à M. Leroy (d'Étiolles). D'ailleurs, lorsqu'on traita le rétrécissement cicatriciel par l'œsophagotomie externe, l'expérience prouva bientôt la parfaite tolérance du conduit musculo-membraneux.

La sonde était introduite par la bouche; mais on trouve, dans les auteurs, des faits qui nous montrent le procédé de M. Krishaber, la mise en place par la narine déjà pratiquée depuis longtemps. M. Lannelongue rappelle un cas célèbre de Boyer : dans son *Traité des maladies chirurgicales,* il parle de la sonde œsophagienne à demeure comme d'un usage fort simple, et ne semble revendiquer pour lui qu'un procédé particulier d'introduction. Il n'en est pas moins vrai que cette méthode était oubliée, et que M. Krishaber, en la rajeunissant, nous rend un signalé service.

L'observation de Boyer mérite d'être résumée dans ses traits principaux : Une femme de quarante-six ans est atteinte d'un cancer en 1794; survint rapidement une grande difficulté pour avaler, surtout les aliments solides; la déglutition fut entièrement supprimée le 9 novembre 1799. « La malade privée tout à fait d'aliments pendant sept jours, tourmentée par une soif dévorante que ne pouvait apaiser la faible ressource des lavements nourrissants, s'éteignait sensiblement lorsqu'elle fut conduite chez moi par un jeune médecin aux soins duquel elle s'était confiée. »

Boyer parvint à grand'peine à introduire une sonde d'argent. « Il était impossible de songer à faire pénétrer plusieurs fois le cathéter dans l'œsophage rétréci. Je pensai qu'il fallait porter par la bouche dans l'œsophage une sonde élastique garnie de son stylet, et, après avoir retiré celui-ci, ramenor l'extrémité de la sonde dans les fosses nasales. » C'est ce que fit Boyer à l'aide de la sonde de Bellocq. « Pendant cinq jours la sonde causa un peu d'irritation, et ce fut tout. La malade la toléra facilement pendant cinq mois. Mais la cachexie survint et la mort eut lieu le 2 avril 1800. »

Le procédé n'est donc pas nouveau : le court historique de M. Lannelongue le prouve jusqu'à l'évidence; mais il prouve aussi que la sonde œsophagienne à demeure a rendu des services, et qu'il était urgent de revenir à son usage, du moins dans un certain nombre de cas qu'il nous faut maintenant spécifier avec soin, de peur qu'une extension trop exagérée ne vienne compromettre le principe et déconsidérer une pratique d'une incontestable utilité.

L'expérience a déjà répondu pour le cancer : les faits si remarquables de M. Krishaber, l'ancienne observation de Boyer sont un décisif témoignage en faveur de l'efficacité de la sonde à demeure. Le passage s'oblitère, on a peine à franchir l'obstacle une première fois; une seconde, on pourrait échouer et l'alimentation deviendrait impossible : aussi faut-il aviser. D'autant que le cathétérisme n'est pas sans danger : on a pu déchirer les tissus ramollis, perforer la paroi et pénétrer dans le médiastin; les observations malheureusement n'en sont pas fort rares. Puis on provoque, parfois, de graves hémorrhagies et, toujours, une douleur d'intensité variable. Avec la sonde à demeure, tous ces inconvénients disparaissent; le bol alimentaire a son chemin frayé vers l'estomac; plus de fausse route possible; plus de lésions directes des vaisseaux; bien des souffrances sont évitées.

Ne pourrions-nous pas aller plus loin, et dire que, grâce à la sonde à demeure, la marche du cancer doit être moins rapide? Les statistiques anglaises semblent démontrer que la propagation des tumeurs malignes du rectum est plus lente après la côlotomie lombaire et l'établissement d'un anus artificiel : le bol fécal, dévié de son cours naturel, ne vient plus contondre le néoplasme et provoquer une activité nouvelle dans la prolifération des éléments embryonnaires. De même le bol alimentaire, au lieu d'irriter les masses cancéreuses développées dans l'œsophage, glisse sur les parois de la sonde; les contractions musculaires nécessaires pour la déglutition sont évitées, et la tumeur, au repos, n'est plus sollicitée à s'accroître par ces sortes de traumatismes si fréquemment répétés.

La déviation de l'œsophage et son oblitération par une tumeur développée dans le voisinage nécessitent encore l'emploi de la sonde à demeure; la seconde observation de M. Krishaber nous montre son heureuse influence dans un cas de compression par un goître. Mais rendra-t-elle des services dans les rétrécissements cicatriciels ou dans les rétrécissements spasmodiques, l'œsophagisme? Ce procédé semble avoir été mis en usage, et on le trouve indiqué dans les classiques, entre autres dans le *Manuel de médecine opératoire* de Malgaigne; il est vrai qu'on insiste peu; les observations manquent; à l'expérience future de juger. C'est du moins un expédient auquel on devra songer dans les cathétérismes difficiles, lorsque, pour un rétrécissement très serré, on aura introduit une première fois la sonde et qu'on craindra de ne pouvoir franchir l'obstacle une seconde fois.

Dès qu'il eut connu les observations de M. Krishaber, M. Verneuil se demanda si certaines opérations pratiquées dans la cavité buccale n'auraient pas à bénéficier de l'emploi de la sonde à demeure. Longtemps auparavant, il avait eu cette idée et même tenté quelques essais à propos d'un enfant à bec-de-lièvre chez qui l'alimentation était fort difficile; mais les efforts et les cris du sujet s'opposèrent au maintien de la sonde, et là s'arrêtèrent ses recherches. Lorsque la tolérance de l'œsophage fut démontrée, son idée lui revint, et avec elle l'occasion de la mettre en pratique.

On sait combien l'alimentation peut devenir précaire dans certaines opérations de la bouche ; les ablations totales de la langue, par exemple, provoquent une dysphagie considérable; les muscles géniens et mylo-hyoïdiens sont souvent désinsérés; la synergie musculaire est troublée dans la déglutition, et chaque effort coûte au malade de très vives douleurs au niveau du moignon et des tissus divisés. Parfois, la souffrance est telle que le malade refuse toute nourriture et préfère la mort par inanition aux douleurs répétées que provoque l'action d'avaler.

M. Verneuil raconte l'histoire d'un malade dont la

langue et une partie du plancher de la bouche étaient envahis par un épithélioma; il fit largement l'opération qui ne présenta d'ailleurs aucune particularité; mais, vers le cinquième jour, les souffrances prirent une si grande intensité que le sujet refusa avec obstination tous les aliments. Il demanda nettement qu'on le laissât tranquille, préférant la mort aux douleurs que provoquait chaque effort de déglutition. Si les choses n'en arrivent pas là, en général, les malades du moins mangent à peine, la nutrition se fait mal, le patient s'affaiblit, et les tissus se réparent avec la plus grande difficulté; dans plusieurs cas, M. Verneuil a remarqué que les sutures ne réussissent pas et que la réunion immédiate manque le plus souvent.

Un homme de trente-cinq ans, vigoureux, entrait alors dans le service pour un épithélioma presque inopérable de la langue; le plancher de la bouche était envahi et l'on trouvait des ganglions petits et ligneux dans la région sous-maxillaire; les douleurs étaient fort grandes et le malade, coûte que coûte, réclamait une opération. M. Verneuil ne crut pas pouvoir la refuser; mais, comme il devait extirper la langue tout entière, il voulut, au préalable, habituer le malade à la sonde œsophagienne à demeure.

Il commença par introduire, dans la narine gauche, une sonde ordinaire en caoutchouc rouge; c'était une sonde uréthrale, du calibre 12, trop courte pour arriver dans l'estomac et qui s'arrêtait au tiers supérieur de l'œsophage; il la laissa deux heures en place; elle ne provoqua aucune douleur, à peine un léger chatouillement; le lendemain, séance de quatre heures; dès le quatrième jour, la tolérance était complète et le malade se nourrissait par les injections qu'il pratiquait lui-même.

M. Verneuil intervint alors : il fit l'opération de Roux-Sédillot avec les petites modifications qu'il y a apportées. De chacun des angles de la mâchoire deux incisions sont faites qui viennent converger et se réunir à la symphyse du menton ; les ganglions et les glandes sous-maxillaires sont mis à nu et extirpés entre deux ligatures, pour éviter toute perte de sang. De l'angle formé par la rencontre des deux incisions sous-hyoïdiennes part une autre incision qui fend la lèvre inférieure jusqu'au bord libre : section avec la scie à chaîne de la symphyse maxillaire ; écartement des deux moitiés de l'os. On peut alors manœuvrer à l'aise sur le plancher de la bouche : les muscles et la muqueuse sont désinsérés avec le thermocautère ; puis, en arrière du V lingual, la langue est sectionnée ; un jet de sang révèle les deux artères linguales qu'on lie sur-le-champ, et la tumeur est enlevée ; les deux branches du maxillaire sont suturées, ainsi que la lèvre et les deux incisions sous-hyoïdiennes ; on laisse, toutefois, aux deux angles postérieurs de la plaie, un orifice par où passe un drain qu'on lie au niveau des commissures.

Les suites de l'opération ont été des plus simples : le malade a fait tous les jours ses injections de lait, de vin, de bouillon et d'œufs ; la nutrition n'a pas souffert ; la réunion par première intention a eu lieu dans la plus grande étendue de la plaie ; elle a manqué seulement à gauche, vers l'angle de la mâchoire. Le patient est maintenant au dix-huitième jour depuis l'intervention ;

sa mine est superbe et, en dehors d'une petite hémorrhagie survenue dans la nuit du sixième jour, il n'y a pas eu le plus léger accident. Au moment de l'effusion sanguine, la sonde est sortie, mais le matin nous la remettions en place avec la plus grande facilité.

Dans la séance du 15 novembre 1882, la question de la sonde œsophagienne à demeure a été de nouveau discutée à la Société de chirurgie. M. Després déclare lui préférer le cathétérisme pratiqué à chacun des repas et M. Berger nous dit avoir échoué chez deux malades atteints de cancer de la langue. Ni l'un ni l'autre ne purent supporter la sonde qui, chez l'un, provoqua même de la pharyngite et du gonflement des ganglions. M. Pozzi donne une observation où il croit pouvoir attribuer aussi à la sonde une menace grave de suffocation qui nécessita la trachéotomie.

Malheureusement le procès-verbal ne nous indique pas de quelles sondes il s'agissait; nous n'y voyons pas plus quel fut le mode d'introduction. Avait-on pris des sondes uréthrales en caoutchouc rouge telles que les emploie M. Verneuil et que les malades tolèrent si facilement? Les a-t-on fait pénétrer par la bouche ou par les narines? Nous réclamons le droit de poser ces questions, car nous avons eu souvent recours à la sonde à demeure et toujours avec un si grand succès que nous ne saurions comprendre l'échec de nos collègues.

M. Krishaber s'est demandé encore si, dans l'uranoplastie et la staphylorrhaphie, la sonde œsophagienne à demeure ne pourrait rendre quelques services : M. Lannelongue ne le croit pas; il craint que, chez les jeunes opérés, la sonde ne provoque du coryza, quelque écoulement muco-purulent, un épistaxis, qui s'opposerait à la réunion immédiate. D'ailleurs, à cet âge, les sujets sont indociles; peut-être retireraient-ils la sonde, qui, au demeurant, serait beaucoup plus nuisible qu'utile.

M. Trélat est venu apporter à M. Lannelongue l'appui de sa grande autorité; à cette heure, il a déjà fait plus de vingt-cinq ouranoplasties; or, dit-il, les opérés ne peuvent souffrir de la faim; le succès s'affirme ou se dément trop vite; la réunion immédiate est trop rapide, et la guérison, lorsqu'elle doit survenir, trop tôt obtenue pour qu'il soit besoin de nourrir le malade d'une manière artificielle. On réussit ou l'on échoue dès les premiers jours. Il est donc inutile d'établir une sonde à demeure qui pourrait, tout au plus, entraver la cicatrisation et désunir les lèvres de la plaie.

En résumé, des considérations qui précèdent, il résulte que la sonde œsophagienne à demeure doit entrer dans la pratique chirurgicale. L'ancienne observation de Boyer, le fait plus récent de M. Krishaber démontrent qu'elle est utile dans les rétrécissements cancéreux. On évite les dangers du cathétérisme dans les tissus ramollis, la déchirure de la paroi et la pénétration dans le médiastin; l'alimentation n'est plus à la merci d'une oblitération par végétation des masses cancéreuses; elle se fait plus régulièrement et plus abondamment; aussi la cachexie est-elle moins rapide; le malade ne déglutit pas, avec les substances alibiles, les matières putrides qui s'accumulent dans la bouche; enfin, la marche de la tumeur est peut-être moins rapide, grâce à l'absence d'irritation par le bol alimentaire.

La sonde à demeure est encore d'une incontestable utilité pour certaines opérations pratiquées dans la cavité buccale. Si on doit rejeter son emploi dans l'ouranoplastie et la staphylorrhaphie, il faut y avoir recours dans les cas d'extirpation totale de la langue : la sonde est, en effet, tolérée parfaitement; grâce à elle, l'alimentation est assurée et le bol alimentaire pénètre dans l'estomac sans provoquer les douleurs qu'entraînait avec elle la déglutition : les tissus, mieux nourris, se prêtent aussi beaucoup mieux à la réunion immédiate.

Ce sont là de réelles conquêtes; et si MM. Verneuil et Krishaber n'ont pas été les premiers à se servir de la sonde œsophagienne à demeure, ils ont du moins eu le mérite de nous en démontrer, à nouveau, l'utilité, d'en régler l'emploi et de déterminer nettement ses indications.

CHAPITRE VII

MALADIES DU TUBE DIGESTIF

I

De la cure radicale des hernies et de ses résultats définitifs.

Il est peu de mots qui, longtemps, aient sonné plus mal à l'oreille des chirurgiens sérieux que ceux de « cure radicale des hernies ». On avait vu se succéder tant de méthodes, prônées un jour, évanouies le lendemain, qu'on semblait ne plus poursuivre cette décevante chimère. Les dangers à courir étaient trop graves et les résultats trop inconstants; aussi les opérations sanglantes étaient proscrites, et tous, sauf quelques médecins interlopes, avaient recours à l'application des seuls bandages.

La révolution que les pansements antiseptiques ont opérée dans la chirurgie devait changer certains facteurs du problème, et le procès s'est instruit à nouveau; en effet, les dangers de l'intervention ont diminué considérablement, et les chances de mort sont à peu près écartées. Mais, pour accepter définitivement cette opération, il reste à établir que la somme d'avantages apportés est encore supérieure aux risques courus, quelque minimes qu'ils soient ; et ce travail n'a jamais été fait d'une manière bien exacte.

On répète souvent, et nous n'avons guère de statistique sérieuse pour combattre cet argument sans cesse invoqué, que la récidive est fatale et rapide. Qu'importerait alors la guérison prompte de la plaie opératoire si la hernie devait bientôt et sûrement reparaître ? Ce ne serait qu'un trompe-l'œil, une duperie ; le malade, aussitôt sorti des mains de l'opérateur, verrait la tumeur se reproduire.

Heureusement certains chirurgiens ont pu suivre leurs malades ; ils les ont revus longtemps après l'opération, et ont recherché si la guérison s'était maintenue. Les statistiques de ce genre ne sont pas encore bien nombreuses. Il en est une cependant que nous signalerons au lecteur, et qui se trouve consignée dans une thèse présentée à la Faculté de médecine de Bâle. Ce travail consciencieux, — et nous devons reconnaître que les Universités suisses nous en envoient souvent de semblables, — est dû à M. V. Guénod, élève du professeur Socin. Il nous rapporte trente-quatre observations où le temps écoulé entre l'opération et l'examen définitif varie entre neuf et quarante-trois mois. Il y a là de quoi puiser les éléments d'une étude sérieuse.

Ce n'est pas tout : le dernier concours d'agrégation pour la chirurgie nous a valu la remarquable thèse de M. Segond qui, dans une monographie consciencieuse, résume tous les travaux antérieurs, les commente, les critique et en tire des conclusions qui, pour notre part, nous paraissent sages et solides. C'est un mémoire où nous retrouvons à chaque page les qualités maîtresses de l'auteur : la netteté d'exposition et le bon sens clinique.

Un point fort curieux se dégage de l'excellent historique qui précède la thèse de M. Segond, c'est que, à l'encontre de ce qui se pratique de nos jours, « les anciens attaquaient par les moyens les plus sanglants de la chirurgie, par le fer et par le feu, les hernies même légères, même réductibles », tandis qu'ils abandonnaient, sans oser y porter la main, les hernies étranglées. Il y a là quelque chose de paradoxal et qui, pour être compris, nécessite une explication.

D'abord la hernie passait pour infamante. Elle était une sorte de maladie honteuse. « Tite-Live raconte que Marcius Servilius, montrant un jour au peuple la marque des blessures reçues par devant, au service de la patrie, découvrit par mégarde une hernie inguinale ; des rires moqueurs l'accueillirent. » Ensuite on savait que ces hernies pouvaient s'étrangler. Or, comme on ignorait la manière de traiter l'étranglement, qui presque toujours était mortel, il fallait s'occuper de la hernie avant que les complications fussent survenues.

Aussi, de Celse au commencement du XVIIIe siècle, voyons-nous tous les chirurgiens agiter le problème de la cure radicale des hernies. Les méthodes les plus extravagantes surgissent à côté des plus sagement inspirées ; les procédés de tout ordre et de toute nature se disputent les préférences des opérateurs et l'on peut dire que toutes les méthodes et tous les procédés imaginés ou pratiqués dans notre siècle avaient été déjà, peu ou prou, pratiqués ou imaginés dans l'antiquité ou dans le moyen âge.

Mais les revers étaient si fréquents, les catastrophes si lamentables; on comptait si peu de succès, achetés encore au prix de si graves mutilations, que l'emploi des bandages et surtout leur perfectionnement portèrent un coup terrible aux tentatives de cure radicale, d'autant que le vieux préjugé romain sur « l'indécence » de la hernie s'était usé peu à peu, et que, de plus, on osait combattre les étranglements. Franco avait imaginé de débrider, et depuis ce mode d'intervention, cette complication avait perdu un peu de sa gravité.

Aussi, lorsque au XIXe siècle, des chirurgiens de talent voulurent recourir de nouveau à la cure radicale, leur entreprise fut des plus éphémères. Les méthodes étaient ingénieuses, souvent d'une exécution facile. Mais elles entraînaient encore des dangers que le malade affrontait en vain puisque d'ordinaire la hernie reparaissait : la guérison ne durait que fort peu. Lorsque Gerdy fut mort, on n'eut plus guère recours à son procédé. Nous allons voir si les tentatives contemporaines infirment ou confirment les jugements antérieurs.

Il est incontestable que les opérations sanglantes, depuis les barbares interventions du moyen âge, la castration, la suture royale, le procédé de l'Espagnol, le point doré, jusqu'à la méthode plus savante de Gerdy et ses nombreux dérivés, ont eu pour résultat « des cures radicales », une véritable guérison de la hernie. Mais ces succès sont-ils fréquents, et dans quelles conditions les a-t-on obtenus ? Il faut, en effet, distinguer les cas, car on ne peut comparer, par exemple, au point de vue de la curabilité, les hernies chez les jeunes et les hernies chez les vieux.

Les hernies des jeunes guérissent, le plus souvent, par l'application bien faite d'un simple bandage, porté avec quelque persévérance; le sac s'oblitère, l'anneau se rétrécit, et la hernie disparaît, quitte à se reformer plus tard si les précautions suffisantes n'ont pas été prises. Ici l'opération sanglante serait coupable, et ce n'est qu'après l'échec bien constaté des pelotes qu'on pourrait y recourir. Pour qu'une statistique « de cure radicale » par opération sanglante ait quelque valeur, il faut donc qu'elle vise soit les jeunes chez lesquels le bandage a été impuissant, soit les hernieux qui ont dépassé la trentaine.

Il est encore une distinction nécessaire. Nous devons écarter de la statistique les cas où l'opération de « la cure radicale » a été pratiquée à l'occasion d'un étranglement, car les conditions sont alors plus propices. Les manœuvres de la kélotomie ordinaire même, amènent parfois la guérison complète sans qu'il soit besoin d'exciser le sac et de suturer les anneaux. Les incisions pour le débridement et l'ouverture du sac, la compression soutenue que le pansement exerce sur la région tout entière et sur la séreuse enflammée, ont souvent déterminé des adhérences solides, la coalescence des parois du sac, un adossement des piliers de l'anneau. L'inflammation de la séreuse joue un rôle trop important pour qu'on puisse assimiler la cure radicale après kélotomie à celle que l'on tente lorsque la hernie n'est pas incarcérée.

Ainsi allégée de tous les éléments qui pourraient en amoindrir la portée, la statistique de Guénod s'appuie sur un nombre de cas, restreint sans doute, mais qui n'est pas sans valeur. Nous en comptons 19, dont 17 de hernies inguinales et 2 de hernies crurales; il n'y a pas eu de mort, et, pour cette série du moins, le *primo non nocere* demeure acquis. Deux malades sortis guéris de leur plaie n'ont pu être retrouvés. Restent 17 opérés, et voici les résultats obtenus : examinés du neuvième au quarante-troisième mois, 9 d'entre eux présentaient une récidive; 8 étaient guéris, soit une somme de succès qu'on peut évaluer à 47 pour 100. La statistique de Czerny (de Heidelberg) est un peu moins favorable : sur 8 cas il y a eu 3 succès et 5 récidives, soit 37 pour 100 tout au plus.

M. Guénod a classé, avec raison, dans les récidives tous les faits où une hernie d'un volume quelconque s'était reformée. Il n'en est pas moins vrai que, nombre de fois, l'opération a eu des résultats utiles; une tumeur gênante, volumineuse ou irréductible a été souvent remplacée par une tumeur de grosseur médiocre, réductible, et qu'un bandage pouvait maintenir. Ainsi en fut-il dans 5 des 9 observations de récidive. Les malades insistaient eux-mêmes sur les avantages par eux retirés de l'opération; d'ailleurs n'avaient-ils pas les bénéfices d'une guérison présumée pendant un temps qui a varié de deux à vingt-deux mois?

Malheureusement toutes les statistiques ne sont pas aussi bonnes que celle de Guénod, et bien qu'on proclame partout l'innocuité de l'intervention, il n'en faut pas moins reconnaître qu'elle peut provoquer la mort.

Dans la thèse de Segond, nous trouvons un relevé qui porte sur 219 cas, et où la mort, du fait de l'opération, a été notée 15 fois : 5 fois par péritonite, 3 fois par phlegmon des bourses, 2 fois par septicémie, 1 fois par embolie pulmonaire, 1 fois par hémorrhagie, 1 fois par perforation intestinale, etc. Les méthodes modernes de cures radicales « peuvent donc tuer », surtout si nous en croyons Benno Schmidt qui « doit prochainement publier une statistique où la moyenne de la mortalité s'élèverait à 20 pour 100 ».

Et puis les résultats définitifs sont loin d'être aussi bons que le pense Guénod ! La statistique générale dressée par Segond n'est pas précisément encourageante. Défalcation faite des morts, il reste 135 opérés. Voyons les bénéfices qu'ils ont retirés de l'intervention chirurgicale :

Il faut d'abord en défalquer 86 malades qui n'ont pas été revus. On sait qu'ils ont guéri de leur opération, voilà tout. Restent 113 sur lesquels on a eu 44 récidives immédiates, et 69 dans lesquels on considère la cure radicale comme obtenue. « 69 cures radicales, nous dit Segond, c'est, à coup sûr, un chiffre respectable; mais voici le correctif : Ce résultat a été considéré comme acquis sur des malades revus un mois, six mois, un an, trois ans après l'opération, et encore devons-nous ajouter que les individus examinés après trois ans ne sont pas les plus nombreux. Or, la statistique de M. Berger démontre jusqu'à l'évidence à quel point il faut être réservé en matière de cure radicale. »

Maas, de Fribourg, qui a revu des malades opérés par Czerny, a toujours constaté la récidive, et Schede,

Socin, Tilanus, Langenbeck, Reverdin, d'autres encore, s'élèvent contre les prétentions de ceux qui envisagent la cure radicale comme un résultat fréquent. Enfin rappelons que Julliard, qui a pratiqué 22 fois l'opération de la cure radicale, n'a obtenu qu'un seul succès. « Sur tous les autres opérés qu'il a revus, il a pu constater que, derrière la pelote, on sentait la hernie persister et toute prête à se reproduire si l'on venait à cesser l'emploi du bandage. »

Cependant un point reste acquis : si la hernie se reproduit, le chirurgien a obtenu néanmoins un important résultat et le plus souvent la tumeur incoercible ou irréductible devient, grâce à l'opération, justiciable du bandage. Le nombre des observations qui témoignent en faveur de cet avantage est vraiment considérable, et nous souscrivons volontiers à cette conclusion : l'intervention triomphe presque toujours de l'incoercibilité et de l'irréductibilité des hernies dont elle permet d'ordinaire la bonne contention.

On sait en quoi consiste l'opération de « la cure radicale » et sa grande simplicité : on met à nu le sac par des incisions analogues à celles de la kélotomie; on le dissèque, on l'isole avec soin, on l'ouvre, et l'on réduit les anses intestinales; s'il y a de l'épiploon adhérent, on le résèque après ligature. Le collet, complètement mobilisé, est suturé aussi haut que possible ou bien il est étreint dans une anse de catgut, au-dessous de laquelle on pratique l'ablation du sac. Si l'anneau qui a livré passage à la hernie est trop lâche, on peut en aviver les bords, que l'on adosse, ainsi que les lèvres de l'incision cutanée ; un tube draine la plaie, et le pansement de Lister doit exercer sur le tout une compression suffisante.

La simplicité de cette opération nous amène tout d'abord à une indication précise ; comme cette ligature du collet, cette ablation du sac ne peuvent, d'aucune manière, aggraver le pronostic, il faudra, dans tous les cas d'étranglements, compléter la kélotomie et pratiquer la cure radicale toutes les fois que l'intervention du chirurgien sera nécessaire. La chose nous semble assez évidente pour qu'il soit inutile d'insister.

Voici d'ailleurs les résultats que, d'après Guénod, donne la kélotomie complétée : sur 25 opérations de hernies incarcérées, dont 15 inguinales et 10 crurales, il y a eu 4 morts ; — mais la lecture des observations prouve que cette terminaison fut la conséquence directe de lésions intestinales. — 4 des 21 autres malades n'ont pu être retrouvés ; restent 17, qui ont fourni 3 récidives et 14 guérisons complètes. Le résultat, très supérieur à celui qu'on obtient dans les hernies non étranglées, tient sans doute à plusieurs causes : d'abord les hernies étranglées ne sont pas d'ordinaire les plus grosses ; leur collet est plus étroit et leurs anneaux moins relâchés ; puis l'irritation de la séreuse doit rendre les adhérences plus faciles et plus étendues.

D'après les chiffres que nous avons cités on voit que la « cure radicale » n'est pas toujours un leurre, comme on n'avait pas craint de l'affirmer sous le coup d'une réaction trop violente après les opérations sans mesure pratiquées à une certaine époque. Des individus de tout sexe et de tout âge, pour des hernies de toute espèce que le bandage n'avait pu guérir ou même contenir, ont été débarrassés de cette infirmité pénible par une opération peu grave. Il ne faut donc pas la proscrire *a priori*, mais chercher à établir prudemment quelles en sont les indications.

Elles sont encore bien mal posées, et nous voyons chaque chirurgien obéir à ses inspirations bien plus qu'à une règle précise. Il nous semble cependant résulter de ce qui précède que l'abstention est de règle lorsque la tumeur se réduit facilement et qu'un bandage peut la maintenir. Dans ces conditions, quand le malade est jeune, on peut même arriver à la cure radicale avec une pelote bien appliquée. Si l'on échoue, si la hernie persiste, pourvu qu'elle soit réductible et reste maintenue, nous ne voyons pas qu'il y ait à essayer de l'opération sanglante, moins redoutable aujourd'hui, mais pourtant toujours sérieuse : on risque de compromettre l'existence pour un résultat fort aléatoire.

Nous savons bien que tous les chirurgiens ne sont pas aussi réservés. M. Guénod, qui expose la pratique du professeur Socin, publie des observations où la cure radicale a été tentée pour des hernies, même contenues. La relation de ces faits est malheureusement très écourtée, et le motif de l'intervention ne se dégage pas d'une manière suffisante. Avait-on essayé de l'application d'un bandage ? Et dans ce cas, ne s'était-on pas lassé trop vite? Nous le croirions volontiers puisque l'un des enfants n'était âgé que de deux ans et demi.

Nous n'oserions prétendre que, chez les jeunes, l'opération radicale ne doit jamais être tentée lorsque la hernie peut être contenue; mais on ne saurait recommander une trop grande prudence : l'intervention devrait être, pour ainsi dire, commandée par quelque condition particulière. Nous observons, — et M. Ed. Brissaud a vu un cas absolument identique, — un enfant de six ans dont la hernie ombilicale est surveillée avec soin; elle est maintenue par des bandages dont on a varié la forme et la pression; la tumeur n'en persiste pas moins et se reproduit dès que la pelote est enlevée. Or, il existe des troubles gastriques très prononcés et des vomissements que nous ne pouvons jusqu'ici rattacher qu'à la présence de la hernie. Nous n'avons point encore osé assumer la responsabilité d'une opération, mais il y aurait peut-être lieu d'intervenir.

Chez l'adulte, l'opération ne nous semble indiquée que pour les hernies irréductibles et mal contenues. Il y a là, en effet, un danger permanent; la tumeur peut s'enflammer ou s'étrangler. D'ailleurs, sans tenir compte de ces redoutables complications, les troubles digestifs, les dyspepsies invétérées sont trop souvent causées par des hernies de cette nature pour qu'on n'essaye pas de les guérir au plus tôt.

L'idée de traiter ces hernies irréductibles et qui paraissent avoir perdu droit de domicile dans le ventre ne date pas du renouveau de la « cure radicale ». On s'y est employé bien avant et nous avons vu y réussir deux de nos maîtres : MM. Trélat et Broca. Par le repos du lit, les purgatifs fréquents, une compression énergique et pratiquée méthodiquement avec la bande de caoutchouc bien appliquée sur la tumeur, protégée par une épaisse couche de ouate ; puis, entre temps, le refoulement par un sac rempli de petit plomb, nous avons vu céder de grosses hernies qui réintégraient la cavité abdominale.

Il y a trois ans, notre confrère le docteur Marsoo nous appelait pour un meunier vigoureux dont l'activité et l'énergie étaient en partie paralysées par une énorme hernie inguino-scrotale, irréductible depuis quelques mois et qui de temps en temps s'enflammait d'une manière inquiétante. Une bande élastique fut étroitement appliquée pendant deux heures chaque jour ; on faisait sur la tumeur une sorte de spica compressif ; repos horizontal, purgatifs, sac de plomb, ne furent point non plus négligés. La semaine n'était pas écoulée que les anses intestinales étaient réduites.

Nous pourrions citer un second fait semblable que nous venons d'observer dans notre service de Bicêtre et où la réduction a été obtenue par des manœuvres analogues. Dans sa thèse, M. Segond en cite 15 autres cas, dont 12 appartiennent au professeur Trélat et qui tous guérirent « sans l'ombre d'un péril couru ». En Allemagne ils eussent été opérés et, selon les statistiques, un d'entre eux était dévolu à la mort. Nous pensons donc qu'avant de déclarer une hernie irréductible, il est bon de s'en assurer réellement.

Mais il faut reconnaître que d'habitude le traitement est beaucoup plus long ; il nécessite de grands soins, une certaine habileté, une très grande prudence, et peu de malades d'ailleurs ont la patience de s'y soumettre jusqu'à complète guérison. Nous pensons alors que l'opération radicale est permise et que les avantages que l'on peut en retirer sont supérieurs aux risques que l'abstention fait courir. Certainement, la statistique n'est pas très favorable et la récidive, — nous l'avons vu, — survient dans plus de la moitié des cas. Mais, outre qu'on réussit près d'une fois sur deux, on obtient des améliorations qui ne sont pas à dédaigner; la hernie reformée est souvent d'un volume moindre et un bandage peut la maintenir. On a tenté la cure radicale, et l'on a fait, au demeurant, une opération palliative.

En résumé, nous voyons que, grâce à l'innocuité que le pansement de Lister lui assure, l'opération de la cure radicale ne doit plus être repoussée d'une façon systématique comme elle l'était encore il y a une dizaine d'années. Mais comme la récidive est fréquente, que les échecs l'emportent sur les succès, cette opération ne doit pas être faite à l'aveugle et l'on doit chercher à établir les indications précises d'une intervention régulière.

Lorsque la hernie est incarcérée, la kélotomie doit être complétée par la suture du collet aussi haut que possible et l'ablation du sac. Les succès sont alors remarquables, et sur dix-sept cas on note trois récidives et quatorze guérisons. M. Guénod formule cette opinion dans les termes suivants : « L'ablation du sac et la suture du collet ne compliquant nullement le pronostic de la kélotomie, mais augmentant, au contraire, ses chances de réussite, devront toujours être pratiquées dans les cas d'étranglement. »

Chez les enfants, où l'application méthodique d'un bandage suffit d'ordinaire, on n'aura pas recours à l'opération sanglante; mais, si la pelote échoue malgré des efforts consciencieux, si la hernie grossit, si d'ailleurs il existe quelques accidents dyspeptiques, on peut tenter la cure radicale, d'autant qu'à cet âge la réussite est presque assurée. Guénod compte cinq succès sur cinq interventions.

Il faudrait être plus réservé encore chez les adultes, et l'opération ne serait permise que si la hernie ne peut être contenue, si elle devient irréductible, provoque des troubles digestifs, ou si des complications, inflammation ou étranglement, sont à redouter. Les échecs sont fréquents, il est vrai, mais du moins, quand survient la récidive, on peut espérer que la hernie reproduite sera moins volumineuse et qu'un bandage pourra la contenir.

II

La kélotomie dans les hernies ombilicales étranglées.

L'étranglement des hernies ombilicales de l'adulte avait été, jusqu'à présent, soumis à des règles thérapeutiques spéciales : tandis que dans les entérocèles inguino-crurales la kélotomie immédiate, toutefois après échec du taxis, est adoptée comme l'unique loi, on hésitait dans les omphalocèles, et Huguier, Verneuil, pour ne citer que ceux-là, regardaient l'expectation comme le meilleur traitement. D'autres, moins radicaux, admettaient l'intervention; mais ils cherchaient, par des procédés opératoires particuliers, à conjurer certains des accidents redoutables que l'ouverture du sac déterminait si souvent.

Depuis quelques années, une réaction s'est faite et s'accentue chaque jour davantage. La Société de chirurgie, à propos d'une fort intéressante communication de M. Terrier, a repris de nouveau l'étude de cette question, et nous la voyons affirmer catégoriquement à cette heure ce que, en 1875, quelques-uns hasardaient à peine et timidement : le chirurgien doit se comporter pour les hernies ombilicales étranglées comme pour les hernies qui se font autour du pli de l'aine ; il il doit, sauf quelques restrictions sur lesquelles nous nous proposons de revenir, avoir recours à la kélotomie, et cela le plus tôt possible. Il n'y aurait plus, dans les hernies, de catégories à faire et d'exception à proclamer.

Il est facile de voir comment la question a évolué, et M. Trélat, dans une rapide improvisation, a bien montré les étapes successives qu'elle avait parcourues. Lorsque commença la grande controverse de Malgaigne sur l'inflammation et l'étranglement des hernies, on savait déjà l'extrême gravité des opérations dans les omphalocèles; le plus souvent, la mort en était la conséquence, et dans des proportions beaucoup plus considérables que pour les hernies inguino-crurales. Malgaigne et ses disciples crurent en donner la raison : il s'agit, dirent-ils, de péritonites herniaires, et non d'étranglements; on refoule dans la cavité abdominale des anses d'intestin malades; à leur contact, l'inflammation, d'abord localisée, se propage et se généralise; l'intervention a été directement nuisible.

Et de fait, la péritonite herniaire est plus fréquente dans les omphalocèles. Le volume énorme que prend souvent la tumeur, son siège sur la convexité du ventre, l'absence de véritable sac péritonéal, la minceur des téguments distendus, tout concourt à multiplier les chances d'inflammation, Il n'est donc pas étonnant que les accidents aigus, lorsqu'ils se manifestent dans les hernies ombilicales, soient plutôt déterminés par l'inflammation que par l'étranglement. Mais on a eu le tort de trop généraliser cette proposition, et surtout d'en tirer, comme conséquence rigoureuse, une abstention chirurgicale presque absolue.

La péritonite herniaire ne fut pas, du reste, la seule cause invoquée pour proscrire la kélotomie. Dans son discours à la Société de chirurgie, Huguier ajoutait la lésion des parties herniées rendue facile par la minceur des parois de la tumeur, les adhérences des viscères et la petite quantité de sérosité contenue dans le sac; la blessure nécessaire de l'épiploon, lorsqu'il forme une sorte de sac adventice autour de l'intestin; l'éruption subite des parties herniées, aussitôt faite l'incision des enveloppes, — Boyer, dans un cas, ne put terminer l'opération; — les difficultés de la réduction, une fois le sac ouvert et débridé; la blessure du péritoine pariétal dans le débridement.

M. Verneuil parla dans le même sens, et son argumentation fut néfaste à la kélotomie. Pourquoi tenter les hasards d'une opération sanglante, puisque, après elle, la mortalité est plus grande?... Et à l'appui de cette assertion il cite une statistique d'après laquelle, sur 100 malades, 98 mourront si l'on débride l'étranglement, tandis que 25 seulement succombent si l'on s'abstient de toute manœuvre; car le taxis lui-même doit être proscrit. Nous croyons que, même à cette époque, on eût pu fournir des chiffres moins sombres; mais il n'en faut pas moins retenir ce fait : l'extrême mortalité qui sévissait alors, du moins à Paris ; des chirurgiens de province, Goyrand d'Aix et Laurent de Langres, avaient obtenu quelques guérisons.

Cependant, comme on se résigne difficilement à l'impuissance, on tenta d'intervenir en cherchant d'éviter quelques-unes des causes qui provoquaient, pensait-on, cette excessive mortalité. M. Richet demande qu'on opère vite les hernies et qu'on s'abstienne du taxis, car le sac, froissé par une malaxation intempestive, s'enflamme et suppure; une fois l'intestin mis à nu, il faut dilater l'orifice et non le débrider; il faut surtout empêcher la pénétration dans le péritoine des liquides altérés. M. Colson, de Noyon, propose de revenir à l'opération de J.-L. Petit, la kélotomie sans ouverture du sac, et Bryant appuie cette idée de son autorité; mais lorsque ce procédé ne réussit pas et que la réduction n'est pas possible, il incise le sac tout près du collet et dans les limites strictement nécessaires pour pratiquer le débridement; on évite ainsi le danger que crée l'ouverture complète du sac, l'exposition à l'air et les manipulations de l'intestin enflammé. M. Demarquay imaginait de son côté un procédé à peu près analogue. Enfin, lorsque l'appareil de Dieulafoy eut démontré l'innocuité des piqûres intestinales, on ajouta l'aspiration, qui, en affaissant les anses, rendait la réduction plus facile. Ces procédés, quelque ingénieux qu'ils fussent, n'amélioraient pas les statistiques : il y eut quelques succès, mais beaucoup de revers, et, lors de la discussion de la Société de chirurgie en 1875, M. Verneuil insistait à nouveau sur la gravité considérable de la kélotomie; il concluait encore à l'abstention.

Le changement de front auquel nous assistons maintenant est dû surtout aux nouveaux procédés de pansement des plaies, et la kélotomie ombilicale bénéficie, plus encore peut-être que toute autre opération, des bienfaits de la méthode de Lister. Enhardis par les succès de toute sorte obtenus dans leur pratique, les chirurgiens en appelèrent de cette désolante abstention qui cependant avait sa raison d'être, puisqu'elle était à cette époque moins meurtrière que l'intervention. Ces audaces furent encouragées : plusieurs guérisons furent constatées coup sur coup, et à cette heure on pourrait en dresser une statistique favorable.

En 1877, M. Nicaise reprend ce sujet devant la Société de chirurgie, à propos d'un nouveau cas de guérison; il s'agissait d'une hernie peu volumineuse, sans péritonite herniaire, mais fortement étranglée; la kélotomie avec ouverture du sac est pratiquée, la plaie est réunie par des points de suture métallique qui affrontent non seulement les lèvres de la plaie, mais la paroi du sac : on obtient un succès complet. M. Nicaise rapporte un certain nombre de faits semblables appartenant à d'autres chirurgiens; aussi pense-t-il que, avec les précautions antiseptiques dont on s'entoure aujourd'hui quand on procède à l'ouverture de la cavité abdominale pour l'ablation des tumeurs, la kélotomie ombilicale se chiffrera rapidement par de nombreuses guérisons.

Cette facile prédiction se réalise, et, dans la dernière séance de la Société de chirurgie, à peine M. Terrier avait-il rapporté trois faits qui lui étaient personnels que M. Polaillon en ajoutait trois nouveaux. La discussion n'est qu'à ses débuts, mais déjà se dégagent certaines règles générales de traitement fort utiles à faire connaître. Voici, dans leurs points principaux, les observations de M. Terrier.

Le premier a trait à une femme de soixante-dix-sept ans, qui depuis longtemps avait une hernie ombilicale énorme ; des phénomènes d'inflammation et de pseudo-étranglement survinrent ; de temps à autre, il y avait quelques selles incomplètes ; avec cela du ballonnement, des vomissements, de la douleur ; il s'agissait évidemment beaucoup plus d'une péritonite herniaire que d'un étranglement vrai. Cependant la femme s'affaiblissait tous les jours ; la mort était certaine. M. Terrier se décide à intervenir ; il pratique une large incision sur les parois minces de la tumeur et trouve les anses intestinales agglutinées et adhérentes ; il les dissèque et reconnaît un second sac, propéritonéal cette fois, contenant lui aussi de l'intestin. Il refoule les anses dans la cavité abdominale et suture ; mais quelques heures après la malade était morte ; cette opération *in extremis* n'avait pu la sauver.

Succès complet dans les deux autres cas : une première fois, il s'agissait d'une hernie ombilicale, étranglée depuis une trentaine d'heures ; les accidents généraux étaient graves et l'intervention est décidée. On incise les enveloppes fort épaisses de la hernie ; pas d'épiploon. M. Terrier attire un peu l'intestin et constate son intégrité ; il en essuie minutieusement la surface après l'avoir lavée avec une solution phéniquée forte, et fait rentrer l'anse dans l'abdomen. Puis il adosse par deux points de suture profonde les deux lèvres du péritoine : il pratique au-dessus une suture superficielle, après avoir interposé aux deux sutures un petit tube en caoutchouc. La réunion immédiate fut obtenue.

Dans le second cas, épiplocèle ombilicale irréductible chez une femme de quarante-cinq ans; de temps en temps un peu d'intestin s'engageait dans le sac, et deux fois déjà avaient éclaté les signes de l'étranglement; une troisième fois, le taxis reste impuissant; les symptômes s'aggravent et l'opération se fait avec les précautions antiseptiques usitées. Le sac est ouvert; sa cavité contient de la sérosité et une masse énorme d'épiploon que l'on dissocie pour atteindre l'intestin; on arrive assez difficilement sur le collet du sac que l'on débride dans trois directions; l'intestin est dégagé, lavé avec la solution forte d'acide phénique et réintégré. Un tube à drainage est introduit jusqu'à l'orifice abdominal et l'on affronte par trois ou quatre points de suture; la réunion immédiate se fait; pourtant on observe un petit sphacèle de la peau amincie qui limite les deux lèvres de la plaie. Mais cette gangrène est sans inconvénient, car les parties profondes sont soudées et la guérison totale fut rapide.

Nous résumerons plus brièvement encore les observations de M. Polaillon, qui sont pour ainsi dire exactement « superposables » à celles de M. Terrier. 3 opérations : 1 mort, 2 succès. Premier cas : grosse hernie chez une femme âgée; phénomènes de péritonite herniaire des plus graves; intervention *in extremis;* soulagement momentané..... la mort n'en survint pas moins. — Deuxième cas : petite hernie, d'ordinaire facilement réduite par le taxis; tout à coup irréductibilité complète et phénomènes d'étranglement. La peau amincie est incisée et l'on entre dans le sac, qui contenait de l'épiploon; débridements multiples et réduction de l'anse; une partie de la masse épiploïque est liée et réséquée, puis refoulée dans l'abdomen; on suture la plaie sans interposition de drain; léger sphacèle de la peau, mais réunion profonde et guérison. — Troisième cas : petite hernie étranglée depuis quarante-huit heures; kélotomie; pas d'épiploon dans le sac; réduction de l'intestin, suture superficielle et suture profonde sans drain; cette fois encore, sphacèle de la peau; mais la réunion profonde immédiate protège le péritoine; guérison.

D'utiles enseignements se dégagent déjà de ces observations. Nous voyons d'abord que, d'une façon générale, la kélotomie n'a plus la gravité qu'elle avait autrefois, et nous sommes loin des statistiques anciennes. Ainsi, sur 6 observations, nous avons 4 succès et 2 morts, soit une mortalité de 35 pour 100, bien éloignée des 98 pour 100 que M. Verneuil accusait il y a une dizaine d'années. Dans sa thèse d'agrégation sur la *Cure radicale des hernies*, M. Segond a relevé 13 opérations qui ont provoqué la mort 2 fois seulement.

Nous voyons, en outre, que l'opération a toujours réussi dans les cas de hernies peu volumineuses et opérées rapidement, de même que pour des phénomènes nets d'étranglement, tandis que la mort est survenue dans les deux kélotomies pratiquées pour de grosses hernies enflammées : il y a, en effet, au point de vue du pronostic et peut-être de l'intervention chirurgicale, une distinction qu'il faut faire et sur laquelle ont, à juste titre, insisté vivement MM. Verneuil et Trélat. C'est à l'ombilic que se rencontrent surtout les types de l'inflammation herniaire. Les volumineuses entéroépiplocèles, peu ou pas contenues, exposées à touts les heurts, souvent froissées ou contuses, mal protégées par des enveloppes cutanées amincies, deviennent le siège de péritonites; l'étranglement, s'il arrive, n'est que consécutif. L'opération alors n'a que peu de chance de succès; le malade, déjà affaibli, est emporté par l'inflammation qui se généralise.

Aussi nous semble-t-il nécessaire d'accepter les conclusions que formulait M. Trélat dans son cours de la Faculté : lorsqu'il s'agit d'une entérocèle de l'ombilic, petite, nettement étranglée, qu'on agisse vite, comme on le ferait pour une hernie crurale: la kélotomie immédiate est de rigueur. S'il s'agit d'une épiplocèle ou d'une entéro-épiplocèle ordinairement irréductible, adhérente, volumineuse, enflammée, pas d'opérations sanglantes, gardez-vous même du taxis : repos, émollients, bains, tous les moyens employés par la thérapeutique ordinaire; mais, jusqu'à nouvel ordre, abstenez-vous d'ouvrir le sac. Enfin, il existerait une troisième catégorie qui renferme des cas de diagnostic malaisé; ici toute la sagacité du chirurgien doit être mise en œuvre : une entéro-épiplocèle semblable aux précédentes, mais non enflammée, et dans l'intérieur de laquelle se fait tout à coup l'étranglement d'une anse intestinale nouvellement introduite dans la tumeur. Il faudrait, dans ce cas, intervenir par la kélotomie.

Nous touchons ici à la délicate et difficile question de doctrine de l'étranglement et de l'inflammation : à leurs limites ces deux états ne sont guère reconnaissables l'un de l'autre; aussi, comme l'incision cutanée et l'ouverture du sac sont relativement peu redoutables avec les procédés antiseptiques, nous pensons que, dans le doute, l'abstention ne serait pas de mise ; mieux vaudrait ouvrir le sac d'une hernie enflammée que de méconnaître un étranglement. On voit le chemin qu'a fait la kélotomie, et combien ses indications sont devenues plus nombreuses.

Une fois l'opération résolue, il est certaines précautions qui en assureront le succès et sur lesquelles M. Terrier insiste avec raison : incision étendue pour bien mettre à découvert les viscères herniés et se rendre compte de leur état. Souvent le volume de la tumeur est tel qu'une incision rectiligne ne suffirait pas, et l'incision en L d'Alphonse Guérin devient nécessaire. L'intestin est alors exploré avec le plus grand soin; on le lave à la solution forte d'acide phénique : on l'essuie et on le rentre. L'épiploon est également refoulé dans la cavité; s'il est adhérent, on le lie au catgut, on coupe au-dessus de la ligature et on le réduit.

La suture doit porter à la fois sur les parties profondes et sur les superficielles. Si on peut, comme l'a fait M. Terrier, adosser la séreuse à elle-même, puis unir les téguments au-dessus par une autre série de fils, tout en interposant aux deux sutures un petit tube en caoutchouc, rien de mieux. Mais parfois cette manœuvre ne peut être exécutée; le tube alors devra parcourir le sac ouvert jusqu'à l'orifice abdominal, et la suture unique comprendra la plus grande épaisseur possible de tissus. Le sphacèle des téguments, noté dans trois observations, et qui tient à la grande minceur des parois distendues, n'a jamais eu de grands inconvénients, car la réunion profonde était toujours obtenue au moment où tombaient les tissus gangrenés.

Grâce à ces précautions, grâce au pansement de Lister, grâce aussi à une doctrine bien assise qui fait intervenir sans les hésitations, les fausses manœuvres et les dangereux retards d'autrefois, on en a appelé de l'ancien jugement de Huguier, et désormais on devra traiter les omphalocèles comme on traite les hernies inguino-crurales.

III

La laparotomie dans les obstructions intestinales.

Une discussion sérieuse sur l'intervention chirurgicale dans les obstructions de l'intestin est ouverte à la Société de chirurgie. Les orateurs, jusqu'à présent, ont été peu nombreux, mais leurs professions de foi sont précises, et déjà du débat se dégage un point capital : la nécessité d'une intervention prompte. « Ne quittez pas votre malade que l'intestin ne soit réduit, dit-on maintenant pour l'étranglement herniaire; si le taxis échoue, pratiquez la kélotomie immédiate. » On devient aussi affirmatif pour l'étranglement interne : « Dès que le diagnostic est établi dans ses points principaux, ouvrez sans tarder la cavité abdominale, cherchez l'obstacle et levez-le » : telle nous paraît être la conclusion générale. Pourtant cette opinion n'est point encore banale; elle mérite d'être vulgarisée. Aussi croyons-nous le moment propice pour analyser quelques travaux récents sur l'obstruction intestinale. Notre rapide exposé s'appuiera sur les recherches de Bryant, de Rafinesque, de Bulteau et, avant tous autres, sur la thèse de M. J. Peyrot, si remarquée au concours d'agrégation de 1880.

Le traitement régulier de l'obstruction intestinale est

une conquête de notre siècle; non pas que les deux grandes méthodes chirurgicales, l'entérotomie et la laparotomie, soient de date récente; cette dernière aurait été pratiquée il y a plus de deux mille ans, et Praxagoras de Cos, au dire de Cælius Aurélianus, fendait les parois de l'abdomen pour dénouer les anses intestinales. Trois cents ans plus tard, Léonides d'Alexandrie en aurait fait usage. Après le long silence du moyen âge, Paul Barbette d'Amsterdam, vers la fin du XVIIe siècle, conseilla d'y recourir, et, au XVIIIe siècle, deux chirurgiens auraient, par ce moyen, guéri leurs malades. Mais le diagnostic était encore trop incertain, la cause de l'obstruction trop mystérieuse et son anatomie pathologique trop vague, pour qu'une règle opératoire pût s'établir sur des bases aussi précaires, et ces tentatives hardies ne furent, au demeurant, que d'heureuses témérités.

C'est à notre époque que l'on devait acquérir des connaissances exactes sur les divers obstacles qui provoquaient l'obstruction et l'étranglement, Les travaux de Rokitanski, de Dance, de Nélaton, de Besnier, de Laugier, de Parise ; un peu plus tard, ceux de Bulteau, Cazin, Bucquoy, Henrot, Doliger et Duplay, jetèrent un jour nouveau sur cette question. On sut désormais d'une manière précise que l'obstruction intestinale pouvait tenir : 1° *à des vices de position :* invaginations, valvules, torsions ou coudures; 2° *à des compressions* par brides, diverticules, anneaux accidentels et hernies internes, ou par des tumeurs de la cavité abdominale; 3° *à des obturations* par corps étrangers divers : polypes, masses fécales; enfin 4° à des *rétrécissements* dont les plus fréquents sont dus au cancer, Les plus grands efforts furent alors tentés par la clinique pour découvrir les signes qui, pendant la vie, dévoileraient le siège de l'obstruction et sa nature. Ces travaux ont été couronnés d'un certain succès, et nous verrons que, dans certains cas, le chirurgien peut indiquer le point où se trouve l'obstacle et à quelle variété appartient celui-ci. Aussi, sous l'influence de ces études, la laparotomie, condamnée dans toute la première moitié du siècle, réclame une part de la large place que Maisonneuve et surtout Nélaton ont faite à l'entérotomie.

Cependant, les premières revendications ne devaient pas être écoutées : Reybard, Crisp, Bouvier, Phillips, Hilton, Luke, Borelli, Depaul et Lorquet ne furent pas suivis dans leurs tentatives; en 1852 même, l'Académie écartait toute discussion : ouvrir la cavité abdominale paraissait alors d'une chirurgie insensée; le péritoine, à cette époque, n'était guère intéressé que sous peine de mort. Aussi fallait-il y toucher le moins possible, et, sous ce rapport, la boutonnière de l'anus artificiel devait être bien moins grave que la large incision de la laparotomie. Pour vaincre cette terreur, il n'a fallu rien moins que les succès décisifs de l'ovariotomie; lorsque les statistiques de Spencer Wells et de Kœberlé eurent démontré l'innocuité de l'ouverture abdominale, surtout après la vulgarisation du pansement de Lister, les répugnances les plus décidées ont fini par se taire, et maintenant notre génération semble devoir accepter la laparotomie comme méthode de choix dans la plupart des cas d'obstruction intestinale, grâce à ces deux raisons que nous venons de signaler : diagnostic plus précis et innocuité relative de l'acte opératoire.

Nous n'insisterons pas sur cette innocuité : les travaux des ovariotomistes sont trop concordants pour que l'évidence n'éclate pas. Spencer Wells n'a-t-il pas publié une série ininterrompue de 38 succès, et Keith (d'Édimbourg) de 50 ? Or il ne s'agit pas seulement d'une laparotomie ; l'opération est ici plus complexe, et l'extirpation du kyste a certainement la plus grosse part dans les chances de léthalité. Si la mort devient une telle exception, c'est qu'en tout cas l'incision de la paroi ventrale n'est point un danger véritable ; nous voyons ainsi tomber d'elle-même la plus grave des objections élevées contre le traitement de l'obstruction par la laparotomie.

Non : à cette heure, l'indécision regrettable qui retient la main du chirurgien a d'autres causes : d'abord, le nombre est encore assez grand des obstructions intestinales qui se dissipent d'elles-mêmes ou cèdent au traitement médical : insufflation par le rectum, injection forcée de liquide, café à haute dose, purgatifs, électricité ; et quelque bénigne qu'on proclame la laparotomie, on hésite devant une opération qu'un siphon d'eau de Seltz rendrait peut-être inutile. Enfin, et c'est là le secret de toutes les défaillances, que va-t-on trouver, le ventre une fois ouvert ? Peut-être un cancer inopérable ? peut-être pas le moindre obstacle ? Ne sait-on pas, depuis les recherches si précises de Henrot, qu'il existe des paralysies du muscle intestinal provoquées par une inflammation ? Les matières ne progressent plus et le ballonnement, l'absence de selles, les vomissements, font croire à une obstruction ; or le chirurgien serait mal venu d'ouvrir le ventre pour une péritonite. Puis, s'il y a des obstacles, ceux-ci ne peuvent être toujours levés : lorsque l'étranglement tient à un rétrécissement organique, de quelle utilité serait la laparotomie? Voyons si la clinique ne nous fournit pas de données suffisantes pour établir un diagnostic qui autorise une intervention radicale :

Toute affection qui s'accompagne de vomissements, de ballonnements et de suppression complète de selles peut faire croire à l'obstruction. Nous ne parlerons pas des hernies externes ; il est évident que l'exploration de tous les sièges possibles de ces tumeurs doit être faite avec un soin étroit. Certaines hernies obturatrices, il est vrai, passent souvent inaperçues, mais l'erreur serait de médiocre importance ; elles rentrent à la rigueur dans la classe des hernies externes justiciables du même traitement que la plupart des obstructions. On cite des cas de coliques néphrétiques, hépatiques ou saturnines, certains empoisonnements confondus avec des occlusions.

Nous ne saurions trop insister : la difficulté majeure consiste à reconnaître les pseudo-étranglements dont nous avons déjà parlé. Le diagnostic est infiniment délicat, et les plus avisés ont opéré dans des cas de péritonite. En général, les pseudo-étranglements par péritonite aiguë se différencient par le peu de durée de la localisation de la douleur, ou même une absence totale de localisation, un météorisme généralisé, égal des deux côtés du ventre, une constipation moins accusée, l'issue de quelques gaz, mais surtout par des troubles de la température ; il y a souvent un violent frisson au début ; le thermomètre peut marquer 39 ou même 40 degrés, tandis que, dans l'étranglement, la chaleur baisse et ne dépasse pas la normale.

Lorsque l'obstruction intestinale est reconnue, le diagnostic est encore très loin d'être parfait. Nous avons déjà énuméré les causes qui produisent l'arrêt des matières : vices de position, compression, obturation et rétrécissements divers. Or il faudrait que chacune de ces obstructions se traduisît par un tableau clinique différent, afin de pouvoir du signe remonter à la cause et déterminer, avant toute opération, le siège et la nature de l'obstacle. Nous avons à ce sujet quelques notions positives.

Et d'abord pour le siège : une *douleur* localisée en un point suffit parfois pour indiquer le lieu de l'occlusion. Fagès, Besnier, Bulteau, s'accordent pour le reconnaître; et si malheureusement les exceptions sont fréquentes, il ne faut pas moins en tenir compte, surtout lorsque cette douleur est observée au début des accidents, et lorsqu'elle correspond à une *tuméfaction limitée*, à une *sensation de rénittence :* il en est assez pour être fixé sur le siège. Le *ballonnement du ventre* doit être interrogé avec soin; lorsque les anses sont gonflées surtout à la périphérie, que le côlon descendant, le côlon transverse, le côlon ascendant se dessinent sous la paroi abdominale, l'obstacle se trouve dans les dernières parties du gros intestin. Lorsque, au contraire, les flancs sont plats et que le ventre globuleux pointe, soulevé par les circonvolutions distendues de l'intestin grêle, ce sont les dernières parties de celui-ci qui sont le siège de l'obstruction.

« Enfin quelquefois on a pu reconnaître que l'obstacle siégeait sur la partie moyenne du gros intestin, par la dépression du flanc gauche qui contrastait avec le développement exagéré du côté opposé. » La douleur, l'existence d'une tumeur, le ballonnement du ventre, donnent donc d'utiles indications. Certaines explorations, celle du rectum par exemple, ne doivent pas être négligées. L'introduction dans le rectum du doigt ou d'une sonde flexible décèlent parfois un rétrécissement de cette partie du tube digestif, ou bien la présence d'une anse invaginée. Les injections d'eau et l'auscultation de l'intestin pendant cette injection permettent parfois de déterminer la hauteur de l'obstacle.

La nature de l'obstruction, bien que fort délicate, peut aussi être diagnostiquée; cependant la notion que l'on acquiert dépasse rarement la probabilité, elle n'atteint guère la certitude. Il faut tenir compte de la rapidité d'invasion des accidents, et à ce point de vue les obstructions ont été divisées en *aiguës* et en *chroniques*. L'observation démontre que les obstructions aiguës, celles dont le tableau clinique rappelle l'étranglement herniaire, sont provoquées surtout par les brides, les anneaux accidentels, les collets de hernies internes, les diverticules, les valvules, les torsions, les coudures et certaines invaginations. Les obstructions chroniques sont dues à des compressions par quelque tumeur extérieures : kystes de l'ovaire, hystéromes; à des obturations de toute nature : masses fécales, calculs biliaires, pierres intestinales; à certaines invaginations chroniques bien étudiées par Rafinesque; enfin, et cette classe est de beaucoup la plus importante, à des rétrécissements organiques dont la cause la plus fréquente est le cancer. Ajoutons qu'en général le siège des obstructions aiguës est à droite, celui des obstructions chroniques à gauche, et nous aurons les éléments suffisants pour établir un diagnostic qui permettra d'intervenir avec quelque sécurité.

Nous voyons, en effet, que dans le groupe des obstructions aiguës se trouvent tous les obstacles justiciables de la laparotomie; c'est grâce à l'incision de la peau abdominale qu'on pourra arriver jusqu'à une invagination, dénouer une anse intestinale, réduire une hernie, faire disparaître une torsion, lever l'étranglement des brides, des diverticules et des anneaux accidentels. Si donc les symptômes que l'on observe tiennent bien à une obstruction aiguë et ne sont pas le fait d'un pseudo-étranglement, c'est à la laparotomie que le chirurgien devra avoir recours.

A la rigueur, le diagnostic en bloc suffirait, mais on peut aller plus loin, et reconnaître, dans certains cas, la variété anatomique. L'*invagination*, qui chez les enfants est la cause presque unique de l'obstruction, se fait dans les deux tiers des cas sur le gros intestin; elle provoque souvent du ténesme et des selles muco-purulentes, et l'on constate parfois, surtout dans le flanc droit, une tumeur mobile de forme ovoïde. Enfin l'on cite des observations où l'intestin invaginé a été senti dans le rectum ou même a fait irruption au travers de l'anus. Les étranglements par *anneaux accidentels*, *brides, diverticules, hernies internes*, se caractérisent spécialement par l'acuité des symptômes plus graves et plus soudains que dans tout autre genre d'obstruction;

les hernies internes ne pourront être soupçonnées, la hernie diaphragmatique acquise, que si les symptômes sont à gauche, et si le diaphragme a été blessé antérieurement; les hernies mésentériques et intrapéritonéales, que si elles s'accompagnent de congestion hémorrhoïdaire; les brides accidentelles auront été précédées d'inflammation péritonéale.

Les obstructions chroniques nécessitent plus rarement le recours à la laparotomie, et ne nous intéressent alors qu'au point de vue du diagnostic. Elles comprennent *certaines invaginations* rarement reconnues, car Rafinesque nous dit que, sur 56 observations, la nature du mal ne fut établie que 16 fois sur le vivant. Les *compressions par des tumeurs* sont des cas d'une grande complexité et qui ne nous importent guère; les *obturations* cèdent parfois aux purgatifs, lorsqu'elles sont dues à des amas de matière fécale; mais la laparotomie suivie de la taille intestinale est parfois nécessitée lorsqu'il s'agit de corps étrangers, de pierres ou de calculs. Toutes ces affections, il est vrai, sont souvent méconnues, et leur rareté est telle que nous pouvons ne pas insister dans un article de cette nature.

Les obstructions chroniques provoquées par les rétrécissements, et surtout par les *rétrécissements cancéreux,* ont une importance capitale. Il faut savoir reconnaître ceux-ci, car nous n'aurons guère recours pour eux à l'ouverture de l'abdomen; on leur réserve l'entérotomie, qui restera, dans l'espèce, la méthode de choix. Côlotomie lombaire, anus artificiel de Littre, nous n'avons pas à discuter ce point. Une seule chose nous importe, c'est que la laparotomie n'a plus ici sa raison d'être. Heureusement que le diagnostic peut s'asseoir sur des bases assez solides. L'âge du malade, qui le plus souvent aura dépassé la quarantaine; le siège de l'obstruction, qui dans les quatre cinquièmes des cas existe à gauche, vers l'extrémité du gros intestin, au niveau de l'S iliaque; les selles sanglantes, constituent, avec la marche essentiellement chronique de la maladie, un ensemble de signes qui guiderait le chirurgien.

Certainement il y a des exceptions; on a cité des cas où l'obstruction cancéreuse était à marche aiguë, et où le cancer, de très petit volume, ne pouvait être perçu par la palpation : on crut à l'existence de brides; la laparotomie fut pratiquée. Cette erreur a-t-elle été préjudiciable? — Du moment que la laparotomie est une opération sans grande gravité, on lui est, au contraire, redevable d'un diagnostic exact. La tumeur est trouvée, son siège précis déterminé, et l'on pratique alors l'anus artificiel. On va même plus loin : des cancers nettement circonscrits ont été enlevés, la partie malade de l'intestin a été réséquée; on a suturé les deux bouts du tube digestif et rétabli la continuité du canal. Des observations heureuses, la plus fréquemment citée est celle de Reybard, qui date de 1833 et fut publiée en 1843.

Cette rapide esquisse nous a montré qu'un diagnostic précis pouvait être fait dans certains cas, mais qu'un diagnostic approximatif était parfois suffisant. Il faut savoir s'en contenter et prendre une prompte résolution. Toutes les fois que nous nous trouvons en présence d'une obstruction aiguë, agissons vite et pratiquons la laparotomie; il serait facile de démontrer que cette grande léthalité qui assombrit encore nos statistiques, tient au retard de l'intervention. Nous voyons dans la thèse de Peyrot que 125 laparotomies n'ont donné que 46 guérisons contre 79 morts, soit à peine 37 pour 100. Mais l'étude des observations est bien instructive : l'ouverture abdominale n'est guère faite avant le sixième ou le septième jour en moyenne; le malade est déjà affaibli, prostré, algide, ou bien en proie à la péritonite. Ne peut-on pas prédire pour les occlusions intestinales une fortune analogue à celle des étranglements herniaires? Il y a dix ans encore, opérations tardives et médiocres succès. Maintenant que l'on intervient rapidement, la mortalité est presque nulle. C'est ce point qu'il faut vivement mettre en lumière : nous insistions au commencement de cet article, nous y revenons à la fin.

M. Bouilly, dans un récent article de la *Gazette médicale* sur *quatre cas d'étranglement interne traités par la laparotomie,* formule les conclusions suivantes que nous acceptons de tous points :

1° La laparotomie, dans le cas d'étranglement interne, se présente avec les caractères d'une opération d'urgence; elle ne peut être reculée dès que sa nécessité a été reconnue; 2° la recherche de l'obstacle au cours des matières intestinales s'impose quand les accidents révèlent d'emblée la forme aiguë et n'ont pas rapidement cédé aux moyens médicaux; 3° l'intervention s'adresse directement à l'obstacle et présente alors tous les caractères d'une opération curative; 5° la laparotomie, dans ces cas, ne peut être comparée à l'entérotomie, opération palliative dont les indications sont tout à fait différentes.

IV

Traitement du cancer ano-rectal.

Ce qui a trait au cancer ano-rectal, et surtout à son traitement, est toujours d'un grand intérêt : cette affection est trop cruelle et trop fréquente pour que l'esprit ne soit sans cesse en éveil. La guérir d'une manière définitive, on n'ose y songer et toujours il faut se heurter à la fatale récidive; mais du moins on veut apaiser les souffrances et rendre la vie supportable jusqu'au jour où la cachexie et la généralisation emporteront le patient.

Sous ce rapport la chirurgie a fait quelques progrès : elle intervient avec plus de précision; les indications sont plus nettes, et l'on sait, lorsque le siège de la tumeur, son étendue, l'existence ou l'absence d'adhérence ont été constatés, à quelle méthode il faut avoir recours. Le genre d'opération s'impose pour ainsi dire; il n'y a point de parallèles à établir, et le diagnostic mène droit au procédé.

On peut dire que tous les chirurgiens de tous les temps et de tous les pays se sont occupés de cette question. Aussi, ne citerons-nous, à cette place, aucun des auteurs anglais, allemands ou français dont nous résumerons la pratique dans ce court aperçu, rédigé presque en entier, d'ailleurs, d'après deux cliniques faites à peu près simultanément par les professeurs Verneuil et Trélat.

Plusieurs cas peuvent se présenter : le cancer de la région ano-rectale est encore à ses débuts : le doigt introduit dans le rectum atteint les limites supérieures de la tumeur, qui du reste n'a pas dépassé la paroi de l'intestin mobile sur les tissus environnants; le néoplasme, en un mot, est peu étendu et sans adhérences. Que doit faire le chirurgien?

Les opinions varient singulièrement d'une frontière à l'autre, et ce qui se pratique en Allemagne ne ressemble guère à ce qui se fait en Angleterre ; ici l'on prononce à peine le mot d'ablation : même dans le cas que nous examinons et qui nous paraît si simple, les chirurgiens d'outre-Manche hésitent. Curling rejette presque entièrement l'opération radicale, et Smith la proclame « barbare et anti-scientifique ».

En Allemagne, tout autre est la tendance. On enlève sans mesure, et non seulement le cancer limité, mais des tumeurs envahissantes et qui déjà ont altéré les organes environnants, le vagin, l'utérus, la vessie et les parois du bassin. Ils ne craignent pas d'entrer dans le péritoine, puisqu'ils peuvent le suturer; quant à ouvrir le vagin, la vessie même, et à recréer pour ainsi dire le cloaque des périodes embryonnaires, ceci n'est qu'un jeu facile pour ces opérateurs hasardeux.

Volkmann n'hésite point, et, si l'on veut savoir jusqu'où peut aller l'audace d'un chirurgien, qu'on lise le mémoire de Bardenheuer : on y verra que par une incision postérieure, et en se faisant du jour par la résection du coccyx, il a pu extirper un cancer de l'S iliaque, situé à 30 centimètres de l'anus, et suturer au rectum la partie inférieure dn côlon.

Nous n'avons pas, en France, recours à de pareilles mutilations, et malgré l'opération de Reybard, — tout autre d'ailleurs, et mieux imaginée, puisque c'est par la laparotomie qu'il arriva sur la tumeur, — les ablations de ces cancers intrapéritonéaux ne nous séduisent guère jusqu'à présent. Mais nous n'avons pas, d'autre part, la répulsion que marquent les Anglais, et, lorsque le cancer est bien limité et mobile, nous pratiquons l'extirpation totale.

Nous n'ignorons pas la valeur des objections qu'on nous adresse : évidemment la récidive est toujours à craindre; elle est souvent très rapide et le bénéfice de l'opération se trouve perdu. M. Labbé, dans un mémoire de la *Gazette hebdomadaire,* nous dit que, chez huit malades traités par lui, la tumeur s'est toujours reproduite au plus tard dans les dix mois; et la lecture des observations publiées par d'autres auteurs n'est guère plus encourageante,

Pourtant on trouve çà et là des faits où la récidive s'est fait attendre de longues années : ils hantent toujours la mémoire lorsqu'on est aux prises avec ce cancer, et M. Richet nous cite un opéré de Marjolin qui vint le consulter pour un retour offensif de la tumeur; l'ablation fut pratiquée, et la seconde récidive ne survint qu'au bout de quatre ans. Allingham rapporte une observation semblable. N'a-t-on même pas vu des malades guéris de leur cancer, emportés par une autre affection?

Nous tenons de M. Nepveu l'observation d'une femme de cinquante-six ans, entrée dans le service de M. Verneuil pour un cancer ano-rectal. L'opération eut lieu le 2 juillet 1875. Une incision en fer à cheval contournant le coccyx permit d'enlever toute la tumeur et même de dépasser sensiblement ses limites supérieures. La cicatrisation fut lente, mais le 4 décembre, lorsque la malade quittait la clinique de la Pitié, elle était complètement guérie.

Or, six ans après cette extirpation, le 10 juillet 1881, cette femme est rentrée dans le service, non pour une récidive, mais pour une série d'infirmités qui l'empêchent de travailler et de gagner sa vie : elle est asthmatique et emphysémateuse. De plus, l'incision de son sphincter a eu comme conséquence un prolapsus rectal fort gênant. Cette chute de la muqueuse rend facile l'examen de l'intestin, souple et ne présentant en aucun point la moindre altération suspecte.

Et il ne faudrait point ici invoquer une erreur de diagnostic. Un chirurgien de la valeur même de M. Verneuil n'est pas infaillible et la clinique réserve souvent des surprises. Mais l'examen histologique de la tumeur fut pratiqué avec le plus grand soin par M. Nepveu qui constata tous les caractères de l'épithélioma. « Non seulement on pouvait y voir, dans quelques points, l'altération des glandes de Lieterkuhn au début ; mais en d'autres le sous-sol glandulaire, les parties profondes de la muqueuse rectale étaient envahies, et j'ai conservé un dessin dans lequel se trouvent des altérations épithéliales bien manifestes des vaisseaux sanguins de petit calibre. »

On objecte encore que l'ablation est une opération grave. Certainement, et notre ami M. L.-H. Petit a montré que, sur 52 faits recueillis dans les auteurs, il y a eu 17 morts et 35 guérisons; or, une léthalité de 33 pour 100 n'est pas sans être à considérer. Cependant l'étude des causes de la mort nous permet d'inférer qu'avec nos moyens actuels, notre outillage perfectionné et la rigueur de nos pansements, la phlébite, l'infection purulente, les érysipèles, les phlegmons diffus, qui chargent surtout la statistique, seront bien diminués, s'ils ne disparaissent pas tout à fait, — et l'argument tiré de la gravité de l'opération nous touche beaucoup moins.

M. Piéchaud, dans sa thèse d'agrégation sur le *Traitement du cancer du rectum*, a dressé d'ailleurs une statistique qui porte sur 147 observations et où la léthalité ne s'élève plus qu'à 24 pour 100. La péritonite, à elle seule, compte pour la moitié comme cause de mort. « La durée de la survie dans les cas où la guérison de l'opération a été obtenue, est représentée par les chiffres suivants : survies constatées dans le courant de la première année, 69; après deux ans, 15; après trois ans, 2; après quatre ans, 5; après cinq ans et plus, 5; les chiffres sont loin d'être mauvais.

Aussi, en France, acceptons-nous l'ablation; elle est pour nous l'opération de choix; mais, dans le cas bien spécifié au début de ce paragraphe : il faut que le cancer ano-rectal ait des limites supérieures bien précises et facilement atteintes par l'extrémité du doigt explorateur; il faut, en outre, qu'il n'ait pas dépassé la paroi de l'intestin, et qu'il demeure mobile au milieu des tissus environnants. Alors, en même temps que de sa tumeur, le malade sera débarrassé de cette constipation rebelle, des hémorrhagies et des douleurs atroces que provoquait chaque garde-robe.

Le cancer a fait des progrès rapides, ou bien il a été longtemps méconnu; et lorsque le chirurgien est appelé à intervenir, il trouve une tumeur dont l'extrémité inférieure est encore accessible, mais dont les limites latérales sont moins précises; elle est adhérente, et le néoplasme s'est propagé du rectum aux organes voisins.

La divergence continue encore : les Allemands tiennent pour l'ablation, et nous avons vu que, ne respectant ni vagin ni vessie, ils ne craignaient pas de transformer le périnée en un véritable cloaque où viennent aboutir et se mélanger les matières fécales, l'urine et la sécrétion de l'utérus. Nous avons cité la pratique de Volkmann, de Nussbaum, de Simon, de Bardenheuer, et nous n'avons plus à dire pourquoi nous ne saurions les imiter; pour entreprendre une pareille opération, il faudrait qu'elle fût moins grave et que ses résultats fussent moins précaires.

En Angleterre, on n'a jamais, dans ces cas, recours qu'à l'anus artificiel. Cette pratique nous semble très préférable à la précédente ; mais nous ne l'adoptons pas cependant, parce que nous avons mieux peut-être, et nous réservons l'anus artificiel pour la troisième catégorie de faits, que nous examinerons tout à l'heure.

MM. Verneuil et Panas ont proposé de traiter le cancer ano-rectal par une incision postérieure comprenant toute la hauteur du rétrécissement. M. Panas opère avec le bistouri ; M. Verneuil avait recours d'abord à l'écraseur linéaire; il se sert maintenant du thermocautère de Paquelin. Lorsque le néoplasme remonte un peu haut, il ne craint pas de réséquer le coccyx, ou du moins de plonger le thermocautère à la base de cet os, de suivre un de ses côtés, et, au niveau de sa pointe, de rejoindre la rainure interfessière.

Récemment encore nous avons vu M. Verneuil pratiquer cette rectotomie dans son service, et quelques minutes y ont suffi. Le thermocautère, planté dans les tissus à la base et sur le côté du coccyx a pénétré rapidement jusqu'à la paroi rectale: une sonde cannelée, introduite par l'orifice, a perforé l'intestin et a pu ressortir par l'anus; elle a servi de conducteur. Sur la ligne de section, une artère assez volumineuse a donné du sang, qu'un fil à ligature a promptement arrêté.

Quant au résultat, il est atteint : la constipation cesse à l'instant; les matières fécales trouvent un passage facile, et les douleurs disparaissent; les malades se sentent immédiatement soulagés. Sous ce rapport, la rectotomie est aussi efficace que l'ablation; les avantages sont les mêmes, sauf, bien entendu, la vague espérance de guérir à tout jamais le malade, car la rectotomie n'est que « palliative ».

A la sûreté de ses résultats, à son extrême simplicité, il faut ajouter son innocuité remarquable. A notre connaissance, M. Verneuil n'a observé qu'un cas de mort déterminé par une péritonite. Tous les auteurs, du reste, sont d'accord sur ce fait, et, en Amérique même, Dudley Beam nous dit que la rectotomie est moins dangereuse que les méthodes rivales, l'anus artificiel lombaire, par exemple.

La thèse de M. Piéchaud renferme un tableau dressé par M. Petit et qui porte sur 21 cas de rectotomie; nous trouvons 1 cas de mort, celui qu'avait déjà donné M. Verneuil; 1 cas de Parisot où le soulagement est presque nul; 1 cas de Launelongue de Bordeaux où il n'y eut pas non plus d'amélioration. Dans les 18 autres faits on note toujours, non seulement un extrême soulagement, mais une survie qui peut s'élever jusqu'à dix-huit mois.

Le cancer ano-rectal est adhérent, il remonte haut dans l'intestin, et l'extirpation ou la rectotomie devrait intéresser le péritoine et ne pourrait se faire qu'avec des délabrements considérables ; il faut alors avoir recours à une troisième méthode qui trouve ici ses indications fort nettes : la création d'un anus artificiel iliaque ou lombaire qui permettra le passage des matières fécales.

C'est la grande méthode des Anglais, non pas qu'ils l'aient inventée : l'anus artificiel iliaque, on le sait, est d'origine française et appartient à Littre ; l'anus lombaire a été imaginé par le Danois Callisen et perfectionné par Amussat. Mais les chirurgiens d'outre-Manche ont pratiqué si souvent cette opération, ils l'exaltent tellement à l'exclusion des autres, qu'ils l'ont rendue véritablement leur. Allingham et Bryant l'ont, à eux deux, faite plus de cent fois.

D'après ces auteurs, l'anus artificiel aurait, sur les autres méthodes palliatives, le grand avantage de modérer la marche du cancer. A chaque garde-robe, la tumeur est heurtée par le bol fécal qui en irrite les couches superficielles ; les masses profondes elles-mêmes sont contuses par les contractions répétées des tuniques musculaires du rectum qui étreignent le néoplasme.

Pour juger de telles affirmations, il faut avoir recours à la statistique. M. L.-H. Petit a rassemblé 107 cas de côlotomie, portés à 126 par M. Peyrot dans son excellente thèse d'agrégation. Sur ces 126 cas, on trouve 85 guérisons, et 37 morts survenues du premier au vingt-cinquième jour. Des 37 morts, 8 ont été rapportées à la péritonite, 1 à l'infection purulente, 3 à la cachexie et à la généralisation, 14 au collapsus et à l'épuisement. Divers accidents viscéraux, pneumonie et bronchite, ont fait succomber 5 opérés.

L'examen de ces chiffres prouve que la mort a été assez rarement causée par l'opération. Il ne faut pas oublier, en effet, que le plus souvent l'entérotomie est « dirigée contre une situation désespérée ». Aussi voyons-nous la généralisation, la cachexie, le collapsus et l'épuisement emporter le plus grand nombre de malades ; la côlotomie n'y est donc pour rien. Notons, en outre, que chez les 87 survivants, les accidents de rétention ont aussitôt disparu, et « à un état d'obstruction caractérisé par les douleurs les plus vives et par les signes généraux les plus graves, a succédé le repos et le retour de la plupart des fonctions ».

Malheureusement l'examen des observations prouve que la survie n'est pas aussi considérable que pourrait le faire croire le véritable engouement des Anglais. Certainement il y a des cas où la récidive n'est survenue qu'au bout d'un an, deux ans, quatre ans même ; mais il s'agit là de faits exceptionnels et que l'on observe quelle que soit la méthode employée ; cette marche lente est due plutôt à la nature du cancer qu'au moyen de le combattre. Mais lorsqu'on enlève à la statistique les rétrécissements non cancéreux qui s'y rencontrent indûment, on arriverait à une moyenne qui ne dépasse pas cinq mois et demi.

Voici une statistique un peu différente que M. Piéchaud nous donne : dans sa thèse, sur 131 cas où les résultats opératoires et thérapeutiques sont notés, nous trouvons 54 cas dans lesquels les malades ont succombé dans les deux premiers mois; 63 cas où le patient a vécu de deux mois à un an; 5 cas où la durée a été de un an à un an et demi; 3 cas de un an et demi à deux ans et enfin 6 cas où le succès a dépassé deux ans.

Ce qui précède n'a trait qu'à la côlotomie lombaire. Nous voudrions citer des chiffres aussi considérables pour établir un parallèle entre l'anus de Callisen et celui de Littre. Mais cette dernière opération a été très peu pratiquée. M. Peyrot n'a pu recueillir que 12 observations d'entérotomie pour le cancer du rectum. Encore en est-il quelques-unes par le procédé de Nélaton. « L'ensemble de ces faits donne 8 guérisons et 4 morts, ce qui est un résultat sensiblement voisin de celui que fournit la côlotomie lombaire, et il est possible que si toutes les opérations avaient porté sur l'S iliaque, le résultat eût été sensiblement meilleur. »

C'est dire que le parallèle si souvent fait entre l'anus lombaire et l'anus iliaque aurait besoin peut-être d'un nouvel examen. Avec les Anglais maintenant, on conclut presque toujours à la supériorité de la côlotomie lombaire. Mais l'ancien argument péremptoire, l'ouverture du péritoine dans un cas, son intégrité dans l'autre, a beaucoup perdu de sa valeur depuis que la pratique de l'ovariotomie a montré l'innocuité de son incision.

Cette considération écartée, que reste-t-il en faveur de la côlotomie lombaire ? Son long passé tout au plus et l'épreuve répétée qu'on en a fait : car les autres arguments sont à peu près sans valeur. L'anus s'ouvre en arrière, nous dit-on, et un appareil est plus facilement applicable en ce point ; ce serait à discuter, et Allingham a beau nous parler de ce gentleman qui, après sa selle matinale, pouvait prendre part à la vie mondaine, et, poudré, parfumé, irréprochable dans sa tenue correcte, aller au bal comme par le passé. Pour nous, nous admettrions volontiers qu'il est fort difficile de maintenir propre une région qu'on n'a ni sous les yeux ni sous la main. L'anus iliaque, au contraire, est dans le champ de la vision ; les deux mains peuvent évoluer plus facilement en ce lieu d'un accès très facile, ce qui nous semble un sérieux avantage.

Et puis, l'opération de Littre est d'une exécution plus simple. Nous ne voulons pas dire qu'il soit absolument difficile d'atteindre le côlon descendant ; nous avons vu récemment M. Trélat l'aborder deux fois avec son élégance ordinaire. Il est vrai qu'une troisième fois il tomba, sous nos yeux, non sur le côlon, mais sur l'intestin grêle. Je sais bien que le gros intestin vidé de tous ses gaz et de toutes ses matières par une purgation et des lavements successifs était complètement affaissé. Mais où un opérateur tel que M. Trélat peut se tromper, qui donc se flattera de ne pas échouer? Comme facilité la comparaison est évidemment en faveur de la région inguinale, et nous sommes tenté de conclure, avec M. Verneuil : « Anus pour anus, nous préférons celui de Littre ».

Résumons brièvement les développements qui précèdent :

1° Lorsque le cancer ano-rectal est bien limité, mobile, non adhérent, c'est à l'ablation qu'il faut avoir recours;

2° Lorsque les limites supérieures du cancer ne dépassent pas la base du coccyx, mais que le néoplasme est adhérent, c'est la rectotomie de Verneuil qui doit être préférée ;

3° Lorsque le cancer envahit un long segment du rectum et qu'il a gagné les organes voisins, il faut établir un anus artificiel;

4° La côlotomie lombaire a pour elle la consécration d'une longue expérience, mais peut-être l'anus de Littre serait-il préférable et les quelques essais faits à une époque où nous étions moins bien armés que maintenant, ne sont pas pour décourager.

V

Fistule congénitale de la région ano-coccygienne.

M. Terrillon appelait récemment l'attention de la Société de chirurgie sur les fistules congénitales creusées dans les téguments qui avoisinent la base du sacrum. M. Desprès, dans une courte improvisation, MM. Heurtaux et Lannelongue, dans d'importants mémoires, insistaient, à leur tour, sur des trajets semblables observés au niveau du coccyx. Nous venons de recueillir un cas où la dépression se trouve plus bas encore, dans la région péri-anale, au lieu d'élection des fistules acquises. L'intérêt qui résulte de ce siège particulier nous paraît assez grand pour que nous exposions ce fait, unique dans la science si nous en croyons le résultat négatif de nos rapides recherches.

« Un jeune garçon de seize ans, grêle, lymphatique, et qu'ont affaibli une variole à quatre ans, une scarlatine à quatorze, et une fièvre typhoïde à quinze, se présente à la consultation de l'Hôtel-Dieu pour une fistule dont il ne souffre pas, mais sur laquelle ses parents désireraient avoir l'opinion d'un chirurgien. Sur nos instances pressantes, cet enfant entre dans notre service.

« La fistule est située dans la rainure interfessière,

juste sur la ligne médiane, entre l'anus et la pointe du coccyx, à 6 millimètres en avant de celle-ci environ. Son orifice, à fleur de peau, ne fait aucune saillie anormale; des plis radiés le bordent comme si les téguments trop larges pénétraient dans un trou trop étroit. Il n'y a pas de changement de coloration, et ce n'est qu'à une certaine hauteur que la paroi du trajet se transforme en une membrane plus rosée et plus molle. Il existe une très légère sécrétion muqueuse où l'on trouve, au milieu du liquide, des débris d'épithélium pavimenteux.

« L'orifice mesure 4 à 5 millimètres de diamètre; une sonde de femme y pénètre sans difficulté, mais elle est arrêtée après un trajet de 2 centimètres; le canal se rétrécit alors et n'admet plus qu'un stylet qui remonte jusqu'à une hauteur de 5 centimètres et là bute contre un cul-de-sac. C'est donc d'une fistule borgne externe qu'il s'agit; elle ne présente aucune communication avec le rectum et le toucher démontre qu'entre le doigt explorateur et le stylet il existe une épaisseur de tissu d'un demi-centimètre. Le trajet monte parallèlement à l'intestin; peut-être en haut s'éloigne-t-il un peu de la verticale pour se dévier légèrement vers l'ampoule.

« Les parois de cette fistule et les tissus qui l'environnent sont absolument souples; ils se dépriment sous le doigt, se fléchissent, et l'on ne sent, en aucun point, les callosités qui caractérisent les trajets consécutifs à l'évacuation de quelque collection purulente. Une inflammation ancienne dont le point de départ eût été la fosse ischio-rectale, le coccyx, la prostate ou l'intestin, aurait laissé quelque vestige, un épaississement, une rigidité qui font ici complètement défaut. Ces particularités frappèrent beaucoup M. Le Fort, lorsque, quelques jours après nous, il examinait le malade et pour lui, comme pour les divers concurrents au Bureau central qui virent le malade, l'origine congénitale ne faisait aucun doute.

« Les commémoratifs, d'ailleurs, concordaient parfaitement : la mère du malade, femme fort intelligente et d'une certaine instruction, nous raconta que, très peu de temps après la naissance de son enfant, elle aperçut cet orifice anormal; mais comme il n'y eut jamais de tuméfaction, de rougeur, de suppuration, elle ne s'en préoccupa pas outre mesure : les inconvénients que provoquait la fistule se bornaient à une légère sécrétion après quelque fatigue exagérée.

« Nous songions, pour oblitérer cette fistule, à cautériser son trajet et son cul-de-sac terminal avec la pointe à ignipuncture du thermocautère. M. Le Fort, qui, sur ces entrefaites, prit possession du service, allait, je crois, détruire les parois avec le couteau galvanique; mais, avant toute intervention, éclatèrent subitement des phénomènes généraux graves qui firent redouter une péritonite tuberculeuse : les parents effrayés retirèrent l'enfant de l'hôpital.

« Nous l'avons revu depuis; il y avait eu fausse alerte; les accidents abdominaux s'étaient vite calmés et la santé est revenue parfaite. Sous peu il rentrera à l'hôpital pour qu'on tente la guérison de la fistule. »

Rien, dans ce fait, ne rappelle les fistules congénitales sacro-coccygiennes de MM. Terrillon, Heurtaux et Lannelongue : la profondeur du trajet, son indépendance absolue de la colonne vertébrale, son siège en avant de la pointe du coccyx sur les limites du sphincter, en font une affection distincte dont la pathogénie nous semble passablement obscure.

Il nous répugnerait d'invoquer une aberration de la glande coccygienne de Luschka, ressource précieuse, mais banale lorsqu'il s'agit d'une malformation quelconque de la région. Cet organe est trop peu connu, son mode de développement trop ignoré pour que nous puissions songer à le faire intervenir, d'autant, nous l'avons dit, que notre fistule ne se rapproche en aucun point du coccyx : en haut, elle semble au contraire s'incliner légèrement vers les parois rectales.

N'aurait-il pas pu se produire, vers la partie postérieure du sillon urogénital, un cloisonnement analogue à celui qui, en avant, forme le périnée? Ce cloisonnement aurait laissé en arrière la fistule qui nous occupe. Ou bien devons-nous accepter l'explication que nous propose M. Cadiat? Pour lui, du bourgeon ectodermique cloacal se détacheraient normalement, à des hauteurs différentes, des sinus ou des tubes épithéliaux. Dans notre cas, au lieu de se former dans la région lisse et sans papilles qui sert de transition entre la muqueuse et la peau, un de ces prolongements se serait développé plus bas que d'habitude, dans la portion cutanée sous-sphinctérienne pourvue d'épiderme corné, de follicules pileux et de glandes sébacées.

Nous n'oserions nous prononcer; mais quelque obscure qu'en soit la pathogénie, le fait, tel qu'il est, nous a paru mériter d'être publié. On peut d'ailleurs le résumer en une simple phrase : nous avons rencontré dans la rainure interfessière, entre l'anus et le coccyx, une fistule borgne externe d'origine congénitale.

CHAPITRE VIII

MALADIES DES VOIES URINAIRES

I

Sur une observation de gravelle urique.

Peu de tableaux cliniques ont été plus souvent tracés que celui de la colique néphrétique. Les accidents en sont si nets et d'une fréquence telle qu'il était vraiment facile d'en donner de bonnes descriptions; et, de fait, nos livres classiques en contiennent d'excellentes. Il est cependant certains points qui nous semblent avoir été laissés dans l'ombre. Les auteurs, lorsqu'ils les touchent, glissent sans insister, et l'on se demande s'ils ont, sur ce sujet, une opinion bien assise. Parfois même, leurs assertions sont contradictoires. Nous avons pu recueillir une observation qui nous paraît, — grâce à certaines particularités, — jeter quelque jour sur les points en litige. Aussi croyons-nous devoir la publier, bien que ce travail s'écarte un peu de nos sujets habituels d'étude.

Une seule observation, c'est peu, sans doute! Mais nous devons dire qu'elle comprend cinq crises successives qui, toutes, ont été suivies avec le plus grand soin. Notre patient est médecin et n'a certainement employé, dans sa description, que des termes dont il savait l'exacte valeur. Aussi est-ce avec sécurité que nous nous appuierons sur ce cas pour étudier les trois points suivants : 1° Les causes de la douleur. — Les auteurs, jusqu'ici, et sans bien s'expliquer à cet égard, font jouer à la contusion de la muqueuse par le calcul un grand rôle dans les atroces souffrances qui caractérisent la colique néphrétique. Nous montrerons qu'il n'en est rien, et que la contraction des fibres lisses de l'uretère doit seule être incriminée. 2° Les contractions réflexes qui surviennent aussi bien dans les muscles striés que dans les muscles lisses. Nos livres ne mentionnent, en général, que la rétraction du crémaster, les mouvements de l'estomac et ceux du col vésical, mais la liste nous en semble plus longue, et l'on doit ajouter le *rectum*, certains muscles de la cuisse et du cou, ceux de la paroi abdominale et les fibres lisses du système vasculaire. 3° Enfin, nous nous demanderons si, dans la formation des graviers, le filtre rénal ne doit pas être invoqué au moins au même titre que l'accumulation d'acide urique dans le sang? L'observation que nous allons transcrire nous semble répondre à ces questions.

« La personne qui en fait le sujet est un étudiant en médecine : sa santé habituelle est fort bonne, bien qu'il soit d'apparence un peu grêle et que nous trouvions dans ses antécédents des accès de fièvre intermittente, une scarlatine, un érysipèle grave de la face, enfin les crises de coliques néphrétiques sur lesquelles nous voulons appeler l'attention. Ces coliques sont évidemment héréditaires chez lui, car sa mère en a eu plusieurs accès; son grand-père maternel avait la goutte et rendait souvent des graviers. Néanmoins ses frères et ses sœurs n'ont jamais eu la moindre manifestation de lithiase rénale ou de diathèse urique : il est seul à en avoir hérité.

« Un point que nous ne saurions passer sous silence, c'est que notre malade est asymétrique : il a la moitié gauche du corps plus forte que la droite; les os en sont plus longs et les muscles plus vigoureux. Lors de sa naissance le défaut de symétrie était tel que l'accoucheur, bon praticien de province, crut pendant quelque temps à un gonflement inflammatoire de la joue, de la moitié de la langue, du bras et de la jambe gauche. Mais plus tard il vit qu'il en était de la charpente osseuse comme des parties molles : il y avait là hypertrophie du côté gauche ou plutôt arrêt de développement du côté droit. Avec l'âge, cette symétrie s'est en grande partie corrigée : la langue, volumineuse et restée longtemps hors de la cavité buccale, y rentra peu à peu; les saillies musculaires se dessinèrent aussi bien sur les membres droits que sur les gauches; la claudication provoquée par l'inégale longueur des membres inférieurs disparut, et maintenant une certaine attention est nécessaire pour reconnaître une différence dans le développement des deux moitiés du corps.

« C'est en 1868 que survint la première crise de colique néphrétique. Il courait dans la rue, en se rendant à l'hôpital, lorsque, en franchissant un trottoir, il ressentit un pincement qui semblait partir de la paroi abdominale antérieure. La souffrance, d'abord tolérable, s'accentua à tel point que notre malade, arrivé à l'hôpital, se jeta immédiatement sur un lit où le trouvèrent étendu M. Marotte, le chef de service, et son interne, M. Liouville. Il avait la face grippée et inondée d'une sueur froide ; le pouls était petit; des vomissements, d'abord alimentaires, puis bilieux, se succédaient d'instant en instant. La douleur, à la fois lancinante et contusive, était continue ; elle s'exaspérait par moments et le malade, courbé en deux, comprimait de ses deux mains la paroi abdominale, mais sans apaiser les souffrances.

M. Marotte crut à un étranglement interne et ordonna un lavement qui fut immédiatement suivi d'une garde-robe très abondante. Quelques minutes après, la crise cessa tout à coup ; et, malgré une traînée douloureuse qu'il ressentait encore dans le flanc droit, un sentiment de bien-être inexprimable envahit le malade qui s'endormit quoique entouré par les élèves de service. M. Marotte maintint son diagnostic ; d'après lui il s'était agi d'une sorte d'engouement, d'une obstruction des intestins par arrêt et accumulation des matières fécales.

« Cette crise était oubliée lorsque, cinq ans plus tard, au mois de juillet 1873, il fut repris des mêmes accidents, et dans les mêmes circonstances. Chargé par son chef de service d'aller, vers minuit, sonder un malade en ville, il marchait très vite dans la rue Rivoli, lorsque, en sautant par-dessus un banc, il éprouva dans l'hypocondre droit un pincement caractéristique, une douleur qu'il reconnut bien vite pour celle qu'il avait déjà ressentie à l'hôpital de la Pitié. Cette douleur atteignit d'emblée son maximum; elle était fixe dans le flanc et telle que notre patient dut s'arrêter et se coucher par terre; il appela à son secours, mais comme sa voix était très faible, qu'il était dans le ruisseau et vomissait, deux sergents de ville qui passaient crurent à un ivrogne et le laissèrent.

« Lorsque la souffrance se calmait un peu, il se traînait, s'appuyant contre les murs pour vomir, et pour uriner, tourmenté qu'il était par du ténesme vésical et des épreintes rectales; mais il rendait à peine quelques gouttes de liquide et sauf la première garde-robe qui fut abondante, ses autres tentatives de défécation furent sans résultat. Il mit une heure et demie, malgré la brièveté du trajet, à gagner son domicile. A peine est-il arrivé, que la douleur disparaît tout à coup pour faire place au bien-être le plus parfait, et il s'endort. A son réveil, et dès le commencement de la miction, il éprouva dans le canal un léger grattement et un petit gravier vint sonner au fond du vase. Ce gravier était de couleur rôuge, lisse à sa surface, de forme ovalaire et de volume fort petit, car son plus grand diamètre ne mesurait que trois millimètres. Il fut analysé par M. Sainte-Claire Deville qui le trouva constitué par de l'acide urique. Le diagnostic de M. Marotte était infirmé : notre malade venait d'avoir une deuxième crise de colique néphrétique.

« Il en eut une troisième en 1875. Elle fut aussi douloureuse que les précédentes et leur ressemblait trop pour que nous ayons à la décrire. Nous dirons seulement qu'elle dura deux heures environ et qu'elle se termina par l'expulsion d'un gravier rouge, lisse, de 2 millimètres et demi de diamètre. Nous ajouterons enfin qu'en dehors de ses crises, le malade n'a jamais rendu de sable, de graviers, que jamais il n'a constaté de dépôts uratiques au fond du vase de nuit et n'a pas eu la moindre hématurie.

« La quatrième et la cinquième crise datent de 1876. La quatrième survint le 25 août, à Clermont, et la cinquième aux environs de Montreux, lors d'un voyage en Suisse. Nous la décrivons avec soin, car le malade, déjà familiarisé aux choses de la médecine, put en suivre nettement les différentes phases. Il se promenait dans la montagne lorsqu'en franchissant un petit ruisseau, il perçut le premier pincement qui lui annonçait la crise; du reste il la prévoyait un peu, car, depuis quelques jours, sans éprouver une véritable souffrance dans l'hypocondre, « il sentait » son rein droit; or, les crises précédentes avaient été précédées d'une semblable gêne. La douleur, très intense au début, s'accrut bien vite et devint intolérable; il était courbé en deux, plié en arc de cercle pour comprimer le côté droit de l'abdomen; d'abord limitée en un point, la douleur s'étendit peu à peu et demeura fixe sur le trajet d'une ligne qui de l'hypocondre gagnait le pubis. Elle était contusive, dilacérante, sans véritables irradiations. Bien que continue, elle avait ses exacerbations et pendant quelques secondes les douleurs étaient absolument intolérables et telles que le malade croyait mourir. Puis elles cédaient un peu, surtout au moment des vomissements, mais pour reparaître bientôt, et si rapides à se succéder que le malade ne pouvait « se ressaisir » entre deux crises.

« Les vomissements éclataient à des intervalles irréguliers, de cinq en dix minutes, et, malgré les souffrances qu'ils provoquaient, étaient une sorte de trêve pour les douleurs rénales; mais on sentait celles-ci présentes encore, et la nouvelle exacerbation ne tardait jamais plus de quelques secondes avant d'éclater à nouveau. Le testicule droit fortement rétracté était appliqué à l'anneau; il y avait des picotements au bout de la verge et une sorte de cuisson dans le canal de l'urèthre, du ténesme vésical coïncidant avec de l'anurie et des épreintes rectales; mais les efforts de défécation devinrent infructueux après une première selle. Le corps était couvert de sueur, le pouls petit; la cuisse droite fléchie et ses muscles contractés; la tête inclinée du côté droit par contraction du sterno-mastoïdien; les muscles de la paroi abdominale, surtout du côté droit, étaient durs et tendus.

« Cette crise fut plus longue que la précédente et dura quatre heures. La nuit arrivait et notre malade était encore dans la montagne; aussi, malgré la douleur qui le tenait plié en deux, dut-il se mettre en marche et faire 4 kilomètres environ, s'appuyant le long des arbres du sentier lorsque survenaient les vomissements, et s'arrêtant lorsque les douleurs étaient trop fortes ou qu'il était à bout d'énergie. Du reste, cette crise se termina, comme les autres, par l'expulsion d'un tout petit gravier d'acide urique de 2 millimètres de diamètre.. — Depuis cette époque, grâce peut-être à une certaine surveillance dans son alimentation, notre malade n'a pas eu de récidive. »

Si l'on demande aux auteurs qui ont écrit récemment sur la lithiase rénale, la cause des douleurs dans la colique néphrétique, on constate un grand vague dans leurs réponses. Ils paraissent cependant s'en tenir, pour la plupart, à l'ancienne explication : le calcul déchire ou contusionne la muqueuse de l'uretère, comme pourrait le faire, pour l'urèthre, un corps étranger rugueux, une sonde volumineuse que l'on introduirait par le méat. C'est ainsi que nous trouvons dans Rosenstein : « L'intensité des coliques..... sera proportionnelle à l'état de la surface, car les calculs rugueux et mûriformes ne peuvent avancer qu'en produisant des déchirures par leurs angles saillants. » Lancereaux, dans l'article « REIN » du *Dictionnaire encyclopédique,* écrit que « les désordres produits par les corps étrangers varient suivant le volume de la concrétion : si, dans certains cas, celle-ci est assez petite pour franchir facilement l'uretère, dans d'autres, ce passage est signalé par un ensemble symptomatique spécial connu sous le nom de colique néphrétique ». M. Desnos, à l'article « GRAVELLE » du *Dictionnaire de Jaccoud,* dit « qu'au passage, les graviers volumineux et surtout anguleux, garnis de pointes acérées, sont ceux qui exposent les sujets aux accidents les plus violents ». Nous pourrions multiplier ces citations, et nous verrions, dans toutes, ou que les médecins ne s'expliquent pas sur les causes de la douleur, ou qu'ils ont une grande tendance à l'attribuer aux altérations déterminées par le calcul sur la muqueuse urétérale.

Ce n'est pas que ces auteurs ne semblent reconnaître l'insuffisance de cette hypothèse, car tous s'empressent d'ajouter, — ce qui nous paraît au moins contradictoire, — « que l'intensité des douleurs n'est pas en rapport direct avec le volume, le nombre ou même la forme des graviers ». Mais ne fallait-il pas, de toute nécessité, se mettre en règle avec ce fait observé de tout temps, que des graviers lisses, comme vernis et de tout petit diamètre, provoquent parfois des accidents fort graves et les douleurs les plus aiguës? Ne savait-on pas, d'ailleurs, que le passage de caillots sanguins et d'échinocoques au travers des uretères, peut s'accompagner de tous les symptômes de la colique néphrétique? Cependant, nul n'en cherche une explication plausible, et la question est laissée en l'état sans que l'on pose même les termes du problème. C'est, du moins, ce que font Grisolle et Jaccoud, Desnos et Lancereaux, Rosenstein, Civiale et Rayer. Niemeyer seul prononce le mot de spasme musculaire, mais pour le repousser sans examen.

Nous croyons cependant que là est la solution véritable, la seule qui nous rende compte des cas analogues à celui que nous rapportons plus haut. Qu'y voyons-nous, en effet? Dans quatre crises, on constate l'expulsion d'un gravier, d'un seul; il est lisse, sa surface est comme vernie, et son diamètre n'a jamais atteint 3 millimètres; il est donc inférieur à celui de l'uretère dont la lumière mesure certainement plus de 3 millimètres. Du reste, il n'y a pas eu d'hématurie; par conséquent, pas de déchirure de la muqueuse. Cependant les douleurs furent atroces! Si nous admettons, au contraire, la théorie du spasme musculaire, toute difficulté disparaît, car la douleur n'est pas due à la déchirure ou à la distension de la muqueuse urétérale, mais à la contraction expulsive des fibres musculaires de ce conduit.

Cette théorie, croyons-nous, a été, pour la première fois, nettement exposée par M. Senac, de Vichy, mais à propos des coliques hépatiques. Nous ne connaissions pas les opinions de M. Senac que cette même idée nous était venue. En effet, au moment où nous recueillions notre observation de coliques néphrétiques, il nous fut donné d'entendre, au congrès de Clermont, une fort intéressante communication de M. Teissier sur *les névralgies et les névroses viscérales dans les maladies de l'axe cérébro-spinal.* L'auteur y citait des cas de gastralgies, d'entéralgies violentes, de bronchites convulsives simulant tout à fait la coqueluche, plusieurs faits de fréquence extrême du pouls sans lésions appréciables du cœur, toutes névroses qui furent le prélude d'une ataxie locomotrice ou d'une encéphalite diffuse. MM. Verneuil et Leudet ajoutèrent de nouveaux cas à ceux de M. Teissier, entre autres celui d'un malade, sous le coup d'une paralysie générale, qui présentait des phénomènes d'étranglement interne sans accumulation de matières fécales, des coliques intermittentes de miserere qui ne cédaient qu'à des doses massives d'opium.

M. Onimus reconnut l'exactitude des faits cités par MM. Teissier, Verneuil et Leudet, et en donna une explication qui fut acceptée de tous. Pour lui, les douleurs viscérales atroces que l'on signale, sont provoquées par des contractures, résultat du retentissement sur les muscles lisses d'une excitation provoquée par les lésions de l'axe cérébro-spinal. « Le retentissement sur les fibres musculaires striées, ajoute-t-il, était bien connu; les nouveaux faits que l'on vient de produire prouvent que la fibre lisse ne reste pas étrangère à ces contractures. Et la preuve qu'il s'agit bien de contractures douloureuses, c'est que, dans ces cas, les médicaments qui réussissent le mieux sont ceux qui sont souverains contre les spasmes musculaires. »

Or, pendant cette discussion, nous nous demandions si cette théorie du spasme musculaire ne devait pas s'appliquer à la colique néphrétique, et si nous ne pouvions expliquer, par la contracture des fibres de l'uretère, les douleurs qui accompagnent l'expulsion des graviers du rein. Cette hypothèse avait l'avantage de s'adapter avec la même rigueur à la migration des petits graviers et des calculs volumineux, et de nous rendre compte du caractère de la douleur néphrétique que nous rapprocherions désormais des gastralgies et des entéralgies, des douleurs expulsives de l'accouchement qui, toutes, sont à cette heure rapportées avec quelque certitude aux contractures des fibres lisses, au spasme des tuniques musculaires de l'estomac, de l'intestin et de l'utérus.

Aussi, — et pour conclure, — voici comment il faudrait, d'après nous, envisager la succession des accidents de la colique néphrétique. Spontanément ou, comme dans les cinq crises que nous relatons, à la suite d'un mouvement brusque, le gravier s'engage dans l'uretère; s'il est volumineux, il en distend les parois, et les tuniques musculaires se contractent énergiquement pour le faire progresser. Il y a bien, dans ce cas, déchirure de la muqueuse comme en témoigne l'hématurie;

mais cette déchirure ne saurait expliquer les douleurs, car la sensibilité de la muqueuse est presque nulle, et l'on peut impunément, dans les vivisections, la lacérer et la contondre : il nous faut donc ici invoquer encore le spasme musculaire.

Si, d'autre part, le gravier est lisse et de petit volume, ne devrait-il pas descendre librement et par son propre poids jusque dans la vessie sans provoquer les coliques? Sans doute, s'il était lourd ou si l'urine, continuant à être sécrétée, l'entraînait avec elle. Mais il y a anurie et ce fait, sur lequel nous reviendrons, nous semble d'importance capitale. Aussi le petit gravier traîne-t-il le long de l'uretère; il s'attache à la muqueuse et ne peut avancer que sous l'influence de contractions répétées des tuniques musculaires. Les spasmes mêmes devraient être d'autant plus énergiques que la prise qu'offre le gravier est moins grande. Or, n'est-ce pas ce que nous avons constaté chez notre malade qui, pendant plus de cinq heures, a enduré la plus cruelle des souffrances pour expulser un calcul de moins de 3 millimètres!

L'excitation produite par le calcul sur la muqueuse de l'uretère se réfléchit non seulement sur les tuniques musculaires de cet organe, mais provoque encore des mouvements beaucoup plus étendus. Les auteurs signalent les contractions antipéristaltiques de l'estomac qui se traduisent par des vomissements, le ténesme du col vésical, le spasme du canal de l'urèthre, la rétraction du crémaster qui soulève le testicule et l'applique contre l'anneau inguinal. Ces irradiations sont en effet de règle, et on les observe dans tous les cas; mais il n'est pas rare de les voir s'étendre et se généraliser, et déterminer des phénomènes fort intéressants. Et d'abord les contractions des fibres du gros intestin. Rosenstein parle de constipation dans la colique néphrétique; nous ne savons sur quelles observations il s'appuie, mais dans les cinq crises que nous rapportons, le besoin de défécation se faisait sentir dès le début de l'accès et persistait pendant toute sa durée; une fois que l'intestin était vide, le malade n'en éprouvait pas moins des épreintes fort pénibles qui coïncidaient ou alternaient avec le ténesme vésical.

Les muscles striés eux-mêmes participent de cette activité : la cuisse correspondante est fléchie par contraction du psoas, les droits antérieurs, les transverses, les deux obliques sont durs et tendus, les sterno-mastoïdiens, du même côté, se contractent; aussi le corps tout entier s'infléchit en arc de cercle et semble se pelotonner sur le rein malade. Nos traités ne mentionnent pas plusieurs de ces détails, mais ceux-ci doivent avoir été observés bien souvent, car on nous parle de frissons intenses et de convulsions générales qui sont, au demeurant, l'exagération des réflexes qui nous occupent. Du reste, la physiologie expérimentale a consacré tous ces faits, et Volkmann, entre autres, a montré que le pincement du grand sympathique provoque la contraction réflexe des muscles de l'abdomen.

Si nous en croyons *les lois des réflexes* promulguées par Pflüger après beaucoup d'autres physiologistes, le doute ne sera pas permis. D'après la première loi — *loi de l'unilatérité,* — l'excitation, après s'être réfléchie sur les centres nerveux, se transmet d'abord et avec le plus d'intensité sur les muscles voisins du point excité. D'après la deuxième loi — *loi de la symétrie*, — l'excitation plus forte fait entrer en activité d'abord les muscles voisins, puis aussi, quoique avec une moindre énergie, les muscles symétriques. Enfin, d'après les lois *de l'irradiation* et *de la généralisation des réflexes*, l'excitation de plus en plus intense provoque la contraction de groupes musculaires plus nombreux jusqu'à déterminer des convulsions générales. N'avons-nous pas là, tout entière, l'histoire des spasmes musculaires dans la colique néphrétique, et n'y voyons-nous pas une explication nette de l'anurie incomplète ou totale que l'on observe?

L'excitation produite par le passage du gravier sur la muqueuse de l'uretère se réfléchit d'abord sur les fibres musculaires de cet organe; son calibre se rétrécit ou s'obture et l'urine n'est plus excrétée. De là, l'anurie totale du rein malade. Mais, pour peu que l'excitation soit intense, l'uretère du côté opposé se contracte aussi, et si l'excrétion n'y est pas absolument entravée, elle sera du moins fort diminuée. On le voit, il ne reste rien de l'ancienne théorie qui expliquait l'absence d'excrétion urinaire par l'obstacle qu'opposait au cours du liquide le calcul engagé dans l'uretère. Elle ne pouvait tenir devant ce fait que l'anurie est presque toujours totale, bien qu'un seul uretère soit oblitéré. Du reste, n'est-ce pas l'anurie seule qui nous permet de concevoir comment de très petits graviers mettent plusieurs heures à franchir l'uretère, et ne tombent dans la vessie que par suite des contractions énergiques du conduit lorsque, en d'autres temps, quelques gouttes d'urine suffiraient pour les entraîner?

On s'accorde maintenant pour reconnaître que la formation des calculs dans le rein est sous la dépendance directe d'un état du sang. Par suite de quelques troubles de nutrition difficiles à déterminer, d'une sorte de « dystrophie », les matières azotées ne se brûlent qu'imparfaitement et donnent naissance à de l'acide urique au lieu de produire de l'urée. Des expériences nombreuses et souvent répétées, des observations précises ne laissent aucun doute sur ce point, et presque tous les auteurs admettent, dans le sang des graveleux, un notable excès d'acide urique. Le cas que nous rapportons plaide en faveur de cette opinion : notre malade avait des goutteux dans sa famille, et l'hérédité de la diathèse était des plus manifestes.

Oui, la diathèse urique doit être invoquée, mais nous croyons que seule elle ne saurait suffire ; le filtre rénal, ce nous semble, joue ici un rôle fort important. Si l'accumulation d'acide urique dans le sang était la seule condition, comment comprendre cette élection singulière de l'un des deux reins que l'on retrouve dans certaines observations? Pour ne nous occuper que de la nôtre, nous y relevons cinq crises, et toutes ont, pour point de départ, le rein droit. Y aurait-il là simple effet du hasard?

Une pareille série est faite pour éveiller les doutes en toute circonstance ; mais, dans le cas actuel, il est certaine particularité qui ajoute encore à l'invraisemblance d'une simple coïncidence, et nous devons admettre que, si le rein droit a toujours été le siège des concrétions d'acide urique, c'est qu'il y avait une cause locale à cela. Notre malade, en effet, — nous l'avons dit en racontant son histoire, — étant asymétrique, le côté droit de son corps est plus petit que le gauche, et son énergie fonctionnelle moins considérable. Or, il est probable que la différence que l'on constate dans les organes extérieurs se retrouve dans les viscères, et que le rein droit doit être moins volumineux que le gauche. Certainement, il nous serait difficile de pousser plus loin l'analyse et de nous expliquer comment un rein plus petit provoque plus aisément la formation des graviers.

Et d'ailleurs, n'est-il pas des observations peut-être trop oubliées et qui viennent étayer notre hypothèse? Wilson avait invoqué les altérations du rein consécutives aux traumatismes comme cause de lithiase rénale. Rosenstein n'est pas loin de partager cet avis, et nous avons, par devers nous, pour appuyer cette pathogénie, une observation que nous devons à l'obligeance de M. Torres. Dans ce cas, il s'agit d'un homme qui, en 1861, se fit une fracture de côte et une violente contusion du rein droit. Cette dernière se traduisit par des douleurs lombaires et par des hématuries répétées, bien qu'avant cette époque le malade n'eût jamais noté le moindre trouble dans l'excrétion des urines. Depuis, ces hématuries, qu'accompagnait de temps à autre l'expulsion de graviers et de sable, persistèrent jusqu'à sa mort, qui survint en 1877. L'autopsie démontra que le rein gauche était sain et que le droit, profondément altéré dans sa structure, avait, dans ses calices et dans son bassinet, un calcul ramifié d'un volume énorme.

Ne faut-il pas, ici, rapporter l'apparition de la gravelle à la contusion rénale et aux lésions qu'elle provoque? Nous avons une grande tendance à le faire; si bien que, rapprochant cette observation de la nôtre, nous concluons que le filtre rénal joue un rôle important dans la formation des calculs.

II

De la lithotritie à séances prolongées.

La lithotritie est de nouveau à l'ordre du jour. La plupart des principes qui présidaient à cette opération délicate ont été discutés et remis en question sans le moindre ménagement. D'ardents révolutionnaires n'ont pas craint de faire table rase de toutes les règles antérieures et, sur les ruines des procédés anciens, ils ont élevé une méthode toute nouvelle. Le mot même de lithotritie a été rejeté et on veut lui substituer celui de « litholapaxie ».

Cette agitation, du moins, n'a pas été stérile. La lithotritie, grâce à elle, est devenue une opération plus féconde dont les limites, déjà fort étendues, se sont considérablement élargies. Mais n'a-t-on pas été injuste et le but n'est-il pas dépassé? Il est rare qu'une pratique ancienne soit mauvaise de tous points, et le propre des esprits sages est de n'abandonner, sous prétexte de progrès, rien de ce qui peut être encore utile. Ce n'est pas seulement déférence et justice envers les prédécesseurs : la science y trouve aussi son compte.

M. le professeur Guyon ne s'est pas départi de cette règle. Depuis les premières publications de M. Bigelow, il a étudié « la litholapaxie »; chacune des nouvelles manœuvres a été passée au crible d'une sévère observation et maintenant le chirurgien de Necker vient nous dire ce qu'il admet et ce qu'il rejette de la nouvelle méthode. Il a pu fournir 226 faits personnels, et c'est avec ces matériaux considérables que son interne, M. Desnos a fait sa thèse inaugurale, travail peu ordinaire où l'élève, par ses recherches originales, a fortifié la doctrine du maître sans jamais l'altérer et sans jamais se substituer à elle.

Avant les études de Bigelow, plusieurs règles dominaient la lithotritie. Les instruments dont on se servait étaient de volume moyen et franchissaient assez facilement l'urèthre de calibre normal; ce n'est que dans les cas de rétrécissement avéré qu'on dilatait le canal au préalable ou qu'on débridait le méat. On pulvérisait aussi finement que possible les fragments du calcul afin que leur évacuation fût facile, car les efforts tentés pour extraire artificiellement les débris de la pierre avaient échoué. L'emploi des curettes, des cuillers, des brise-pierre à réservoir, des sondes simples ou à double courant, des aspirateurs, était resté infidèle ou nuisible et, sauf quelques exceptions, on s'en remettait à la contractilité de la vessie du soin d'expulser les fragments.

Les séances devaiente êtr courtes; les instruments ne pouvaient, pensait-on, rester sans danger dans la cavité vésicale où leur trop longue station était la cause principale, sinon unique, des accidents observés. Une séance ne durait pas « au delà d'une à deux minutes », disaient nos manuels de médecine opératoire. On broyait ce que l'on pouvait, on évacuait ce qui voulait sortir, mais pour éviter la cystite, la néphrite, les hémorrhagies, toutes les complications qui rendent la lithotritie redoutable, il fallait être expéditif. Enfin, on évitait l'anesthésie : ne peut-on pas, dans une manœuvre intempestive, saisir la muqueuse vésicale entre les mors du brise-pierre? La douleur ressentie par le malade sera une indication nécessaire; on lâchera prise pour éviter la déchirure de la paroi. Nous allons voir comment ces règles ont été modifiées ou abolies.

Le volume considérable des instruments employés par M. Bigelow et ceux qui ont adopté aveuglément la méthode américaine est-il de toute nécessité? Faut-il forcer le canal ou le préparer par une lente et progressive dilatation pour introduire des brise-pierre ou des sondes évacuatrices d'un énorme diamètre? Au premier abord, il y a quelque chose de séduisant dans cette manœuvre. Un gros calcul saisi entre les mors d'un lithotriteur semblable ne saurait résister : il éclatera et les fragments, repris à leur tour, seront facilement pulvérisés.

Mais un premier point sur lequel insiste M. Guyon, c'est que le calcul n'est que rarement assez volumineux pour nécessiter de pareils instruments. « Prenons au hasard un relevé d'observations de lithotritie : combien de fois le chirurgien a-t-il éprouvé une grande difficulté à faire éclater le calcul? C'est dans la minorité des cas qu'on a pu, la plupart du temps, prédire à l'avance. » Une conclusion bien nette découle de cette remarque, c'est qu'il faut distinguer, et si, pour quelques faits exceptionnels qu'une exploration minutieuse aura permis de reconnaître, on peut avoir recours à de puissants appareils, le plus souvent on devra s'en tenir aux anciens brise-pierre, aux sondes évacuatrices de calibre moyen.

Et cette pratique n'est pas indifférente : nous ne parlerons pas de la difficulté d'introduire dans le canal, d'engager dans la partie membraneuse ces énormes lithotriteurs. Nous admettons qu'une grande habitude, une extrême habileté triompheraient de tous les obstacles. Mais de graves inconvénients n'en persistent pas moins. M. Bigelow lui-même signale des blessures de l'urèthre profond « qui ont causé une issue fatale ». Dans d'autres cas, la vessie a été contuse, éraillée ; et de là, des hémorrhagies dangereuses.

Et puis on manœuvre difficilement : les instruments pressés de toute part, immobilisés par les parois de l'urèthre distendu, n'évoluent qu'avec peine dans l'intérieur de la vessie ; or, comme dans les larges réservoirs le champ opératoire est souvent fort vaste, il y a grave inconvénient à être ainsi garrotté. Enfin les sensations n'arrivent qu'émoussées à la main du chirurgien, qui perd en sécurité ce qu'il gagne en vigueur. Aussi ne pouvons-nous mieux dire qu'avec M. Desnos : « Il y a là un déploiement de force souvent inutile et parfois dangereux. »

En conséquence, MM. Guyon, Thompson, d'autres encore, n'ont pas adopté les instruments de M. Bigelow ; ils ont conservé les anciens modèles dont l'introduction est plus facile, la manœuvre plus aisée ; ceux-ci évoluent sans peine dans les réservoirs urinaires spacieux ou étroits et permettent de mieux percevoir les sensations vésicales. On les retourne, on les manie avec précision, et les accidents sont moins à redouter.

Cette facilité d'évolution dans la cavité vésicale rend plus facile la pulvérisation du calcul. C'est là un point sur lequel le chirurgien de Necker diffère encore du professeur de Boston. Bigelow fait éclater la pierre et se préoccupe peu de la réduire en fine poussière. Les sondes évacuatrices ont une large lumière ; si les fragments les parcourent sans encombre et arrivent à l'extérieur, que peut-on exiger de plus ? A cela, rien à répondre, sauf que, pour obtenir cette expulsion, la manœuvre est bien compliquée. On retire le brise-pierre, on introduit la sonde, et, comme il reste des fragments, on revient au brise-pierre pour reprendre l'aspirateur. Or, ne l'oublions pas, il s'agit d'instruments volumineux, et ces passages répétés ne sont pas innocents.

Ne vaut-il pas mieux faire chaque chose en son temps ? Le brise-pierre est dans la vessie ; qu'on l'y laisse jusqu'à ce que la pulvérisation soit complète. Les fragments doivent être saisis un à un, broyés, menuisés, réduits en poussière. M. Guyon, nous dit M. Desnos, n'a pas craint d'opérer jusqu'à 175 et 184 prises dans une seule séance, tant il attache d'importance à la parfaite pulvérisation. On gagnera du moins le temps qu'exigent les réintroductions successives du lithotriteur et de la sonde évacuatrice, ce qui est quelque chose, puisque dans certaines observations américaines on note jusqu'à dix et quinze passages à travers l'urèthre. N'évitera-t-on pas aussi les frottements répétés, les traumatismes, les éraillures du canal de l'urèthre que peuvent produire ces cathétérismes coup sur coup ?

Non seulement on gagnera du temps, mais il ne sera plus nécessaire d'avoir recours à des sondes évacuatrices d'un très large calibre, et nous n'avons pas à revenir sur l'importance de ce point. Les urèthres sont rares qui laissent passer, comme le veut Otis, des brise-pierre n° 31. En France, on se contente du n° 25, limite qu'il faut atteindre même par une dilatation progressive si la chose est nécessaire. Mais à quoi bon dépasser ce diamètre si les brise-pierre correspondants peuvent faire un broiement efficace, et si les sondes évacuatrices de ce calibre donnent un passage suffisant aux fragments bien pulvérisés? C'est dans ce sens que M. Guyon a pu dire : « L'évacuation, c'est le broiement. »

L'aspiration joue un rôle important dans la méthode américaine. Il est certain que, grâce aux appareils remarquables imaginés par Bigelow et qui laissent bien loin derrière eux les premières ébauches de Cornay, de Ph. Crampton, de Nélaton, de Clover, le nettoyage de la vessie est plus facile et plus rapide; des débris relativement volumineux sont entraînés qui eussent dû être plus finement pulvérisés sous peine d'un séjour plus prolongé. Il y a là un progrès évident qu'il faut mettre à l'actif de la pratique nouvelle.

Mais ici encore des distinctions sont nécessaires et l'aspiration ne ressortit pas indistinctement à tous les faits. « Sur ce point, M. Guyon diffère quelque peu d'opinion avec les chirurgiens américains et anglais. Il est des cas où l'aspiration est non seulement inutile, mais inapplicable. Cette impossibilité résulte des dispositions physiologiques de la vessie, qu'elle soit saine ou altérée par un processus morbide. » Il faut alors avoir recours aux lavages simples à l'aide de la seringue.

Par une série d'expériences fort bien conduites, M. Desnos nous montre les lois qui président à l'évacuation du réservoir urinaire sous l'influence de l'aspiration. La réaction du muscle vésical est bien loin d'être la même lorsque la paroi est extensible, souple, et que l'individu est anesthésié. Lorsqu'au contraire les cavités sont petites, à muqueuses épaissies, à parois rigides, les résultats sont différents.

« Les conditions idéales de l'aspiration sont remplies quand on expérimente dans un vase inerte ou sur le cadavre ; des fragments sont soulevés, entraînés, aspirés avec la plus grande facilité. C'est qu'en effet la vessie doit se laisser faire ; la distension, le retour sur elle-même, doivent être des actes passifs, sous la dépendance unique de l'aspiration. Qu'on se trouve en présence de parois rigides et inextensibles, le liquide ne pénètrera que lentement et avec peine, les fragments resteront en place et ne se présenteront pas à l'orifice de la sonde ; le résultat sera nul. Presse-t-on plus fort sur la poire, un accident se produit ; on ne tarde pas à voir le liquide se colorer en rouge ; la vessie a saigné et cela arrive d'autant plus facilement que l'inflammation, l'hyperhémie est la cause la plus fréquente de l'excès de contractilité.

« C'est au lavage qu'il faut alors avoir recours. Une sonde est introduite et l'injection poussée avec force à l'aide d'une seringue à embout largement ouvert. Si le liquide arrive lentement dans la vessie, il passe au-dessus des fragments sans les remuer et ne produit aucun effet ; il faut un coup de piston énergique pour faire un remous suffisant ; de plus, cette excitation détermine une contraction réflexe immédiate du corps vésical.

Il faut donc avoir soin, aussitôt après avoir poussé l'injection, de retirer la seringue rapidement pour permettre la sortie du jet de liquide et des fragments.

« Il ne faut donc pas perdre de vue ces deux faits qui nous semblent acquis : l'aspiration ne peut être utile qu'avec des parois vésicales inertes; les lavages, pour permettre une bonne évacuation, ont besoin de contractions vésicales excitées à propos. Dans 142 des faits de M. Guyon, la vessie a été vidée par le lavage seul. Ce résultat est frappant dans beaucoup d'observations, et nous ne croyons pas qu'en face d'une telle intolérance on ait jamais pu arriver à débarrasser la vessie par l'aspiration seule. Aussi peut-on dire avec le chirurgien de Necker : « La contraction de la vessie est l'antagoniste « de l'aspiration et l'auxiliaire du lavage. »

Un acte opératoire aussi complexe, introduction des instruments, préhension de la pierre, reprise de chacun des fragments jusqu'à pulvérisation complète, évacuation des débris par l'aspiration et le lavage, ne peut être achevé en trois ou quatre minutes. Les séances devront être plus longues, et c'est un des points qui distinguent essentiellement la méthode nouvelle.

Autrefois le séjour prolongé des instruments dans la cavité vésicale était considéré comme la principale, pour ne pas dire l'unique source des accidents. Aussi se hâtait-on, et, le lithotriteur retiré, on attendait souvent que la miction évacuât les poussières de quelques fragments pulvérisés : des opérations ultérieures débarrasseraient le malade de ce qui restait de la pierre. Pour Bigelow, au contraire, les complications sont dues au contact prolongé des débris de calcul avec la muqueuse vésicale. De là cette conclusion : prolongation indéfinie de la séance, débarras complet et quand même du réservoir urinaire.

Il y aurait exagération à soutenir une proposition semblable. Il est certain que des manœuvres trop prolongées peuvent provoquer des accidents, surtout dans quelques cas qu'il est besoin de spécifier. Mais, en pratique, on voit que, dans la plupart des observations, la séance n'a de limites que l'évacuation complète. C'est ainsi que, dans les 226 lithotrities de M. Guyon une séance a suffi 129 fois ; dans 77 cas il en a fallu deux, et de trois à cinq dans 20 cas.

Et cela sans qu'il soit besoin de ces trois heures de travail, dont on trouve des exemples dans les recueils américains. La moyenne, dans la statistique de M. Guyon, est de vingt-trois minutes. Les trois plus longues lithotrities ont duré de une heure à une heure trois minutes pour des calculs d'un volume exceptionnel. En effet, les modifications que le chirurgien de Necker a apportées à la méthode, le soin avec lequel il parfait le broiement sans retirer le brise-pierre, permettent d'aller vite et de faire beaucoup en peu de temps.

Il est des cas cependant où vouloir tout évacuer en une séance serait une faute, et si Bigelow a démontré que la vessie est infiniment plus tolérante qu'on ne l'avait cru jusqu'à lui, il est certaines limites qu'il ne faudrait pas dépasser, sous peine de voir éclater des accidents. Lorsque, par exemple, il existe une cystite, malgré l'anesthésie la contractilité vésicale s'exaspère souvent, les parois se contractent sur le lithotriteur et s'opposent aux manœuvres. Puis des hémorrhagies surviennent parfois qu'il y aurait danger à négliger. Elles ne sont pas toujours provoquées par une maladresse de l'opérateur ; elles sont souvent la conséquence du contact prolongé des instruments ou d'une aspiration trop intense.

Ces complications sont-elles plus à craindre que le danger créé par le contact des fragments laissés par une lithotritie incomplète? Bigelow le prétend ; mais cette opinion est plus que contestable. Certainement, s'il y avait encombrement de débris et de poussières, les accidents seraient redoutables ; mais les observations ont montré que la vessie supporte aisément quelques fragments volumineux. Aussi M. Guyon résume-t-il à peu près ainsi sa pratique : « Le but qu'on doit se proposer en commençant une séance, c'est l'évacuation complète ; mais ce serait une grande imprudence que de vouloir s'y obstiner. On ne continuera l'opération que si l'urèthre, la vessie et le malade le permettent, car quelques débris abandonnés sont moins dangereux que des manœuvres trop prolongées. »

De pareilles séances ne peuvent se faire sans chloroforme, et c'est encore un des côtés nouveaux de la méthode américaine. Les avantages de l'anesthésie ne sont plus à démontrer ; on prétendait autrefois que « la sensibilité vésicale devait être un guide pour le chirurgien ». Cette objection ne résiste pas à l'examen, et, comme dit M. Guyon, cette sensibilité ne doit pas être mise en jeu ; les renseignements qu'elle donnerait viendraient trop tard, car le mal serait déjà fait.

Toutes les fois donc qu'on ne se trouvera pas en présence de tolérance exceptionnelle de l'appareil urinaire, quand l'urèthre n'aura pas été habitué au contact de la sonde et tanné, pour ainsi dire, par des cathétérismes fréquents, on administrera le chloroforme. Le chirurgien n'aura plus à craindre les soubresauts du malade et la contraction des muscles périnéaux. Le canal sera plus facilement franchi, et la paroi vésicale, même enflammée, réagira avec moins d'intensité sous l'influence des instruments. Les contractions ne gêneront plus les manœuvres.

Ce n'est pas tout : l'observation démontre que la réaction fébrile est bien moins intense avec l'emploi de l'anesthésie. La régularité des manœuvres, l'évacuation rapide, l'absence de douleur et d'excitation réflexe suffisent pour expliquer cette apyrexie remarquable. Enfin, et toujours à l'actif du chloroforme, les expériences de Desnos prouvent que l'anesthésie favorise l'aspiration. Elle abolit ou atténue la sensibilité de la muqueuse, supprime les contractions de la vessie; les courants s'établissent mieux, soulèvent les fragments et entraînent les poussières.

Tels sont les principes que le chirurgien de Necker emprunte à Bigelow, et les modifications qu'il apporte à la *litholapaxie*. Nous n'avons pu présenter qu'un résumé bien terne et forcément écourté de sa méthode si sagement étayée sur une observation rigoureuse. Mais nos lecteurs savent où compléter ce rapide aperçu. Ils ont la thèse remarquable de M. Desnos, qui nous semble un modèle de bon sens clinique, de consciencieuses recherches et de clarté d'exposition.

Notre collègue et ami M. Kirmisson a eu comme sujet

de thèse, au dernier concours d'agrégation de chirurgie : *Des modifications modernes de la lithotritie.* Nous pensons ne pouvoir mieux faire que de donner ici les conclusions de cet excellent travail qui cadrent, il nous semble, avec les idées de M. Guyon exposées dans notre article :

« La méthode moderne de lithotritie ne présente d'autres contre-indications absolues que celles qui sont tirées du volume et de la consistance même du calcul. Sous ce rapport, comme sous tous autres, les progrès de l'instrumentation ont singulièrement reculé les bornes du broiement, et chaque jour on peut attendre encore des perfectionnements nouveaux.

« Quant à l'âge et au sexe des malades, ils ne fournissent que des contre-indications relatives. Sans doute, chez la femme et chez les enfants, les applications de la méthode sont plus restreints ; mais même dans ces circonstances, on est en droit d'en attendre d'excellents résultats.

« Quant aux complications existant en même temps que le calcul, jamais elles ne sont la source de contre-indications absolues. Seules les lésions rénales, si elles existent à l'état aigu, obligent à différer l'intervention chirurgicale. Mais si l'état s'améliore, si toute inflammation aiguë se calme, la lithotritie redeviendra possible. Il ne s'agit donc là que de contre-indications temporaires. Sans doute toutes les complications que nous avons énumérées, soit du côté de l'urèthre et de la vessie, soit du côté des reins, constituent des circonstances défavorables, et c'est dans ces cas que l'on a, de temps en temps, à enregistrer des terminaisons funestes ; mais il est permis de dire que toute autre méthode de traitement n'en eût pas plus sûrement triomphé.

« Ainsi donc, qu'on se place au point de vue des qualités physiques du calcul, ou bien au point de vue de l'âge et du sexe du malade et des complications qu'il peut présenter, il est permis de dire que, de toutes parts, la nouvelle méthode a élargi les bornes de la lithotritie et amélioré ses résultats.

« Tout en admettant pleinement les principes, nous devons cependant faire quelques réserves dans la pratique, en ce qui regarde le volume des instruments et la durée des séances.

« Il n'est pas toujours nécessaire d'employer des instruments d'un calibre aussi volumineux que ceux qu'on a imaginés pour remplir le but. Pourvu qu'ils puissent suffire à la tâche à laquelle on les destine, les instruments les plus doux sont ceux que l'on doit toujours préférer.

« De même, il ne faut pas pousser trop loin le principe de la prolongation des séances; et, quand il survient l'une des complications que nous nous sommes efforcé de préciser, il vaut mieux suspendre l'opération pour la reprendre plus tard, que de s'obstiner à terminer en une seule fois.

« Ces réserves faites, nous pouvons affirmer qu'entre les mains de tout chirurgien suffisamment exercé à la lithotritie, la méthode nouvelle donnera d'excellents résultats; et nous n'hésitons pas, pour notre part, à proclamer qu'en introduisant dans la pratique les modifications que nous venons d'étudier, M. Bigelow a réalisé dans la chirurgie des voies urinaires un immense progrès! »

III

La taille hypogastrique.

La taille hypogastrique a subi de grandes vicissitudes : méconnue et condamnée par son propre inventeur auquel elle avait procuré cependant un incontestable succès, elle dut, pour ainsi dire, être retrouvée de nouveau. Accueillie par les uns, rejetée par les autres, elle n'était jamais entrée sans conteste dans la pratique courante, lorsque l'innocuité relative de la laparotomie est venue, à notre époque, rappeler l'attention sur elle. On révise maintenant son procès sur de meilleurs documents, et tout porte à croire que la cystotomie sus-pubienne sortira victorieuse de cette épreuve décisive. C'est ce que nous allons essayer de démontrer dans cet article où nous mettrons à profit les observations si remarquables de notre ami Charles Monod, qui, le premier chez nous, a remis cette taille en honneur, le travail, si judicieux et si vivant publié par M. Chauvel dans le *Dictionnaire encyclopédique*, la récente thèse de M. Broussin émanée de l'école de Necker si fertile en travaux excellents, enfin une étude du professeur Guyon parue dans les *Annales des maladies des organes génito-urinaires*.

Franco nous raconte que, dans l'année 1561, il ne put, chez un enfant de deux ans, faire saillir au périnée un calcul du volume d'un œuf de poule. Il se décida « avec l'importunité des père, mère et amis de copper ledit enfant, par-dessus l'os pubis... sur le pénil, un peu à costé et sur la pierre, car je levoys icelle avec mes doigts qui estoyent au fondement... elle fut tirée par ce moyen et puis après le patient fut gari, nonobstant qu'il en fut bien malade ; combien je ne conseille à homme d'ainsi faire. » Nous connaissons les causes de ce rigoureux ostracisme : les plaies de la vessie passaient alors pour être constamment mortelles.

Nous ne suivrons pas l'histoire de la taille haute pendant le XVIIe, le XVIIIe et la première moitié du XIXe siècle. Ce travail est fait dans l'article de M. Chauvel avec une méthode, un luxe de détails, une ampleur d'informations remarquables, et nous ne pouvons qu'y renvoyer le lecteur. Il y verra que la cystotomie sus-pubienne ne fut jamais acceptée ou repoussée sans arrière-pensée. On y revenait avec persistance, mais de tout temps elle eut de puissants détracteurs. La terreur qu'inspirait la blessure de la vessie, la crainte d'atteindre le péritoine, arrêtaient le gros des lithotomistes, et, si nous en exceptons Nicolas Piètre, Douglas, Thornhill, Heister, Lecat, frère Côme et, plus près de nous, Belmas, Souberbielle et Monod père, la taille hypogastrique n'était guère pratiquée, même par ceux qui la prônaient le plus.

Ce n'est pas que, depuis Franco et son rasoir bien aveugle dans son incision, de grands progrès n'aient été accomplis ! Les efforts de tous convergent pour éviter l'un de ces deux écueils de la taille hypogastrique : l'infiltration d'urine, la blessure du péritoine. Pour atteindre ce dernier but, Rousset propose de distendre la vessie par une injection d'eau. En débordant la symphyse, le réservoir urinaire refoulera le cul-de-sac péritonéal. Kulm essaya plus tard d'une sonde spéciale qui devait donner à frère Côme l'idée de la sonde à dard; cette dernière fut elle-même modifiée de façon que le même instrument pût servir à l'injection du liquide dans la vessie et au soulèvement de sa paroi. Aucun de ces procédés ne résolvait le problème, et l'on n'a acquis de véritable sécurité à l'égard de la séreuse que le jour où Petersen, par le ballonnement du rectum, a non seulement remonté la séreuse, mais surtout donné un appui solide à la vessie distendue et saillante au-dessus du pubis.

Le second écueil, l'infiltration d'urine, a suscité, lui aussi, de nombreuses modifications à la taille de Franco et de Rousset. C'est ainsi qu'on proposa la cystotomie en deux temps. Vernière imagina un compresseur dont le bouton intra-vésical venait appliquer fortement les tissus contre une plaque extérieure située sur l'abdomen au-dessus du pubis. Mais on obtenait plus de déchirures et de perforations que d'adhérences. Vidal, de Cassis, incisait jusqu'à la vessie qu'il n'ouvrait, par une seconde opération, qu'au bout de quelques jours et lorsque l'inflammation avait soudé toutes les couches entre elles. Valette, de Lyon, poursuivait le même résultat à l'aide de caustiques potentiels. De graves échecs firent renoncer à ces diverses pratiques, et nous ne pensons pas qu'un récent procédé, imaginé par Langenbeck et dérivé de celui de Vidal, soit appelé à un bien grand succès.

Ce que ne put donner la taille en deux temps, on essaya de l'obtenir par divers artifices pour le facile écoulement de l'urine hors de la vessie et son détournement de la plaie. La sonde à demeure ne suffit pas; les mucosités que sécrète la paroi malade en obturent rapidement les yeux; le liquide déborde, baigne la plaie, stagne dans le tissu cellulaire, se décompose dans les anfractuosités, et les accidents éclatent. On eut alors l'idée de mettre, dans la vessie, un lambeau d'étoffe qui par capillarité amènerait l'urine jusqu'à l'extérieur. Ce moyen, proposé par Ségalas, fut bien infidèle; la boutonnière périnéale de frère Côme était à double fin, et, si elle facilitait l'introduction de la sonde, elle offrait aussi une voie pour l'écoulement de l'urine. La gravité de cette plaie nouvelle, ajoutée à la laparotomie, devait la faire abandonner. Il en fut de même de l'incision latérale du périnée, proposée par Palluci, et de la ponction recto-vésicale de Deschamps. Les différentes variétés de siphon échouèrent de même. Seuls les tubes en caoutchouc de M. Perrier sont d'une utilité incontestable.

L'insuffisance de ces moyens était trop manifeste pour qu'on ne tentât pas l'occlusion de la vessie. Après l'extraction de la pierre, les parois étaient adossées et réunies par les divers procédés de suture. Les échecs de frère Côme n'ont point rebuté les chirurgiens, et des tentatives nouvelles ont été faites dans notre siècle. Des noms importants dans l'histoire de la taille hypogastrique, Dulles, Bruns, Ulzmann, Albert, Lister et

Petersen figurent parmi ceux qui tiennent pour cette pratique à laquelle ils doivent de beaux succès. Nous ne saurions y contredire, mais nos maîtres, en France, s'en montrent peu enthousiastes. Ils restent sur une prudente réserve, et avant de recourir eux-mêmes à la suture, ils paraissent attendre la publication d'observations plus démonstratives.

Voilà où nous en étions il y a deux ans encore, et ces efforts, ces consciencieuses recherches restaient à peu près stériles. Malgré tant de travaux accumulés depuis le XVIe siècle, on n'avait recours à la cystotomie sus-pubienne qu'à titre exceptionnel et lorsque la voie périnéale paraissait impraticable. Nous assistons maintenant à un véritable changement de front et nous nous décidons enfin à faire de cette taille la méthode de choix. Une très simple modification, proposée par Petersen, de Kiel, a été le point de départ de cette révolution.

Petersen a montré, — et il ne faisait en cela que reprendre une idée émise par Milliot en 1875, — qu'un ballon de caoutchouc, introduit dans le rectum, pouvait être dilaté; son expansion refoulait, au-dessus du pubis et fixait dans cette position nouvelle, la vessie, ellemême distendue par une injection préalable de 200 à 300 grammes d'eau. Rien de plus facile alors que d'atteindre, par la voie abdominale, le réservoir urinaire, saillant et pour ainsi dire sous la main. On peut manœuvrer alors sans léser le péritoine, car des mensurations précises, et bien des fois répétées, ont prouvé surabondamment que, après la dilatation de la vessie, le cul-de-sac péritonéal remonte de 2 à 4 centimètres au-dessus de la symphyse. L'espace est suffisant pour permettre la recherche de la séreuse; une fois celle-ci trouvée, on la refoule de manière à agrandir d'autant le champ opératoire.

Le manuel de la cystotomie sus-pubienne est d'une extrême simplicité. Il n'en est pas moins soumis à des règles minutieuses dont l'observation stricte nous semble nécessaire au succès de l'opération. Nous allons les donner en suivant pas à pas la pratique de M. Guyon, telle qu'elle est exposée dans le mémoire manuscrit qu'il a bien voulu nous confier.

Le malade, dans le décubitus dorsal, est endormi; on lave avec soin la région hypogastrique, on rase le pubis, et la sonde est introduite dans la vessie; on pratique alors des injections avec une solution à 4 pour 100 d'acide borique et on les multiplie jusqu'à ce que le liquide ressorte limpide et sans odeur. On projette dans le réservoir urinaire de 200 à 300 grammes d'eau; on ne s'arrête que lorsque les parois musculaires réagissent et s'opposent à l'entrée d'une quantité nouvelle. On tourne le robinet de la sonde sur laquelle on lie la verge avec un tube en caoutchouc de façon que le liquide vésical ne puisse s'écouler. Le ballon de Petersen est ensuite introduit dans le rectum et gonflé à son tour par l'injection de 400 à 600 grammes d'eau. Une main placée sur l'abdomen suit au fur et à mesure l'ascension de la vessie qui déborde le pubis et y forme une saillie bien appréciable sous les couches tégumentaires.

Le chirurgien pratique, bien directement sur la ligne

médiane, une incision de longueur variable suivant l'épaisseur du tissu adipeux et des muscles, mais qui ne doit guère que dans les cas extrêmes atteindre 11 à 12 centimètres ; le bord supérieur de la symphyse est dépassé de 1 à 2 centimètres : cela non seulement permet le facile écoulement des liquides, mais devient, pour l'opérateur, un point de repère précieux; les muscles sont séparés avec la sonde ou divisés avec le bistouri et l'on arrive sur la ligne blanche que l'on ponctionne légèrement en un point; par l'orifice on introduit une sonde cannelée et l'aponévrose est coupée. La graisse pré-vésicale transparaît sous la faible couche du fascia transversalis. On la saisit avec une pince, juste au-dessus du pubis, on la sectionne en dédolant, puis avec le doigt ou la sonde on la refoule en haut, vers le cul-de-sac péritonéal. La paroi vésicale s'aperçoit, parfois recouverte d'un lacis veineux turgescent. Alors, sur l'ongle de l'indicateur gauche, placé à l'angle supérieur de la plaie où il protège la séreuse, on plonge le bistouri et l'on allonge l'incision de 2 à 3 centimètres. Le doigt suit le bistouri, soutient la vessie, et déplace le calcul que l'on extrait de la main droite avec le forceps-tenette.

Les bords de la plaie sont touchés avec la solution forte d'acide phénique, on dégonfle le ballon de Petersen et, pendant que le liquide s'écoule, deux forts tubes en caoutchouc d'un calibre de 8 à 9 millimètres, adossés en canon de fusil, ouverts à leurs deux bouts et fenêtrés seulement vers leur extrémité vésicale, sont introduits dans le réservoir urinaire dont ils doivent suivre le mouvement de retrait; ils plongent dans le bas-fond de l'organe; on les fixe par un solide point de suture métallique aux parois abdominales, au-dessus du pubis qu'ils contournent pour se rendre dans l'urinoir placé entre les jambes de l'opéré. Une double injection est faite par ces tubes qui rendent inutile l'emploi de la sonde à demeure. Quelques fils peuvent réunir, au-dessus du tube, les bords de l'angle supérieur de la plaie sur laquelle on applique un pansement de Lister fort épais.

Les soins consécutifs sont des plus simples. L'urine s'écoule par les tubes, qui servent d'ailleurs à opérer des injections fréquentes. Pendant qu'on pratique les lavages, on a soin d'appliquer la main sur le pansement au niveau de la plaie, et d'exercer une certaine compression pour en maintenir toutes les pièces en place. Vers le sixième ou septième jour, on met une sonde à demeure, qui ne présente plus les inconvénients qu'elle aurait eus au début; elle n'est plus obstruée par l'abondance des mucosités. Les tubes sont retirés; les bords de la plaie se réunissent peu à peu et la guérison ne tarde pas à survenir.

Toutes ces manœuvres ne sont pas également simples, et nous devons revenir en détail sur quelques-unes d'entre elles. L'injection de la vessie est souvent fort mal tolérée, même pendant le sommeil anesthésique; les parois se contractent, repoussent le liquide lorsqu'il dépasse une certaine quantité, et il y aurait danger à vouloir passer outre. M. Guyon a beaucoup insisté sur ces faits; il s'agit alors de vessies malades, enflammées; leur muqueuse, amincie et altérée, fait souvent hernie au travers des colonnes musculaires, et pourrait se rompre sous une pression trop énergique.

Les observations sont rares où l'intolérance est telle, que la saillie formée par la vessie ne serait plus suffisante pour la sécurité de l'opération. Cependant, s'il en était ainsi, l'appareil imaginé par M. Théophile Anger, et qui n'est pas sans rapport, du moins quant au but qu'il se propose, avec la sonde à dard de frère Côme, pourrait rendre quelques services. Nous avons vu ce chirurgien y avoir recours pour une cystotomie sus-pubienne, pratiquée au thermocautère, dans le service du professeur Verneuil; la paroi antéro-supérieure de la vessie fut très nettement soulevée, et rien ne fut plus facile que son incision, grâce à la rainure de « la chaîne articulée », dont on voyait la saillie sous la membrane vésicale. L'opération fut rapide et le malade guérit.

L'incision de la peau, des muscles et de l'aponévrose doit être faite nettement; il faut éviter les délabrements et les anfractuosités, où stagneraient le pus et l'urine. Le bord supérieur de la symphyse est dépassé de 1 à 2 centimètres, afin que la déclivité permette le facile écoulement des liquides. Enfin, le péritoine doit être respecté. Sa blessure n'est pourtant pas aussi grave et aussi fréquente qu'on pourrait le croire. Dans les quatre cent soixante-dix-huit observations de Dulles, la séreuse a été atteinte treize fois; une fois, seulement, sur quatre-vingt-onze cas dans la statistique de Flury. Or, sur les treize malades de Dulles, trois ont succombé, et l'on affirme même qu'un seul décès fut imputable à l'accident de l'opération.

Quoi qu'il en soit, on ne saurait prendre trop de précautions, et il est des cas où le péritoine descend jusqu'au pubis, malgré le ballonnement du rectum et l'injection vésicale. M. Féré a montré qu'une hernie inguinale double attirait en bas la séreuse. Il ne sera donc pas inutile, comme l'indique M. Guyon, de saisir avec les pinces le tissu cellulo-adipeux pré-vésical, juste au-dessus de la symphyse, de le couper en dédolant et de le refouler de bas en haut avec l'indicateur gauche qui reste ensuite en place, dans l'angle supérieur de la plaie, tandis qu'au-devant de l'ongle, le bistouri plonge dans la vessie. L'instrument tranchant est donc toujours séparé du cul-de-sac par l'épaisseur du doigt.

Pour éviter le péritoine, M. Félizet s'y prend autrement; voici le sommaire de son opération : « Injection de la vessie; incision médiane jusqu'à et y compris la ligne blanche; on aperçoit la graisse de l'espace de Retzius; le ballon de Pertersen est gonflé; on découvre la vessie avec la sonde cannelée, et l'on passe une anse de fil d'argent au milieu de la partie visible de la paroi antérieure de la vessie; l'index gauche est maintenu dans l'angle supérieur de la plaie, l'ongle rasant les fibres musculaires; on vide alors la vessie et le ballon : on voit la vessie descendre et l'anse d'argent plonger. L'index droit s'arrête à un épaississement qui répond au cul-de-sac péritonéal; on passe devant l'ongle une anse de fil métallique qu'on serre en tortillon. Ce sera « le point d'arrêt » de la boutonnière vésicale.

« On remplit de nouveau la vessie et le ballon rectal; puis on incise, de bas en haut, la paroi antérieure de la vessie; on introduit le doigt et l'on saisit le calcul;

son extraction pourrait étendre la fente en bas, mais pas en haut, à cause du point d'arrêt. Grâce à ces précautions, la plaie vésicale est parallèle, ou plutôt supérieure au plan qui raserait le pubis, ce qui facilite l'écoulement de l'urine; on évite le cul-de-sac du péritoine en allant franchement à sa recherche; le tissu cellulo-graisseux n'est pas délabré et fouillé; il reste au-dessous de la fente de la vessie. »

Il est une remarque importante que nous devons à M. Guyon. Parfois, malgré l'injection dans le ballon de Petersen d'une très grande quantité d'eau, 600 à 750 grammes, la vessie est peu soulevée, et la saillie qu'elle fait à l'hypogastre n'est pas suffisante; c'est que les parois du ballon sont trop minces et trop souples; elles s'étalent, pour ainsi dire, dans le rectum, montent trop haut, l'action de l'appareil se diffuse au lieu de se concentrer au niveau de l'ampoule pour soulever et fixer la vessie. M. Aubry a fabriqué des ballons à parois suffisamment résistantes, et qui, avec beaucoup moins d'eau, amènent un résultat meilleur.

Il survient parfois des hémorrhagies au cours de l'opération. Les vaisseaux sous-tégumentaires sont peu importants, et une pince à forcipressure ou la torsion en auraient raison facilement. Il n'en est pas de même d'un lacis veineux, rendu turgide par le ballonnement du rectum et la distension de la vessie. Lorsqu'on procède comme Petersen, et que l'on coupe couche par couche avec le bistouri, d'abord le tissu cellulo-graisseux pré-vésical, puis les diverses tuniques musculaires, et enfin la muqueuse, l'écoulement sanguin peut être fort abondant, ce qui n'est pas indifférent chez les vieillards; d'ailleurs la nappe rouge voile les parties et gêne l'opérateur; l'instrument est aveugle et l'on risque de dévier un peu de la ligne médiane et de produire quelque délabrement ou quelque anfractuosité.

Aussi, croyons-nous préférable le procédé de M. Guyon : arrivé sur la couche graisseuse, il fait une sorte de boutonnière avec le bistouri, puis refoule par en haut, vers le cul-de-sac péritonéal, au moyen du doigt et de la sonde cannelée, ce même tissu adipeux et les veines qui pourraient ramper dans son épaisseur. Il pénètre alors, d'une seule ponction, dans le réservoir urinaire. Le liquide intra-vésical s'écoule, la distension cesse et du même coup la congestion des vaisseaux et leur hémorrhagie; si l'écoulement n'était point tari, il suffirait de dégonfler le ballon de Petersen. On le voit, le chirurgien agit ici comme dans la trachéotomie où, pour arrêter le sang, il se hâte d'ouvrir la trachée.

L'extraction du calcul présente, dans certains cas, de grandes difficultés; on se demande ce qu'il en serait alors si l'on devait lui faire traverser la longue voie périnéale. Dans la taille hypogastrique, la vessie, soulevée par le ballon, est pour ainsi dire sous les doigts et sous les yeux. La pierre peut être adhérente, les fongosités de la muqueuse pénétrant dans ses interstices; il faudra alors la *gruger* avec l'instrument de Dolbeau et ne pas trop insister pour enlever les plaques calcaires soudées aux parois, car les déchirures et les hémorrhagies sont des accidents fort redoutables. La pierre peut être enchatonnée, et l'on cite des cas où il a été nécessaire de débrider le col du diverticule.

Ces cas sont exceptionnels : il est moins rare d'avoir

affaire à une pierre d'un diamètre tel qu'elle ne peut passer par l'incision vésicale. Une traction violente pourrait provoquer des déchirures étendues, suivies d'infiltration d'urine. Si de légers débridements pouvaient suffire, le chirurgien serait en droit de faire deux petites encoches latérales, mais le mieux, comme nous l'indique M. Guyon, est de fragmenter le calcul; il a imaginé à cet effet une tenette à chaîne articulée appelée à rendre les plus grands services.

L'absence de clapiers, de déchirures, d'anfractuosités, le parallélisme exact de la plaie, la netteté de ses lèvres, doivent être le grand objectif du chirurgien; car, bien plus que la blessure du péritoine, l'infiltration d'urine est à craindre, et c'est cette grave complication qu'il faut surtout chercher à conjurer. Or, ce qui est dangereux, « ce n'est pas le passage de l'urine sur les tissus à vif, c'est sa stagnation ». Il faut donc qu'elle s'écoule facilement. Nous avons vu l'échec de la sonde à demeure, rapidement obstruée par les mucosités et les concrétions; les siphons de toute sorte n'ont pas été plus heureux, la suture de la vessie est fort dangereuse lorsqu'elle ne réussit pas absolument. D'ailleurs n'est-elle pas impossible lorsque la vessie est enflammée? Mais le problème semble résolu par le double tube de M. Perrier, à condition toutefois qu'on le fixe avec soin et, pour éviter son déplacement, la suture à la paroi abdominale nous semble de toute nécessité.

Il n'était pas inutile d'exposer avec détails le manuel de la cystotomie sus-pubienne. Cette opération est entrée maintenant dans la pratique courante; elle devient la méthode de choix, si du moins nous mettons la lithotritie hors de cause, et semble devoir remplacer définitivement la taille périnéale et ses divers procédés. Sauf quelques cas exceptionnels, peut-être lorsqu'il s'agira de pierres à la fois très petites et très dures, tout calcul sera donc justiciable de la lithotritie et, à son défaut, du haut appareil.

Il y a quelques années, le problème n'eût point été, sans doute, résolu de la sorte; avant les succès de la lithotritie rapide, qui débarrasse, en une seule séance, de pierres de 4 à 5 centimètres, on eût peut-être parlé de trois catégories : la lithotritie pour les calculs petits, la taille périnéale pour les moyens, et la cystotomie sus-pubienne pour les gros. Des statistiques nombreuses semblaient prouver, en effet, que, pour les pierres de petit volume, la taille périnéale est moins dangereuse que la taille hypogastrique. Ainsi, dans un tableau que nous donne M. Chauvel, nous avons, avec la première, une mortalité de 10 à 15 pour 100, et, avec la seconde, de 26.

Mais les pierres de moyen volume, sauf dans les cas de dureté exceptionnelle, — ce qui ne se montre guère dans la pratique, — sont enlevées maintenant à la taille périnéale par la lithotritie à séance prolongée. Grâce au chloroforme et aux puissants instruments mis en usage, on a raison de calculs de 3, 4 et même 5 centimètres de diamètre. Il ne saurait donc plus être question de cystotomie pour ces cas; les malades réclament « les bienfaits de la lithotritie », et il ne se trouvera pas de chirurgien pour les leur refuser en pareille condition.

Restent les gros calculs, ceux qui dépassent 5 centimètres, calculs d'ordinaire très durs et d'une fragmentation presque impossible. Songera-t-on à la taille périnéale? Non, car pour de telles pierres elle devient fort grave, et les résultats de la statistique se renversent Dans un tableau emprunté à Dulles, on voit que, pour les calculs qui dépassent 60 grammes, la mortalité est sensiblement moins grande par la taille haute que par la cystotomie périnéale. Aussi, M. Guyon n'hésite-t-il pas à dire que, dans les cas où le volume seul empêche l'emploi de la lithotritie, l'opération de Franco remplacera les diverses tailles par le périnée. C'est ce que pensent avec lui MM. Perrier, Charles Monod, Bois d'Aurillac et beaucoup d'autres encore qui publient chaque jour de nouvelles observations de cystotomie sus-pubienne.

On ne saurait en effet contester les avantages qu'a, sur les autres tailles, la cystotomie sus-pubienne. Depuis l'emploi du ballon de Petersen, il n'est pas d'opération plus sûrement réglée. La vessie est saillante, et, si le champ chirurgical est restreint, il est du moins bien à découvert. On n'agit pas à l'aveugle comme dans les tailles périnéales; ici, pas de lames cachées; on suit de l'œil la pointe du bistouri; on sait ce qu'on fait et où l'on va, et, lorsque la pierre présente quelque anomalie de position, le doigt peut se rendre compte directement de sa place nouvelle, contourner l'obstacle et le lever plus facilement.

D'ailleurs il est des cas où la taille haute devient l'opération d'absolue nécessité. Nous avons déjà parlé du volume du calcul; d'autres circonstances peuvent se rencontrer qui commandent la cystotomie sus-pubienne. Parfois l'urèthre est tellement déformé qu'on ne saurait, à travers ses déviations et ses rétrécissements multiples, faire parvenir un conducteur jusque dans la vessie. Il ne saurait être question de lithotritie, et la voie périnéale serait alors trop dangereuse pour qu'un chirurgien voulût s'y aventurer.

L'hypertrophie de la prostate est aussi une contre-indication formelle à la cystotomie par le périnée. M. Théophile Anger et M. Le Dentu ont beaucoup insisté sur ce point que reprenait M. Verneuil dans une récente clinique. Les difficultés d'introduction du cathéter sont alors le moindre des inconvénients. Les lèvres de l'incision restent accolées ; les instruments se meuvent avec la plus extrême difficulté dans ces tissus durs et rigides, les efforts du chirurgien doivent être considérables ; ils provoquent des contusions de l'organe et souvent de graves déchirures qui peuvent entraîner à leur suite la phlébite, la pyohémie et les infiltrations d'urine.

Et puis ne doit-on pas dépasser les limites de l'organe? On arrive alors sur les plexus veineux abondants qui entourent celui-ci et on ne compte plus les observations où des hémorrhagies redoutables se sont produites. Des vaisseaux volumineux sont en effet intéressés, et leurs parois, adhérentes aux tissus ambiants, maintiennent leur lumière ouverte. C'est la crainte de semblables hémorrhagies qui détermina M. Verneuil à tenter la cystotomie sus-pubienne par le thermocautère chez le malade à grosse prostate que nous avons vu opérer dans son service.

Donc, lorsque chez un individu on constatera l'existence d'un calcul volumineux et dur, lorsqu'on soupçonnera quelque vice de position, des adhérences ou l'enchatonnement, lorsque le canal de l'urèthre sera rétréci et peu dilatable, lorsque, par une violence extérieure ou par les effets du rachitisme, les branches du pubis seront déviées, rapprochées l'une de l'autre et s'opposeront à « l'accouchement » du calcul comme dans un cas de Thompson, lorsqu'enfin la prostate sera hypertrophiée, la cystotomie sus-pubienne devient la méthode nécessaire. Elle seule permettra de mener l'extraction à bonne fin, et cela avec le minimum de danger. Ce sont d'ailleurs les conclusions que nous trouvons dans la récente thèse d'agrégation de M. Étienne dans son *Parallèle des diverses tailles vésicales.*

Et l'on opèrera souvent, malgré le mauvais état général du malade et les complications du côté des reins. On a vu des taillés revivre, pour ainsi dire, malgré la néphrite et l'état de cachexie urineuse dans laquelle ils étaient tombés; ils sont revenus de si loin que nous ne saurions mieux terminer que par ces mots de M. Guyon : « Nous devons alors faire acte d'humanité, lorsque tout semble réuni pour nous déconseiller de faire acte de chirurgien. »

CHAPITRE IX

MALADIES DU TESTICULE

I

Fongus bénin du testicule.

Depuis 1876 nous proposons, à l'exemple de Deville, — et vingt-trois ans après lui, — de morceler l'histoire du fongus bénin du testicule. Il ne constitue point une tumeur spéciale ; il est un épisode, une simple complication, un phénomène souvent prévu au cours de certaines affections de la glande spermatique. Pourquoi donc isoler son étude ? Ne faut-il pas, au contraire, la rattacher étroitement à celle de la maladie déterminante ?

Cette réforme nécessaire n'est point encore acceptée : l'ancienne classification survit, malgré les justes attaques dont on l'assaille, et le fongus a son chapitre à part dans nos traités classiques, au même titre que le cancer, le tubercule et l'hématocèle. Il n'est donc pas inutile de montrer, dans un article d'ensemble, ce qu'on entendait jadis par ce mot, les acceptions diverses qu'il prend aujourd'hui et à quelles affections nous devons désormais annexer la description du fongus.

On ne commence à s'occuper du fongus du testicule que dans la seconde moitié du dernier siècle. Il en existe bien auparavant quelques vagues mentions; on cite une observation rapide de Fabrice de Hilden et une assertion fort explicite de Donald Monro, mais les recherches sérieuses datent de l'Académie royale de chirurgie qui nous a laissé les mémoires de Bertrandi, de Sabatier et de J.-L. Petit où l'on trouve quelques notions, assez obscures d'ailleurs, sur cette question litigieuse.

Les faits de J.-L. Petit nous importent peu. Ils ont évidemment trait à l'issue des tubes séminifères par une perte de substance de l'albuginée. Ces cas ne rentrent à aucun titre dans l'étude du fongus. L'observation de Bertrandi mérite de nous arrêter : Deville, en effet, nous a montré, dans son mémoire de 1753 que « le traître-traducteur » du texte latin primitif est pour beaucoup dans la conception bizarre qui règne encore sur la pathogénie du fongus.

Le traducteur considère comme synonymes les deux termes *tunica testis* et *tunica didymi;* il confond ainsi les bourses, *tunica testis,* avec l'albuginée, *tunica didymi,* et grâce à cette grave erreur, Bertrandi se trouve dire que le fongus a, pour origine, l'épanouissement de la pulpe séminale après rupture de l'albuginée et la végétation de bourgeons charnus sur les tubes spermatiques étalés au devant du scrotum. Il est facile de démontrer que cette variété de tumeur n'existe réellement pas.

Au commencement du siècle débutèrent, en Angleterre, d'importantes recherches sur le fongus bénin. Un des premiers travaux est dû à Lawrence, qui adopta l'opinion prétendue de Bertrandi. Il essaye de démontrer, par l'examen de treize observations, que la tumeur, toujours consécutive à l'ulcération de l'albuginée, est, en définitive, « une protrusion » du parenchyme glandulaire à travers la perte de substance. N'avait-il pas constaté, sur plusieurs pièces anatomiques, la présence de tubes séminifères sous la couche de bourgeons charnus? Ne se passait-il pas là un phénomène analogue à celui que l'on observe dans certains cas de hernie du cerveau lorsque la pulpe, exprimée hors des méninges, végète et se recouvre de granulations?

Tous les auteurs cependant n'étaient pas aussi absolus : il existait dans la science quelques observations éparses où, de toute évidence, les bourgeons charnus avaient pour base, non les tubes séminifères expulsés, mais la tunique albuginée elle-même. Les premières en date, celles de Fabrice de Hilden, n'étaient-elles pas des exemples de cette variété? Une ascite se fraye un passage à travers les bourses; le scrotum distendu s'ulcère et avec la sérosité s'échappent les testicules; leur albuginée, exposée à l'air, se recouvre de bourgeons charnus. Donald Monro avait vu des glandes herniées après l'incision pour le traitement de l'hydrocèle « se recouvrir de chair et d'une nouvelle peau ». Macartney et Callisen citaient des faits semblables.

On connaissait bien ces cas, mais on y attachait peu d'importance. S. Cooper accepte presque entièrement l'opinion de Lawrence. Le fongus, nous dit-il en substance, se développe sur le parenchyme glandulaire et *quelquefois* sur l'albuginée. Brodie est plus exclusif encore : l'affection est d'origine presque constamment tuberculeuse; les dépôts caséeux, grâce à leur processus destructif, ulcèrent l'albuginée et permettent « la protrusion » des tubes. Telle est encore la théorie de Curling et de Syme d'Édimbourg : pour eux, la tumeur procède d'une fissure de la membrane fibreuse et de l'épanouissement, sur le scrotum, du tissu spermatique bientôt recouvert de bourgeons charnus.

Dès 1830, cependant, Astley Cooper défendait une opinion un peu différente. L'albuginée est bien ulcérée comme le veut Lawrence, mais le fongus n'est point formé de tubes séminifères enveloppés d'une couche peu épaisse de bourgeons charnus. Il n'y a, pour lui, que des bourgeons charnus. Un abcès s'est développé au sein de la glande, puis s'est vidé à l'extérieur par une perte de substance de l'albuginée et des bourses. Or les parois qui tapissent la collection purulente végètent; les granulations comblent la cavité, sortent par la fistule et s'étalent sur le scrotum comme le feraient, au niveau d'une jointure, les fongosités d'une arthrite chronique. De là, le nom de « tumeur granuleuse » donné par A. Cooper au fongus du testicule.

En 1849 paraît sur ce sujet le premier travail français de quelque importance. M. Jarjavay y est conciliant. Comme Samuel Cooper, il admet le fongus *superficiel* de Fabrice de Hilden, de Monro, de Macartney et de Callison, tumeur due au bourgeonnement de l'albuginée hors des bourses, et un fongus *parenchymateux* formé par les tubes séminifères recouverts d'une couche granuleuse selon la doctrine de Lawrence. Le granulome de A. Cooper né des parois d'un abcès central n'est pas admis par Jarjavay.

Nous arrivons au mémoire de Deville. Ici, plus d'éclectisme : Lawrence s'est trompé aussi bien que A. Cooper. Le fongus n'est point la végétation exubérante des parois d'un abcès glandulaire ; il n'est pas non plus « la protrusion » par une fissure de l'albuginée du parenchyme devenu granuleux. Les premiers observateurs avaient raison : il s'agit toujours d'une hernie du testicule dont les enveloppes, détruites par des causes variées, livrent passage à la glande intacte, recouverte encore de sa membrane fibreuse. La tuberculose génitale d'abord, puis les inflammations violentes, la gangrène, le traumatisme, peuvent provoquer la perte de substance des bourses et l'issue consécutive du testicule. Le fongus n'est donc qu'une complication ; pourquoi le regarder comme une maladie distincte ?

Ce travail marque un tournant de la question ; il méritait un meilleur accueil : on devait déposséder le fongus de la place qu'il occupe dans la nosologie ; on devait ensuite rejeter la conception de Lawrence qui ne résiste vraiment pas à la critique du jeune chirurgien. Il n'en a rien été. Le fongus continue à jouir d'un chapitre spécial dans nos traités classiques, et des mémoires contemporains, — trente ans après le réquisitoire de Deville ! — nous donnent encore du granulome une anatomie pathologique qu'on dirait copiée sur la description des auteurs anglais.

Cependant les documents s'accumulent. En 1865, Hennequin, dans une thèse fort étudiée, démontre que la théorie trop exclusive de A. Cooper répond à certains faits et ne doit pas être rejetée comme le prétend Deville ; il nous donne une observation où l'on voit, à la suite d'une inflammation violente, un sphacèle partiel des bourses et du testicule; la plaie se déterge et sur le moignon de la glande se développent des bourgeons charnus qui s'étalent au devant du scrotum. Rollet, en 1859, établit sur des bases solides l'existence d'un fongus d'origine syphilitique dont l'importance égale celle du fongus de nature tuberculeuse. Enfin, en 1876, nous reprenions cette question encore obscure que nous avons depuis étudiée de nouveau dans un travail plus récent.

Appuyé sur les recherches des prédécesseurs et sur nos propres observations, nous voulons démontrer que le fongus bénin n'est qu'une simple complication; qu'avec les traumatismes, les inflammations aiguës et la gangrène, la syphilis et la tuberculose en sont les causes les plus ordinaires; que la tumeur granuleuse affecte deux formes très distinctes : l'une est la hernie du testicule où la glande, recouverte de son albuginée, s'échappe des bourses; l'autre est le fongus proprement dit qui naît du parenchyme par un mécanisme déjà bien vu par A. Cooper : des bourgeons charnus se développent sur les parois d'une caverne creusée par la fonte d'un foyer tuberculeux ou l'évacuation d'une gomme, et viennent s'étaler à la surface du scrotum après avoir franchi l'albuginée ulcérée et les enveloppes du testicule.

Le fongus bénin est donc, dans son ensemble, une tumeur granuleuse née du testicule et qui proémine sur le scrotum. Bien que fort large, cette définition exclut de notre étude les masses exubérantes des cancers ulcérés. Elle ne saurait comprendre non plus l'expulsion progressive des tubes séminifères qu'on observe parfois dans certaines inflammations de la glande spermatique.

Le petit peloton filamenteux, mou, couleur café au lait, qui fait hernie par une fissure de l'albuginée, n'a rien de commun avec une agglomération de bourgeons charnus. Une telle confusion est un abus sans excuse.

C'est d'ailleurs pour nous conformer à une nomenclature qui prévaut malgré les plus justes critiques, que nous proposons une définition assez large pour englober des affections aussi dissemblables que la hernie du testicule et l'issue de bourgeons charnus développés sur les parois d'une caverne. Nous voulons du moins qu'un qualificatif très net vienne fixer nos idées, et donner au mot vague de fongus une signification précise. Fongus *albuginique,* fongus superficiel de Jarjavay, est, pour nous, synonyme de hernie du testicule. Fongus *parenchymateux,* fongus profond, tumeur granuleuse de A. Cooper, granulome de Clemente Romano, désignent la production de bourgeons charnus au sein de la glande elle-même et leur épanouissement, grâce à quelque perte de substance de l'albuginée et des bourses, au devant des enveloppes scrotales.

On connaît bien maintenant le fongus consécutif aux plaies opératoires du scrotum, aux traumatismes, aux inflammations suraiguës, aux fièvres graves et aux gangrènes. Nous avons déjà dit que les observations de Fabrice de Hilden, de Donald Monro et de Bertrandi avaient trait justement à cette catégorie. Depuis, quelques travaux ont bien mis ces faits en lumière; nous citerons surtout, outre de nombreux cas épars dans les recueils, le mémoire de Foucart en 1846, et un chapitre important de l'étude de Deville.

Les fongus traumatiques sont des plus simples : Gaston en 1806, Serres (de Montpellier), Voillemier, Snell, Clément Ollivier (d'Angers), Pichot, Kaysin en ont cité des observations. Des causes très diverses, un coup de pied de cheval, la pointe d'un pieu, une chute à califourchon, le rapide glissement d'une corde, un coup de corne, ont produit la déchirure des bourses. Dans le cas de Gaston de Saint-Ybars, il s'agit d'un homme désarçonné, traîné par un âne emporté sur un terrain caillouteux; la partie droite du scrotum fut déchirée dans l'étendue de quatre travers de doigt. Le testicule sortit, ainsi que le cordon spermatique, tellement tiraillé que l'organe descendait jusqu'au tiers inférieur de la cuisse. Après un lavage minutieux, la glande, dont l'albuginée elle-même était ouverte, fut réintégrée dans ses enveloppes et maintenue par des plumasseaux de charpie. Au bout de trente-cinq jours, la guérison était obtenue.

Les fongus albuginiques, ou hernies du testicule, consécutifs aux incisions du scrotum pour la cure de l'hydrocèle, ressemblent trop aux précédents pour qu'il soit nécessaire d'insister. Du reste nous ne verrons plus guère cette variété, car si l'on revient quelque peu à l'incision, la réunion immédiate réussit presque toujours sous les pansements actuels. Les dénudations par inflammation et gangrène sont plus fréquentes. Nous en avons observé deux cas. Une première fois le chirurgien avait injecté, par mégarde, la teinture d'iode, non dans la vaginale, mais dans le scrotum; une deuxième fois, un abcès urineux détruisit le tégument de la région. Goyrand (d'Aix) cite un cas de gangrène partielle du scrotum, consécutive à un abcès variolique.

De violentes inflammations, de véritables phlegmons diffus provoquent encore l'ouverture des bourses et la hernie du testicule. Nous observons actuellement, dans notre service de Bicêtre, un cas semblable sur un vieillard de quatre-vingts ans. Mais quel besoin d'allonger cette étiologie? Ces causes amènent toujours le même résultat : la glande est mise à nu; l'albuginée exposée végète, des bourgeons charnus la recouvrent et forment, à sa surface, une membrane granuleuse qui s'unira bientôt à l'anneau constitué par le scrotum rétracté sur le pédicule. Peu à peu la cicatrisation se fait, le tissu rétractile entraîne les téguments qui prêtent jusqu'à ce que la glande soit de nouveau enveloppée par un scrotum. Nous avons plusieurs fois suivi, jour par jour, cette curieuse réintégration.

Nous n'avons signalé encore que le fongus albuginique. Le fongus parenchymateux existe-t-il dans cette classe étiologique? Oui; et deux observations, celle d'Hennequin, et celle de Moutier, en sont la preuve décisive. Dans le fait d'Hennequin, un phlegmon suppuré ouvre les bourses, le testicule lui-même est envahi par l'inflammation; il se sphacèle en partie et se dissout en une sorte de putrilage qu'entraîne la suppuration. Mais bientôt du fond de la perte de substance s'élèvent des bourgeons charnus qui franchissent les enveloppes sur lesquelles ils s'épanouissent en une tumeur granuleuse semblable à une framboise. Chez le malade de Moutier, expulsion des tubes séminifères; lorsque le testicule est absolument vidé, on voit sortir, par un orifice du scrotum, « un petit corps rougeâtre qui atteint bientôt le volume d'une grosse aveline ».

Notre ami L. Villeneuve, de Marseille, nous a communiqué une troisième observation de fongus parenchymateux du testicule. Elle a été publiée par la *Gazette hebdomadaire* : Il s'agit d'un blennorrhagique porteur d'un phimosis et de kystes spermatiques. On dilate le phimosis, on ponctionne les kystes; mais survient une pneunomie, les bourses enflent, s'échauffent et suppurent; l'albuginée s'ulcère, les tubes séminifères sont expulsés, la charpente fibreuse bourgeonne et un fongus bénin s'échappe au travers de la perte de substance. Des cautérisations au nitrate d'argent en ont facilement raison.

Nous citons ces faits pour l'harmonie de la classification, mais il ne faut pas s'attendre à en rencontrer souvent de semblables. Nous avons vu déjà plusieurs gangrènes du testicule, l'expulsion des tubes séminifères, la perte totale de l'organe transformé en un moignon appendu au cordon spermatique et jamais, sous nos yeux, le fongus d'Hennequin n'a été la conséquence de ce sphacèle. Aussi pouvons-nous conclure de la rapide étude de cette catégorie que les traumatismes, les inflammations, la gangrène des bourses provoquent quelquefois l'apparition du fongus albuginique, mais exceptionnellement celle du fongus parenchymateux.

Nous serons aussi bref sur le fongus syphilitique, bien que l'importance en soit très grande : nous avons déjà étudié cette question dans une récente monographie.

Le fongus syphilitique, malgré l'observation si nette de Serres (de Montpellier) en 1825, le fait de Bransby

Cooper, celui de Curling et celui de Jarjavay, était nié ou méconnu même par ceux qui en publièrent des cas. Il n'est admis que depuis 1859, époque où parut le mémoire de Rollet. West, Simonet, de Méric, Obedenare, Clemente Romano, Marc Sée, en fournirent plus tard de remarquables exemples que nous devions reprendre en 1882, en y ajoutant quelques observations personnelles. Les documents étaient assez nombreux pour permettre de tracer l'histoire du fongus syphilitique.

Ici encore nous retrouvons les deux formes : le fongus albuginique et le fongus parenchymateux. La première variété a des rapports très étroits avec la hernie du testicule d'origine traumatique ou gangreneuse. Une gomme infiltre à la fois les bourses et l'albuginée ; elle s'échauffe, se ramollit, s'évacue au dehors après ulcération du scrotum ; au travers de cette perte de substance s'échappe le testicule encore parsemé des débris caséeux du syphilome. Peu à peu les bourgeons charnus se développent au-dessus, soulèvent les lamelles du tissu mortifié, se réunissent, et une membrane granuleuse entoure bientôt toute la portion de glande mise à nu. Si le testicule tout entier est hernié, le fongus albuginique sera *total;* il ne sera que *partiel* si le granulome n'a pour base qu'un segment de l'organe.

Qu'on néglige cette tumeur, elle restera stationnaire, sans tendance à la guérison spontanée ; mais dès les premiers jours d'un traitement rationnel par l'iodure de potassium à haute dose, avec ou sans adjonction de mercure, les bourgeons charnus, mous et blafards, deviendront fermes et vermeils; ils formeront une membrane végétante qui s'unira bientôt aux granulations de l'anneau scrotal et, par rétraction cicatricielle, le testicule hernié s'entourera de nouveau de sa tunique et rentrera peu à peu dans les bourses. Nous connaissons déjà le mécanisme de cette guérison.

Le fongus parenchymateux existe, et nous en avons, pour notre part, observé aussi un cas des plus nets. Une gomme se développe en pleine glande, séparée de la substance séminifère par des couches concentriques de tissu sclérosé. Le foyer caséeux s'enflamme, soulève l'albuginée, la perfore, adhère aux bourses qu'il ouvre, et s'évacue au dehors. Il reste une fistule par où s'échappent pendant quelque temps les derniers débris de la gomme; puis les parois scléreuses végètent; les bourgeons remplissent la caverne, s'engagent dans le trajet, débordent à l'extérieur et s'épanouissent au devant du scrotum.

Le fongus constitué persiste, sa surface qu'humectent à peine quelques grumeaux puriformes est plutôt sèche; elle saigne sous les frottements et persiste un temps indéfini. Mais par le traitement approprié, comme dans la forme précédente, on voit la tumeur s'affaisser sous l'influence de l'iodure de potassium. Dans le cas que nous avons observé en 1875, quelques jours suffirent pour que le granulome, du volume d'une noix, se rétractât jusqu'à affleurer bientôt l'orifice de la perte de substance scrotale. Celle-ci même ne tarda pas à s'oblitérer et, lorsque le malade quitta l'hôpital, il ne restait plus du testicule qu'un petit noyau annexé à l'épididyme.

Retrouverons-nous, dans la tuberculose, nos deux

variétés de fongus? La hernie du testicule est indiscutable. Le long mémoire de Deville en démontre victorieusement l'existence et l'ancienne conception de Lawrence ne tient pas devant les faits. L'albuginée enveloppe bien la glande et c'est de sa surface que naissent les bourgeons charnus. Les observations de Lawrence lui-même sont des plus nettes pour qui veut les lire sans parti pris. Nous avons déjà vu, pour notre part, trois fongus albuginiques d'origine tuberculeuse qui vont nous permettre d'élucider un point obscur de pathogénie.

Le fongus parenchymateux, né des profondeurs du testicule, nous semble moins nettement démontré : les observations de Malgaigne et de A. Cooper laissent prise aux critiques et nous n'avons pas trouvé, dans les recueils, de faits d'une évidence absolue. Nous croyons cependant à son existence ; les bourgeons charnus exubérants se développent très bien sur le sol tuberculeux ; les fongosités des tumeurs blanches nous le prouvent. Nous avons, dans notre thèse de doctorat, étudié et figuré des abcès centraux des testicules, remarquables par la végétation de leurs parois. Il est probable qu'après perforation des enveloppes, les bourgeons auraient franchi l'albuginée pour s'épanouir au devant du scrotum ; mais nous préférerions un cas concluant à cette hypothèse plausible.

Le fongus albuginique du testicule se produirait, nous dit-on, de la manière suivante : dépôts tuberculeux dans l'épididyme et le testicule, inflammation des foyers, adhérences aux enveloppes, ulcération, évacuation de l'abcès et production d'une fistule. Plusieurs poussées successives ou simultanées multiplient les orifices qui peuvent se réunir et constituer une perte de substance assez large pour que la glande s'échappe au dehors. Cette explication, que personne ne conteste, soulève cependant de graves objections.

La hernie du testicule devrait se produire alors, surtout dans les cas de phtisie génitale, lorsque l'évacuation de foyers nombreux aura criblé le scrotum de fistules. Il n'en est rien, et du résumé d'un grand nombre d'observations nous concluons, avec Deville, que, dans la grande majorité des cas, un seul testicule est atteint et encore fort modérément. C'est même cette intégrité relative de la glande qui a motivé la croisade prêchée par A. Cooper, Brodie, Curling, Syme (d'Édimbourg) et Deville. Si l'organe eût été profondément altéré, ces auteurs auraient-ils conseillé sa conservation et imaginé des procédés pour réintégrer dans des bourses une glande remplie de tubercules ?

Pour peu qu'on ait disséqué de ces glandes creusées de vieilles fistules et de foyers tuberculeux, on reconnaît combien ces conditions rendent difficile la production de fongus. L'organe n'est plus mobile ; plus de feuillets distincts de la vaginale dans lesquels il puisse glisser ; il adhère partout à des tissus œdémateux, épaissis, lardacés, et, une large perte de substance se produirait-elle, on ne comprend pas comment les testicules pourraient rompre le tissu nouveau qui l'enserre et s'échapper par l'ouverture.

Voici, d'après nous, comment se produit le fongus : des abcès tuberculeux se forment dans l'épaisseur même des enveloppes scrotales qu'ils décollent dans une grande étendue. La peau amincie et altérée par la dégénérescence caséeuse se détruit en un ou plusieurs points. Lorsque les orifices sont multiples, ils ne tardent pas à se rejoindre par ulcération des téguments intermédiaires et la perte de substance est bientôt assez large pour livrer passage au testicule qui presque toujours s'échappe, l'albuginée déjà recouverte d'une couche rouge et bourgeonnante. Ce point mérite notre attention; il nous prouve que la glande formait une des parois de l'abcès; aussi s'est-elle entourée d'une membrane pyogénique, comme il arrive dans toutes les collections froides. C'est ce qui nous explique encore les altérations secondaires que nous allons avoir à noter dans la membrane fibreuse du testicule et dans le testicule lui-même.

Nous avons observé, dans le service de M. Verneuil, un fait caractéristique et où le processus que nous venons de décrire pouvait être suivi pas à pas. Un homme de cinquante-sept ans, marchand de vin, grand ivrogne et nettement tuberculeux malgré son apparence robuste, entre à l'hôpital pour un fongus albuginique. La prostate est bosselée et dure; on trouve des noyaux caséeux dans l'épididyme à droite, à gauche le fongus dont M. Verneuil pratique l'ablation. Il enlève non seulement la tumeur située hors des bourses, mais l'épididyme bosselé, encore contenu dans le scrotum.

Sur l'enveloppe scrotale existe une perte de substance elliptique de 5 centimètres environ dans son plus grand diamètre; elle livre passage à une tumeur du volume d'un gros œuf de pigeon, ovoïde, et qui représente bien un testicule hernié, dont l'albuginée cependant aurait subi des modifications profondes. Cette membrane est recouverte de bourgeons charnus, les uns opalins et demi-transparents, les autres d'un rose vif. Ils forment des groupes peu abondants qui s'élèvent de 1 à 2 millimètres sur l'albuginée, qu'ils piquent de points blancs ou rouges.

Cette membrane granuleuse devient ecchymotique en arrière de l'anneau du scrotum, qui l'étreint, et sous lequel elle s'enfonce d'un demi-centimètre environ, puis se réfléchit en formant un cul-de-sac sur les enveloppes du testicule, et vient s'unir à la peau œdématiée. Lorsqu'on dissèque les diverses couches des téguments, on trouve, dans leur épaisseur, deux foyers tuberculeux dont l'importance nous paraît fort grande au point de vue de la pathogénie du fongus. En effet, il n'existe aucun point par où les petits foyers tuberculeux de l'épididyme se soient fait jour au dehors. Ce n'est donc point l'évacuation d'une caverne profonde qui a détruit les enveloppes du testicule, et permis à l'organe de s'échapper par cette fistule agrandie. Il est évident que des abcès tuberculeux semblables à ceux que nous allons décrire s'étaient développés dans les tuniques, qu'elles ont ramollies et détruites.

Notre premier abcès a le volume d'un petit pois ; il est situé en haut, en pleine épaisseur des tuniques fusionnées. Le centre en est diffluent ; les parois rappellent les bourgeons charnus ecchymotiques de certaines tumeurs blanches. Le second abcès est plus vaste ; il logerait une grosse amande ; ses parois, d'une coloration vineuse, sont tapissées de bourgeons villeux, étroits, d'un diamètre de 1 à 2 millimètres, mais dont la longueur dépasse parfois 1 centimètre. On voit çà et là, dans ces granulations demi-transparentes, des points opaques semblables aux pépins dans la pulpe des framboises. En certains endroits, la peau est sur le point de se perforer. On comprend sans peine comment ces abcès pariétaux ulcèrent les bourses et permettent la hernie du testicule.

Sur une coupe antéro-postérieure, on est frappé de l'épaisseur de l'albuginée, qui mesure de 4 à 6 millimètres. Son tissu est friable, lardacé ; on aperçoit çà et là les ouvertures béantes de jeunes vaisseaux. Le parenchyme testiculaire paraît au premier abord sain, sauf un œdème assez abondant dû peut-être à l'irritation de l'albuginée enflammée et à la gêne circulatoire provoquée par l'anneau scrotal. Les tubes séminifères sont normaux ; cependant, vers la périphérie de la glande, au voisinage de l'albuginée, on trouve quelques saillies opalines, granulations tuberculeuses jeunes et de genèse récente. L'épididyme renferme trois petits noyaux caséeux dont aucun n'est ouvert. Ne pouvons-nous pas reconstituer ainsi l'histoire de ce fongus ? — Dans les enveloppes, abcès tuberculeux, dont une paroi repose sur l'albuginée, qui, par voisinage, s'infiltre de tubercules et se recouvre de bourgeons charnus. Le scrotum, aminci et désorganisé, s'ouvre ; le testicule, entouré déjà d'une membrane granuleuse, s'échappe, et la hernie est constituée.

Cette altération profonde de l'albuginée, l'envahissement progressif du parenchyme par les granulations ne nous font accorder qu'une confiance médiocre à la méthode de conservation à outrance, si chère aux auteurs anglais. Réintégrer le testicule dans les bourses, c'est bien. Mais y restera-t-il? L'albuginée tuberculeuse adhérera-t-elle au scrotum débridé, puis suturé? Et les granulations du testicule vont-elles rétrocéder? Ne poursuivront-elles pas plutôt leur processus ulcératif? Aussi croyons-nous qu'un examen attentif de l'organe et de ses annexes est de toute nécessité; et si l'on constate des lésions bien nettes sur le testicule et sur l'épididyme, imitons M. Verneuil et pratiquons la castration.

Telles sont les trois catégories de fongus que nous devons admettre : fongus d'origine traumatique, inflammatoire et gangreneuse; fongus syphilitique et fongus tuberculeux. Nos deux premières renferment, l'une et l'autre, deux formes très distinctes, d'une anatomie pathologique et d'une pathogénie très différentes : le fongus albuginique ou hernie du testicule, et le fongus parenchymateux, dont la base d'implantation est au sein même de la glande. Quant au fongus d'origine tuberculeuse, notre troisième catégorie, il nous offre de nombreux exemples de hernie du testicule; mais nous n'avons pas trouvé de faits évidents du fongus parenchymateux, dont nous sommes bien éloigné cependant de nier l'existence.

II

Traitement du testicule tuberculeux.

Il est toute une classe de malades dont je n'ai pas à m'occuper ici : chez eux, le testicule est bien envahi par la tuberculose, mais déjà le poumon, les reins, la vessie, le péritoine ou le tube intestinal sont atteints ; nous nous trouvons en présence de phtisiques. La lésion de la glande génitale devient alors un épisode de peu d'importance ; elle passe au dernier plan, et le médecin s'en préoccupe à peine : il court au plus pressé, aux accidents qui menacent la vie elle-même et, pour la tumeur des bourses, il se contente, au jour le jour, d'ouvrir et de panser les foyers ramollis.

Cette tuberculose, dont l'évolution est presque toujours fatale, ne saurait nous intéresser, et nous devons nous occuper des cas où la glande génitale est seule envahie. L'affection est localisée au testicule et à l'épididyme ; peut-être le canal déférent et la prostate renferment-ils aussi quelques noyaux, mais sans grande importance et que nous négligerons pour l'instant. Notre action est alors efficace, et nous pouvons non seulement arrêter la marche envahissante de la tuberculose et la cantonner dans les bourses, mais encore la guérir souvent.

Entre ces deux catégories extrêmes, on rencontre, d'ailleurs, tous les intermédiaires. Parfois les lésions de la glande génitale balancent en importance celles des autres organes; parfois même les lésions de l'une restent stationnaires ou s'aggravent, tandis que les lésions des viscères s'atténuent et à la première forme succède la seconde. Nous avons observé, à Bicêtre, dans le service de notre collègue et ami Debove, un tuberculeux chez qui, grâce aux poudres de viande, l'expectoration purulente s'était presque tarie, les sueurs nocturnes avaient disparu, les forces revenaient avec l'embonpoint. Un testicule volumineux, douloureux et bosselé était devenu, depuis l'amélioration des lésions pulmonaires, la préoccupation prépondérante du patient et du médecin. Nous nous proposions de l'enlever, lorsque le départ de M. Debove vint jeter quelque désarroi dans nos combinaisons, et l'opération fut remise.

Nous supposerons donc, au cours de cette étude, que la tuberculose est cantonnée dans la glande spermatique, ou du moins que les dépôts caséeux du testicule sont la principale lésion que nous avons à poursuivre. Eh bien, pour locale que paraisse l'affection, c'est toujours au traitement général qu'il faut d'abord s'adresser, et les résultats qu'on en obtiendra sont remarquables. Il n'est peut-être pas d'affection qu'une hygiène appropriée, qu'une thérapeutique patiente et soutenue, ne combattent avec plus de succès. Nous avons, pour notre part, enregistré plusieurs guérisons.

Ce traitement doit évidemment être modifié, en quelques-uns de ces points, suivant la constitution des malades. Mais voici celui que nous appliquons d'ordinaire : en premier lieu, pendant les cinq mois les plus froids de l'année, nons avons recours à l'huile de foie de morue, et nous ne craignons pas d'en élever les doses jusqu'à sept ou huit cuillerées à soupe par jour. Je sais bien qu'on a signalé des accidents, certaines dégénérescences graisseuses du foie. Pour notre part, nous n'avons rien observé de semblable et nos tuberculeux se sont toujours bien trouvés de ce médicament.

Tous ne le supportent pas, nous dit-on. Le fait est malheureusement exact; cependant nous croyons que le nombre des réfractaires est bien moins grand qu'on ne le suppose et le mode d'administration joue un rôle prépondérant. Nous avons vu des malades chez qui tout essai avait été infructueux jusqu'alors : les plus petites doses étaient rejetées; or, nous leur avons fait progressivement atteindre nos quantités maximum, et cela, grâce à l'emploi simultané de la bière, surtout des bières fortes d'Angleterre ou de Hollande.

On met dans un verre l'huile qu'on veut faire prendre ; le premier jour une cuillerée seulement. On verse au-dessus la bière un peu mousseuse. L'huile, moins dense, vient se placer entre la bière et la mousse et on l'avale sans même s'en douter. Peu à peu, on augmente la dose et la progression même est en général très rapide, sauf pourtant dans les cas, que nous ne saurions nier, où les susceptibilités de l'estomac ou de l'intestin sont excessives.

Mais on réussira d'ordinaire. Parmi de très nombreux exemples, nous choisirons celui d'un négociant de

Rouen, à qui divers médecins avaient, depuis trois ans, ordonné l'huile de foie de morue. A cinq reprises différentes, il avait infructueusement essayé. Maintenant, grâce à la bière forte, il prend, de septembre à mai, une quantité d'huile qui, suivant la température, varie de deux à sept cuillerées; et il la tolère fort bien et il l'avale sans aucun dégoût.

Nous donnons d'ordinaire, aussi bien l'été que l'hiver, une petite quantité d'iodure de sodium, suivant une formule que nous tenons de M. Potain, et qui nous rend le plus grand service. Chaque matin, notre malade doit prendre, dans une tasse de lait tiède, une cuillerée à café d'une solution qui contient, pour 100 grammes d'eau, 10 grammes de bromure de sodium, 10 grammes de chlorure de sodium, et 1 ou 2 grammes seulement d'iodure de sodium. L'usage doit en être très longtemps continué. D'ailleurs, cette tasse de lait salé n'a rien de désagréable et tient lieu de premier déjeuner. Il est indispensable, en effet, pour que cette petite dose de 5 ou 10 centigrammes d'iodure de sodium agisse sur l'organisme, de l'absorber absolument à jeun.

Pour peu que notre malade ait maigri, qu'il mange mal ou avec quelque dégoût, nous employons volontiers la poudre de viande. Les excellents effets que nous avons observés dans le service de M. Debove, nous ont converti à son usage. On sait que maintenant le commerce nous en livre qui sont à peu près sans odeur. La préparation en est des plus simples et les malades apprennent rapidement à mettre 25 grammes de poudre, délayée avec un peu d'eau froide, dans une tasse de lait chaud; on ajoute une cuillerée de rhum, de curaçao ou de cognac, une cuillerée de sucre vanillé, et on prend cette mixture au milieu du repas, comme entremets. On peut encore masquer la poudre de viande dans le lait par un verre à liqueur de punch au rhum et deux verres à liqueur de thé. Nous insistons aussi sur le beurre, les œufs frais presque crus. Et, d'habitude, ce régime rend bientôt la force et l'embonpoint primitifs.

Matin et soir, frictions sèches sur tout le corps avec le gant et la ceinture de crin. Le malade doit se frotter pendant cinq ou dix minutes. La circulation périphérique s'active ; la perspiration cutanée s'opère plus facilement, et l'exercice que nécessite cette petite manœuvre n'est pas sans influence sur la santé. Aussi la marche, l'équitation même nous semblent bonnes, mais il faut soutenir les testicules avec le plus grand soin pour éviter tout froissement, le moindre heurt, qui pourraient être cause d'une poussée tuberculeuse nouvelle. Au suspensoir ordinaire nous préférons le caleçon de bain qui soutient beaucoup mieux les parties génitales.

Enfin, nous avons la plus grande confiance dans les eaux salées et particulièrement dans celles de Salies-de-Béarn. Nous ordonnons une et parfois deux saisons dans la même année. Nous y envoyons nos malades de préférence en mai et en septembre, laissant entre les deux voyages un intervalle de deux ou trois mois. Depuis deux ans, sept jeunes hommes atteints de tuberculose du testicule s'y sont rendus, sur nos conseils, et les résultats ont été excellents. Nous ne citerons que trois de ces faits ; les autres, d'ailleurs, seront publiés dans un travail de notre collègue d'internat, M. Foix de Salies, sur cette même question.

Le premier fait est relatif à un négociant de vingt-sept ans, qui vint nous consulter pour un double sarcocèle tuberculeux. A droite, volumineuse tumeur de l'épididyme qui enveloppe presque complètement le testicule, souple, bien qu'assez difficile à reconnaître sous la tunique vaginale adhérente et épaissie. Le canal déférent est moniliforme, surtout à son origine; la prostate est petite, dure et bosselée. A gauche, lésions à peu près identiques; l'épididyme est moins volumineux, mais on trouve plusieurs dépressions cutanées, des cordons fibreux, vestiges de fistules anciennes, et deux fistules actuelles par où s'écoule une certaine quantité de substance puriforme.

Traitement général rigoureux et première saison aux eaux minérales de Salies-de-Béarn, au commencement de juin 1882. A son retour, les deux fistules sont taries et les épididymes, aussi bien à droite qu'à gauche, ont beaucoup diminué de volume. Nouvelle saison, fin septembre. Nous revoyons le malade en octobre. L'amélioration est considérable. Les épididymes ont presque leur volume normal; il n'y a plus de douleurs; on peut presser impunément les noyaux d'une dureté ligneuse qui existent encore à la tête et à la queue de l'épididyme. Nous venons de revoir notre négociant, — juillet 1883. L'état local et l'état général sont tels, que nous lui avons permis un voyage en Suisse.

Notre deuxième observation a trait à un sous-lieutenant d'infanterie âgé de vingt-quatre ans et atteint de tuberculose du testicule gauche. La première apparition du mal a eu lieu en avril 1879. La glande grossit progressivement et acquiert son plus grand volume en décembre. Notre malade entre à l'hôpital militaire au mois de février 1880. Il en sort dans le même état. Après un congé de convalescence de six mois, il rentre au régiment. Poussée aiguë en avril 1881.

Il nous consulte en novembre : nous trouvons un épididyme au moins quadruplé de volume et qui paraît infiltré dans toute son épaisseur. La queue est surtout bosselée, et à ce niveau on sent un noyau énorme qui se continue par une masse dure en forme de pyramide dont le sommet vient aboutir à la peau déprimée en cul de poule. Je croyais à la cicatrice d'une fistule, mais le malade n'a jamais observé le moindre écoulement purulent, le plus léger suintement. Nous le mettons à l'huile de foie de morue à haute dose, lait salé, rhum créosoté, frictions sèches, et au printemps, Salies-de-Béarn.

Avant son traitement, l'état général laissait à désirer. Notre collègue M. Brissaud soupçonnait ou même affirmait un commencement de lésions pulmonaires. Après ce traitement, il pesait trente et une livres de plus; ses forces étaient revenues, et il quittait le ministère et les bureaux pour reprendre un service actif au régiment. La dépression cutanée, la masse tuberculeuse en forme de pyramide, avaient complètement disparu; la peau était mobile en tous points. L'épididyme avait repris sa souplesse au niveau de la tête. A la queue on sentait encore un noyau d'une dureté ligneuse et absolument indolore à la pression. Nous avons revu notre sous-lieutenant en mai 1883; la guérison ne s'est pas démentie.

Nous disons « guérison », malgré la persistance des

noyaux de l'épididyme. Il y a, en effet, une cause d'erreur fréquente, et il nous est arrivé d'examiner des malades que nous envoyaient des confrères sous prétexte de tuberculose du testicule ; or, pour notre part, nous constations une guérison complète. Nous nous rappelons, entre autres, un notaire dont la tuberculose génitale sommeillait depuis trente ans. Il avait, à la tête de l'épididyme, un noyau dur qui, après plusieurs poussées douloureuses, était resté stationnaire et depuis plus de vingt ans ne causait ni gêne ni souffrance. Il ne faut pas oublier que les masses caséeuses s'entourent rapidement d'une coque de tissus fibreux très résistante, qui persiste après la résorption du foyer morbide. Cette sclérose ne disparaît pas, quoi qu'on fasse, et au premier abord on la prendrait pour du tubercule en activité. L'absence de réaction, la complète indolence et la dureté ligneuse prouvent bien qu'il s'agit d'un noyau cicatriciel, vestige d'un processus éteint.

Nous serons bref pour notre troisième observation. Un de nos plus distingués collègues de l'École pratique, M. Gérard Marchant, nous amène un étudiant en médecine dont la glande spermatique est le siège de lésions tuberculeuses anciennes. Volume énorme de l'épididyme qui coiffe le testicule, difficile à retrouver au milieu de la masse morbide ; fistule en arrière qui nous conduit dans un foyer creusé vers la queue de l'organe. Écoulement purulent qui date de longtemps déjà, sans que son abondance s'épuise. Saison à Salies ; la masse épididymaire s'affaisse, la fistule se tarit et s'oblitère, et, depuis un an, notre malade n'a plus éprouvé le moindre accident ;

il a repris ses travaux, passé ses examens et il est maintenant docteur.

Ce traitement général, à lui seul, sera parfois suffisant et nous pourrons voir la guérison survenir sans l'intervention du chirurgien. Mais il n'en est pas toujours ainsi, et nous devons examiner maintenant s'il est des cas où l'on doit agir d'une manière plus radicale, et quand et comment il faut le faire.

Nous supposerons un premier cas : l'épididyme seul est atteint; il existe un ou plusieurs noyaux vers le corps, la tête ou la queue, ou même l'infiltration est diffuse. Mais le testicule proprement dit est sain. En cette occurrence, nous n'intervenons guère; le traitement, tel que nous l'avons exposé, suffit d'habitude. Tout au plus on ouvrira un abcès ou l'on cautérisera une fistule pour faciliter l'écoulement du pus et provoquer la plus rapide évacuation du foyer. Mais une action plus énergique est rarement nécessaire, et, sous l'influence d'une hygiène rigoureuse, d'une bonne nourriture et des bains salés, on verra les dépôts caséeux s'éliminer et se combler les cavernes.

Cette évolution est fort lente, il faut le reconnaître, et certains chirurgiens ont essayé de la hâter. Malgaigne avait préconisé l'extirpation au bistouri des foyers caséeux: d'autres, avec Delpech et Boyer, Velpeau, Bonnet et Bouisson, ont vanté les caustiques chimiques, le minium, le chlorure de zinc, la potasse, la poudre de Vienne, la pâte de Canquoin. M. Verneuil proposa plus tard le fer rouge qu'il a remplacé depuis par le thermocautère. Cette pratique compte de nombreux partisans.

Certainement, lorsqu'il existe une masse circonscrite, bien limitée à la tête, au corps ou à la queue de l'épididyme, et qu'un trajet fistuleux peut, sûrement, conduire au milieu du foyer, nous estimons que la destruction au thermocautère est une fort bonne opération. La substance dégénérée, au lieu de mettre des mois à s'éliminer, s'évacue en quelques jours, et c'est un grand bénéfice pour les malades qui, au prix d'une intervention fort légère, peuvent obtenir une rapide guérison.

Mais si les dépôts sont nombreux et diffus, si le testicule commence à être atteint, nous ne croyons pas l'usage du thermocautère indiqué. Il ne détruira qu'une petite partie du tissu morbide, et si l'on se borne à évacuer les foyers actuellement ramollis, on s'expose à voir bientôt se former un abcès nouveau dans les parties avoisinantes. Il faudra recourir encore au platine rougi, au grand déplaisir du malade qui se croyait débarrassé par la première intervention.

La thèse que M. Auboin a publiée sur ce sujet ne nous a pas paru très convaincante ; c'est un travail hâtif étayé sur un très petit nombre d'observations. Il ne nous donne que quatre faits : dans trois, « le malade quitte l'hôpital à peu près complètement guéri », ce qui nous semble dire que la fistule n'est pas encore cicatrisée. Dans le quatrième, qui concerne un enfant de trois ans, la guérison ne fut obtenue qu'au bout d'une année.

Nous ne pouvons citer qu'une observation personnelle où nous ayons eu recours à cette pratique. Nous soignons, depuis un an, un jeune Marseillais pour une tuberculose de la glande séminale droite. Au mois de décembre dernier, un foyer épididymaire se ramollit, qu'un de nos collègues des hôpitaux, alors à Nice, ouvrit et détruisit au thermocautère. Au commencement de juin, un nouvel abcès se forme. Notre malade arrive à Paris, et MM. Verneuil et Cusco, appelés en consultation, proposent de nouveau la cautérisation avec le platine rougi.

J'ai pratiqué cette opération. L'épididyme tout entier était envahi et une partie du corps d'Highmore. J'ai voulu détruire tous les dépôts caséeux et la brèche a été énorme. Par la perte de substance des bourses, le testicule, séparé du canal déférent, dont l'origine dégénérée a dû être cautérisée, est venu faire saillie à l'extérieur. Aujourd'hui, trente-cinq jours après l'intervention, la cicatrisation est complète; le testicule a complètement réintégré ses enveloppes. Mais notre malade n'est pas à l'abri d'une poussée nouvelle dans ce qui lui reste de testicule; et si, par malheur, elle survient dans quelque foyer oublié par le thermocautère, nous regretterons certainement de ne pas avoir pratiqué la castration, plus expéditive, plus rapidement guérie et qui aurait enlevé sûrement tous les dépôts tuberculeux.

Aussi, et pour résumer ce que nous venons de dire, ajouterons-nous : lorsque les foyers sont très limités à l'épididyme, l'intervention chirurgicale n'est pas d'ordinaire indiquée; on peut espérer la guérison avec le seul traitement général. Cependant, il ne sera pas mauvais, dans certains cas, de hâter la détersion d'un foyer par la cautérisation d'un trajet fistuleux. Une action plus énergique ne me paraît pas nécessaire. L'épididyme n'a pas, en effet, une enveloppe résistante qui, comme l'albuginée du testicule, s'oppose à l'évacuation des masses tuberculeuses. Ici, rien de semblable, et la matière puriforme se frayera un facile trajet.

Telle est pour nous la raison de la gravité plus grande des foyers tuberculeux du testicule proprement dit. Lorsque les dépôts se ramollissent, le pus ne peut s'écouler facilement au dehors; des assauts répétés, de nombreuses poussées aiguës, de longues douleurs sont nécessaires avant que l'albuginée s'ouvre pour livrer passage au pus. Aussi, pour peu que les abcès se succèdent, on conçoit ce qu'il faut de souffrances avant que le patient ait évacué sa glande spermatique.

Voilà pourquoi, lorsque le testicule est atteint, lorsqu'il est volumineux, bosselé, ce qui nous indique l'existence de foyers nombreux qu'échauffera le moindre traumatisme, nous n'hésitons pas à conseiller la castration. A une évacuation lente, nous substituons un débarras rapide et supprimons ainsi tous les inconvénients qu'entraînent une longue suppuration, de vives douleurs et une inaction prolongée. Puis, nous enlevons en même temps un foyer qui, dans les idées actuelles, est considéré comme une source possible d'infection pour le reste de l'organisme.

Cette opinion que nous soutenions déjà, en 1876, dans notre thèse de doctorat, rencontre encore une opposition assez vive. Avant le pansement antiseptique, on pouvait reprocher à la castration la mortalité qu'entraînaient alors les complications de plaies opératoires. On se rappelle le vieil aphorisme : « Trou à la peau, porte ouverte à tous les maux. » La statistique n'était rien moins que brillante, et Maurice Perrin écrivait que, sur quatre châtrés, il en était un dévoué à la mort. Mais cet argument, d'ordre général, a maintenant disparu, et l'on peut dire que l'on ne meurt plus de la castration.

Par malheur, ce ne sont pas seulement les chirurgiens du temps de l'infection purulente et de l'érysipèle, Boyer, Dupuytren, Delpech, Bonnet, Roux, Velpeau, Vidal de Cassis, Nélaton et Robert, qui n'acceptent la castration que « lorsque le testicule est absolument détruit par le fait des tubercules, absolument criblé de fistules et d'ulcères »; il est encore de nos maîtres qui, sans être aussi catégoriques et sans proscrire complètement la castration, ne la pratiquent pour ainsi dire pas.

Dans un très récent discours, prononcé devant la Société de chirurgie, M. Verneuil vient de démontrer, avec une vigueur et une abondance d'arguments qui nous ont convaincu, la gravité des opérations chez les tuberculeux. Le traumatisme éveille ou active la diathèse; les accidents pulmonaires se déclarent ou s'accusent, et l'on voit souvent apparaître les manifestations les plus graves, parmi lesquelles fort souvent la méningite tuberculeuse. Les observations citées par l'éminent professeur de clinique ne sauraient laisser subsister aucun doute.

Parmi les opérations, chez les tuberculeux, qui peuvent entraîner des accidents redoutables, M. Verneuil n'a fait qu'une fort légère allusion à la castration; il n'a guère rappelé qu'un cas de Bouisson de Montpellier, et un fait de Pozzo di Borgho où éclatèrent des accidents épileptiformes après une castration. Mais la tumeur tuberculeuse du cerveau qui provoqua ces accidents existait de toute évidence avant l'opération. Nous savons que Dufour, Cruveilhier et Velpeau ont souvent répété que la castration était directement nuisible ; elle serait le coup de fouet qui rend plus rapide l'envahissement des organes voisins. Nous ne partageons pas leur manière de voir, et les faits que nous avons recueillis jusqu'à ce jour ne nous paraissent pas favorables à cette thèse.

La castration, d'ailleurs, ne nous semble pas comparable aux opérations que cite M. Verneuil, au redressement des membres ankylosés dans une attitude vicieuse, aux résections articulaires, aux amputations, à ces grattages de vastes abcès qui constituent le fond de la statistique dressée par l'éminent professeur. Une incision de la peau en tissus sains, et la section du cordon, isthme fort étroit qui relie le testicule à l'organisme, ne nous paraît pas un traumatisme bien grave, et nous nous expliquons facilement son peu d'action sur la diathèse.

En effet, nous avons lu la relation de castrations nombreuses, pour des cas de tuberculoses génitales ; nous avons vu MM. Labbé et Richet la pratiquer souvent. Nous y avons eu recours six fois dans nos suppléances à Lariboisière, au Midi et à la Pitié, et jamais nous n'avons vu apparaître ou s'accroître les accidents pulmonaires ; jamais nous n'avons observé de méningite tuberculeuse, jamais nous n'avons constaté une poussée aiguë vers l'autre testicule, les vésicules séminales ou la prostate, du moins pendant les trente ou quarante jours qui suivent l'opération, laps de temps où le traumatisme pourrait encore être incriminé, si des accidents avaient éclaté.

Au contraire, l'état général, souvent affaibli par la suppuration et la douleur, se relève et l'on voit même parfois une amélioration notable survenir dans l'évolution d'autres manifestations tuberculeuses. Nous avons vu disparaître des lésions commençant du côté du poumon : l'observation de notre sous-lieutenant en est un exemple, et, dans sa thèse, M. Mougin cite plusieurs cas semblables de la pratique du professeur Richet. Loin d'avoir activé la diathèse, cette opération fort légère semble l'avoir enrayée par la destruction d'un foyer morbide.

L'hypocondrie préoccupe aussi certains chirurgiens, depuis Dupuytren qui raconte que beaucoup de malades sont morts de chagrin ou se sont tués après l'ablation de leurs testicules. Nous croyons de tels faits fort exceptionnels ; on n'enlève pas, en effet, les deux glandes et les malades se laissent facilement persuader que « un testicule en vaut deux ». L'ancien *Testis unus, testis nullus* a vieilli. Ce qui attriste l'existence bien plus que la perte d'un organe à moitié fondu et sans valeur fonctionnelle, ce sont les suppurations sans fin, les douleurs continues, les soins incessants qu'entraîne la présence des foyers ramollis.

On se préoccupe de ses testicules en raison des besoins qu'on en a. Or, lorsque la glande est envahie tout entière, que les foyers s'ulcèrent, les désirs sont bien affaiblis. Aussi, répèterons-nous qu'un testicule qui suppure ne nous paraît pas « un testicule moral », bien « consolant », et nous nous demandons, avec Deville, « ce que peut avoir de séduisant pour le malade — ou pour tout autre — un scrotum entouré de cataplasme ». Ce n'est donc pas encore cet argument qui nous éloignera de la castration.

Nous voudrions, maintenant, étudier les résultats éloignés de cette opération et dire ce qu'il advient des individus châtrés pour tuberculose génitale. L'autre testicule s'est-il pris? A-t-on vu, comme le prétend Dufour, la tuberculisation épididymaire, même après l'ablation de l'organe, « se généraliser fatalement et envahir le cordon, la prostate et les vésicules séminales, puis la phtisie pulmonaire se déclarer? » Nous ne saurions rien affirmer pour nos cas, tous malades d'hôpital qui nous ont quittés une fois guéris de leur plaie opératoire. S'ils sont revenus dans le service, ils n'ont plus retrouvé leur chirurgien encore nomade. Mais on a publié, çà et là, des cas remarquables, parmi lesquels celui de M. Tillaux, dont le malade, châtré depuis sept ans, jouissait d'une santé qui ne s'était jamais démentie.

Nous essayerons de résumer cette longue clinique en quelques courtes propositions : Quelles que soient la forme et la gravité de la tuberculose du testicule, il faut avoir recours au traitement général, qui souvent provoquera la guérison. Lorsque les foyers caséeux siègent dans l'épididyme seul, on s'abstiendra de toute intervention radicale, on ouvrira les abcès, on dilatera les fistules, on pourra même, dans plusieurs cas assez rares, détruire avec le thermocautère quelques dépôts isolés; mais tous les efforts et toutes les espérances doivent converger vers l'hygiène et la thérapeutique.

Si le testicule proprement dit se prend, si la glande se tuméfie et devient douloureuse, si des poussées aiguës se déclarent de temps en temps, si la rougeur du scrotum ne se dissipe pas et prouve, par sa persistance, que les parties profondes se désorganisent, de quelle nécessité imposer au malade ces longues suppurations? Pourquoi repousser une opération qui le débarrasserait vite d'une glande perdue fatalement et qui, si on l'abandonne à elle-même, mettra peut-être des années à disparaître! Or, pendant ce temps, toute vie sociale est rendue difficile, des complications sont à redouter, et la souffrance que ressent le malade lui rappelle sans cesse l'affection dont il est affligé. L'hésitation ne saurait être permise : il faut alors faire la castration.

III

Le sarcocèle syphilitique.

Depuis la publication de notre mémoire, des travaux importants ont paru sur la syphilis du testicule : une étude originale de notre collègue, le docteur Tédenat (de Montpellier), la thèse d'agrégation de M. Rohmer et l'article de MM. Walther et Gosselin dans le *Nouveau Dictionnaire de médecine et de chirurgie pratiques*. Nous allons rechercher où ces auteurs laissent la question, les points définitivement acquis et ceux qui paraissent obscurs encore. Nous relèverons, entre temps, des critiques qu'on nous adresse, celles qui ne nous semblent pas justifiées.

La vérole ne se manifeste pas, dans la glande séminifère, par des altérations de nature et de siège toujours identiques, et l'on distingue plusieurs variétés. L'épididyme peut être seul envahi et l'on a l'épididymite syphilitique de Dron ; le testicule proprement dit est atteint, avec ou sans lésions concomitantes de l'épididyme, et l'on se trouve en présence du sarcocèle dont on a décrit deux formes : l'orchite scléreuse ou interstitielle et l'orchite gommeuse. La première ne suppure jamais ; au contraire, dans quelques cas, assez rares d'ailleurs, les dépôts de la seconde se ramollissent et s'évacuent à travers une ulcération du scrotum. Une fistule ou un fongus peuvent être la conséquence de cette évolution particulière.

On sait les discussions qu'a suscitées l'épididymite syphilitique. L'étude que Dron nous en donne, en 1863, est des plus précises; cependant des doutes accueillirent cette première description et même, malgré le grand appui que Fournier lui prêta, malgré l'importante thèse de Balme, quelques auteurs allèrent jusqu'à nier résolument son existence. Sigmund ne la croit jamais indépendante des lésions des testicules, et Kocher (de Berne) nous dit que la syphilis primitive de l'épididyme « a été justement contestée ». Tel n'était pas notre avis et, bien qu'en 1882, lors de la publication de notre mémoire, nous n'eussions encore jamais observé cette forme, « nous n'admettions pas que la sagacité de maîtres tels que Dron et Fournier eût été mise en défaut ».

Bien nous en a pris; car, depuis cette époque, nous avons observé trois épididymites d'origine nettement syphilitique. M. Kirmisson en a communiqué un cas nouveau à M. Rohmer, et, de son côté, M. Tédenat en a cité plusieurs. Mais, si nous sommes maintenant affirmatif sur l'existence de cette lésion indépendante, nous n'en persistons pas moins à croire qu'il serait abusif de faire de cette épididymite un accident secondaire de la vérole. D'après la statistique de Balme, elle est bien survenue huit fois entre deux et quatre mois après le chancre, mais on la constate six fois entre le cinquième et le quatorzième mois, huit fois entre deux et huit ans, enfin une fois quinze ans après le début de l'infection. Aussi repoussons-nous encore le nom d'épididymite « secondaire » proposé par M. Fournier, et cela d'autant plus que le sarcocèle scléro-gommeux peut apparaître pendant la période secondaire ; dans des cas exceptionnels, on l'a observé même dès le troisième mois de la syphilis et nous en citons un exemple personnel.

Les observations nouvelles d'épididymite syphilitique confirment notre opinion : chez le malade de Kirmisson les premiers accidents avaient quatre ans de date ; cinq ans dans un fait de M. Tédenat ; seize mois, deux ans pour deux malades de notre pratique ; chez un troisième ce n'est même qu'au bout de douze ans que l'épididymite apparaît. Il s'agit d'un avocat de trente-neuf ans qui prit, après la guerre, un chancre dur, diagnostiqué et soigné par M. Fournier. Il eut, à la suite, une roséole des plus nettes, quelques plaques muqueuses aux lèvres et à l'isthme du gosier ; mais après dix mois de traitement énergique, la guérison paraissait complète ; de fait, elle se maintint jusqu'au commencement de 1882.

Au mois d'avril, ce malade, très attentif et très soigneux, sentit que la bourse droite se tuméfiait un peu ; il sentit, en arrière de la glande, une tumeur un peu allongée et qu'il comparait à une amande surajoutée au testicule. Mais, comme la pression n'était pas douloureuse et que les fonctions génésiques étaient conservées, il ne songe à consulter un médecin qu'un an après, et c'est le 25 mars 1883 que nous l'examinons pour la première fois. Le testicule proprement dit, la prostate, le cordon sont sains. Mais l'épididyme, doublé de volume, présente, à sa partie supérieure, un noyau de la grosseur d'une noisette; il est absolument indolore, même à la pression, dur, inégal, et des bosselures, semblables à des grains de plomb, se rencontrent aussi à la queue de l'organe.

Le 3 avril, huit jours après, le malade vint nous revoir; il avait pris, par jour, 4 grammes d'iodure de potassium; l'amélioration est considérable; les lésions de la queue de l'épididyme ont disparu; le tissu en est souple; au niveau de la tête il reste deux ou trois petits noyaux semblables à des pois, fort durs encore, mais indépendants les uns des autres. Le 29 avril, l'épididyme eût été complètement normal, n'était un petit nœud dans le globus major. Il est vrai que le 27 mai, lorsque le malade nous fit sa dernière visite, cette dureté anormale avait disparu, bien que l'emploi de l'iodure de potassium fût suspendu depuis plus de quinze jours.

Nous donnerons, mais plus brièvement encore, une autre de nos observations ; elle nous semble cependant jeter quelque jour sur la nature encore douteuse des nodosités épididymaires. Un de nos confrères, syphilitique depuis deux ans, nous arrive pour une tuméfaction de l'épididyme. Il n'y avait pas à s'y tromper, outre que les antécédents sont des plus nets et que les accidents en puissance ne pouvaient avoir aucune autre origine plausible, c'était bien la lésion classique décrite par Dron. On trouvait, au niveau de la tête, un noyau de la grosseur d'une noisette, dur, ligneux et qui s'était déposé sournoisement au milieu des tissus. Mais en même temps s'était développée dans la joue une tumeur qu'il était impossible de ne pas considérer comme une gomme. 4 grammes d'iodure de potassium sont prescrits. En six jours la tumeur de la joue avait disparu, et, en moins de quinze, l'épididyme avait repris son aspect normal. De ce fait nous aurions une grande tendance à conclure que la tumeur de Dron est une gomme de l'épididyme.

Les altérations du testicule proprement dit sont mieux connues, mais on ne décrivait guère, avant notre mémoire, que la forme interstitielle ou scléreuse. Au hasard des autopsies on avait bien rencontré quelques gommes en plein parenchyme glandulaire, mais elles étaient signalées tout au plus comme une curiosité; leur structure et leur évolution restaient dans une ombre à peu près complète. Cependant ces dépôts caséeux sont loin d'être rares et les recherches d'anatomie pathologique nous ont démontré qu'ils coexistent presque toujours avec la sclérose. Aussi, pour sanctionner cette fréquence, avons-nous proposé de qualifier de scléro-gommeuse l'orchite syphilitique.

Nous constatons avec plaisir que l'accord semble fait sur ce point. MM. Walther et Gosselin admettent, comme nous, cette coexistence. « Les deux lésions, indiquées par les mots sclérose et gomme, existent simultanément au début et pendant une longue période de la maladie, et la clinique est absolument impuissante à dire s'il y a plus de tissu fibreux formé ou en formation que de gommes destinées à subir cette même transformation. » Ailleurs nous rencontrons ce membre de phrase : « Le plus souvent le sarcocèle, dès le début, est scléro-gommeux. » Cette conception anatomique, nous sommes le premier, je crois, à l'avoir nettement formulée; aussi notre surprise a été grande de lire, dans son rapport à l'Institut sur le prix Godard qui nous a été décerné, cette phrase de M. Gosselin : « On pourra trouver un peu d'exagération dans la distinction qu'établit M. Reclus entre les formes gommeuse et scléreuse du sarcocèle syphilitique. » Nous comprenons si peu le reproche de l'éminent professeur, que nous croyons encore à quelque faute typographique.

Dans son article du *Dictionnaire,* M. Gosselin se plaint que les auteurs ne disent pas « ce qui fait l'augmentation de volume que nous observons au début et pendant une longue période de la maladie ». Nous avons, pour notre part, donné notre opinion en un mot et nous jugeons inutiles les quinze pages de physiologie pathologique que M. Rohmer a cru devoir consacrer à cette question. La pathologie générale ne nous a-t-elle pas appris que toute inflammation interstitielle au début provoque une tuméfaction notable? L'irrigation plus abondante des tissus, la prolifération et la migration des éléments embryonnaires suffisent d'autant plus à expliquer l'augmentation du volume du sarcocèle à ses débuts, qu'on peut ajouter, par surcroît, les dépôts de masses gommeuses dans le parenchyme de la glande.

Il est une autre critique que nous n'acceptons pas. Après avoir reproduit la description que M. Malassez et moi donnons des lésions de l'orchite scléro-gommeuse dont l'aboutissant est la disparition des tubes séminifères, M. Gosselin ajoute : « Cette conclusion est absolument erronée et en contradiction avec ce qu'enseigne la clinique à tous ceux de nos prédécesseurs et de nos successeurs qui l'ont étudiée de près. » La sclérose des tissus et l'oblitération des tubes ne seraient pas fatales. La résorption peut survenir assez tôt pour que la substance sécrétante reparaisse; chez les malades que l'on traite bien, l'organe reprend sa structure et ses fonctions.

Nous n'avons jamais dit qu'une vigoureuse thérapeutique ne puisse, au début, arrêter la marche de la sclérose et provoquer la résorption des éléments nouveaux. Mais, pour peu qu'on ait vu au microscope une orchite interstitielle invétérée, on ne peut admettre la *restitutio ad integrum,* et ceux qui ont « étudié de près la clinique » expliquent autrement la réapparition des fonctions qu'il est assez fréquent d'observer. Ils savent que, d'ordinaire, la syphilis ne frappe pas d'emblée toute la glande; ils ont vu des segments de parenchyme absolument indemnes. N'avons-nous pas publié un fait où M. Brissaud constatait, à côté des altérations les plus graves, des tubes intacts où s'effectuaient encore les divers stades de la spermatogenèse? Aussi ces cliniciens pensent-ils que le traitement ne saurait rendre aux canaux sclérosés l'épithélium délicat dont la segmentation produit les animalcules, mais qu'il assouplit les tissus, provoque la résorption des dépôts qui compriment les voies d'excrétion; le libre passage se rétablit et le sperme, élaboré par les portions de glande que la syphilis n'a pas touchées, progresse de nouveau et gagne les vésicules.

Telles sont les quelques critiques que M. Gosselin adresse à notre chapitre d'anatomie pathologique, car nous ne relèverons pas les longs reproches de M. Rohmer sur notre dénomination d'orchite scléro-gommeuse. Il préfère pour sa part celle d'orchite interstitielle nodulaire. Nous lui accordons volontiers cette concession d'étiquette, et il ne s'agit que de cela puisqu'il nous fait l'honneur de suivre pas à pas la description anatomique que nous avons donnée de la syphilis du testicule. Si le titre ne lui plaît pas, nous sommes enchantés que du moins le fond lui ait convenu à ce point.

Malheureusement cette entente ne dure pas, et les divergences qui éclatent en clinique nous étonnent d'autant plus, que notre symptomatologie nous semblait découler de notre anatomie pathologique. Il nous paraît difficile d'accepter l'une et de repousser l'autre. On sait quelle est notre doctrine : la syphilis provoque, dans le parenchyme de la glande spermatique, l'apparition de cellules embryonnaires, dont les unes s'infiltrent, tandis que les autres s'agglomèrent en nodules qui constituent des gommes de volume plus ou moins considérable. Les éléments infiltrés s'organisent en tissu scléreux; les gommes peuvent, dans leur évolution successive, ou bien se résorber, ou bien se ramollir et s'évacuer au dehors. Dans le premier cas, nous avons le tableau de l'orchite interstitielle, forme banale fort bien décrite depuis Ricord; dans le second, nous avons la gomme suppurée, qui peut elle-même se terminer par un fongus.

L'orchite interstitielle, notre forme scléro-gommeuse non suppurée, est bien connue. Il est cependant un symptôme sur lequel on discute encore; nous voulons parler de l'hydrocèle. M. Gosselin nous dit que « cet épanchement existe presque toujours, et constitue un des bons signes du sarcocèle syphilitique ». Nous connaissions cette opinion, émise pour la première fois, croyons-nous, dans une clinique de Nélaton; mais nous ne saurions la partager. Nous avons relevé 50 observations, et l'hydrocèle s'est rencontrée à peine dans la moitié des cas. Il se peut qu'au début du sarcocèle elle soit plus fréquente, mais, aux périodes ultimes, elle devient fort rare, et sur 23 dissections de testicules syphilitiques enlevés par la castration ou recueillis après la mort, 21 fois l'épanchement fait défaut, 2 fois il est très léger, 1 fois la quantité de liquide est appréciable.

M. Trélat partage notre avis, et dans une clinique récente il s'exprime nettement sur ce point. Kocher, Rollet, Virchow ont aussi noté très souvent la symphyse de la vaginale, et M. Tédenat a vu une hématocèle d'origine syphilitique. Ce fait ne nous surprend pas, car nous avons observé plusieurs cas où des vaisseaux nombreux rampaient à la surface de la vaginale et de ses néo-membranes. Nous pensons donc que, lorsque l'orchite vieillit, il s'opère une fusion des feuillets séreux et nous admettons que, si, à un moment quelconque de son évolution, le sarcocèle s'accompagne d'un épanchement, cette hydrocèle ne tarde pas à disparaître ; et une fois sur deux, l'explorateur ne la retrouve plus à l'époque où il examine les bourses.

Autre point qui prête à discussion; nous avons décrit, après Ricord, une orchite syphilitique d'allure inflammatoire, et caractérisée par son début brusque, la douleur, la tuméfaction rapide et la rougeur des téguments. M. Gosselin admet cette forme, car il nous dit que,

« dans des cas exceptionnels, une orchite aiguë a marqué le début du sarcocèle, qui reprenait sa marche habituelle après l'apaisement des phénomènes inflammatoires ». D'autre part, M. Fournier qui, dans ses remarquables leçons de 1873, insiste sur l'aphlegmasie, l'évolution froide de la vérole dans la glande spermatique, a observé depuis, — et nous tenons cette assertion de sa bouche, — des orchites syphilitiques aiguës ou subaiguës.

Autre est l'opinion de M. Rohmer, pour qui « les faits rapportés par M. Reclus ne sont nullement probants ». Car, nous dit-il, « dans tous ses cas la douleur est le symptôme dominant ». « Dans tous les téguments qui étaient sains, il n'y avait ni rougeur, ni empâtement du scrotum; de plus, sauf le cas de Reliquet, nul observateur n'a vu l'orchite naître sous ses yeux. » Il nous fâche vraiment de trouver de pareilles affirmations, et M. Rohmer eût dû se donner la peine de lire. Dans la plupart de mes observations, on dit au contraire que le sarcocèle débute « avec tous les caractères d'une orchite aiguë ». M. Duplay, — et nous avions copié son observation, — raconte « que les souffrances sont telles, que le malade doit quitter le travail; le scrotum est épaissi et rouge comme dans l'orchite blennorrhagique ».

M. Reliquet n'est pas seul à avoir *vu* l'orchite syphilitique aiguë. Comment M. Rohmer, qui dit avoir lu notre mémoire, n'y a-t-il pas trouvé : « Une fois d'ailleurs nous avons vu l'orchite naître et évoluer sous nos yeux. Un jeune homme de dix-sept ans, vigoureux, intact de toute blennorrhagie et de toute affection uréthrale, prend un chancre, et bientôt se déroule la série des accidents secondaires. Au cours du troisième mois, une douleur survient dans le testicule droit, qui se tuméfie et double de volume; la moindre pression éveille de vives souffrances; les téguments sont rouges. On prescrit l'iodure de potassium et le mercure : les douleurs disparaissent, le gonflement diminue, la guérison s'obtient. »

Le désaccord s'accuse encore lorsqu'il s'agit de l'orchite scléro-gommeuse suppurée. Nous serons bref sur la doctrine confuse et contradictoire de M. Rohmer. Il admet l'anatomie pathologique telle qu'elle a été exposée par M. Malassez et par nous; il la suit pas à pas, se bornant à remplacer le nom de forme scléro-gommeuse par celui d'orchite interstitielle nodulaire. Mais à la symptomatologie il tourne court; il ne s'occupe plus que des éléments infiltrés; il nous reproche sévèrement de croire à la suppuration de l'orchite interstitielle, tandis que nous n'avons jamais parlé que de la suppuration des dépôts caséeux; et, pour nous prouver que nous croyons à cette suppuration des tissus scléreux, il s'appuie sur cette phrase qu'il extrait de notre mémoire : « Quant au ramollissement et à la suppuration des *dépôts gommeux*... »! On ne saurait avoir la main plus malheureuse.

Il n'en est pas de même avec M. Gosselin. Son opinion est nette : il ne croit pas à la suppuration de l'orchite scléro-gommeuse; « il incline à penser que Reclus, dans son ouvrage, a décrit comme syphilitiques des orchites suppurées qui n'avaient pas cette étiologie. Cet auteur parle, en effet, d'orchites qui se sont terminées par l'apparition d'une saillie arrondie, molle, qui, après l'établissement d'adhérences entre les deux feuillets de la tunique vaginale, s'ouvre, laisse échapper une sérosité filante plutôt que du vrai pus et quelques bourbillons. Or, dans des faits de ce genre, que nous avons vus et que nous avons publiés sous le nom d'orchite ulcéro-gangreneuse indolente, les bourbillons n'étaient pas de la matière néoplasique gommeuse, ils étaient formés par des tubes séminifères mortifiés. »

Nous en demandons pardon à M. Gosselin ; nous n'avons pas confondu les gommes suppurées avec les orchites ulcéro-gangreneuses, que nous connaissons fort bien pour en avoir observé trois cas, dont l'un a été publié dans notre thèse de doctorat, et la différence est grande entre les deux tableaux cliniques. C'est ainsi que M. Gosselin ajoute : « Nos sujets n'étaient pas syphilitiques, et le testicule ne présentait pas les plaques indurées et l'augmentation de volume et de consistance qui caractérisent le sarcocèle syphilitique. »

Eh bien, nous, dans nos cas, nos malades étaient en puissance de vérole ; les testicules présentaient ces plaques indurées, ces saillies, ces nodosités, cette augmentation de volume et de consistance que M. Gosselin déclare caractéristiques. Les bourbillons ne ressemblent en rien à ces petits pelotons couleur café au lait qui, dans l'orchite ulcéro-gangreneuse, proéminent à la surface du scrotum et où l'on reconnaît facilement les tubes séminifères mortifiés, mais c'était bien de la substance néoplasique gommeuse. Enfin la rapide guérison par l'emploi du traitement mixte est un argument dont la valeur ne saurait être méconnue.

Tous ces caractères sont des plus précis, entre autres dans notre quatrième observation. Que M. Gosselin ne l'a-t-il lue attentivement! Il s'agit d'un malade, Grec d'origine, et qui eut un chancre à vingt-deux ans; nous en constatons la trace; du reste il a eu de fréquentes angines, une ulcération rebelle de la commissure labiale gauche; une éruption croûteuse dans les cheveux; il présente, actuellement, une gomme fistuleuse au bras et des exostoses douloureuses sur le sternum et les deux tibias.

Le testicule gauche, un peu voilé par une hydrocèle, est volumineux, dur, bombé, recouvert de saillies comme enchâssées dans les tissus, de petites plaques de consistance cartilagineuse; il est absolument indolent à la pression. Or, à droite, sur le scrotum, on voit une ulcération dont les bords rouges, tuméfiés, taillés à pic, forment un cratère, au fond duquel on aperçoit une masse jaunâtre, feuilletée, dont les débris s'enlèvent facilement avec une pince. Mais, sous la première couche, on en trouve une seconde qui s'exfolie à son tour. Sous l'influence de l'iodure de potassium et du mercure, le testicule gauche s'assouplit; l'ulcération du testicule droit se déterge et se rétrécit si rapidement, qu'en quarante-huit heures la surface en diminue de moitié.

Est-ce que tous les caractères de certitude, tous les signes pathognomoniques exigés par M. Gosselin ne sont pas réunis à souhait dans cette observation? Notre mémoire, d'ailleurs, en contient d'autres certainement aussi probantes. M. Gosselin nous dit que son opinion a été ébranlée par un fait qu'a publié son élève Paul Reynier; qu'il veuille bien lire les nôtres et son doute disparaîtra sans retour. Il admettra alors avec Kocher, Terrillon, Duplay, Fournier, Guyon, Panas et nous, pour ne parler que de ceux dont l'opinion est bien connue, le ramollissement et la suppuration du sarcocèle gommeux.

CHAPITRE X

MALADIES DE LA MAMELLE

La maladie kystique des mamelles

Rien n'est plus commun que les kystes de la mamelle; il est peu de tumeurs, bénignes ou malignes, qui ne leur donnent naissance, et du fibrome au carcinome tous les tissus pathologiques du sein peuvent se creuser des cavités dont la forme, le volume et la nature varient à l'infini. Ces néoplasies sont connues; parmi elles cependant il est une affection fréquente, si nous en croyons notre courte expérience, qui n'aurait pas encore été l'objet d'une description spéciale. Nous proposerions de l'appeler la *maladie kystique des mamelles.*

Elle présente deux caractères bien nets : d'abord les kystes, en nombre souvent considérable, occupent la glande tout entière. Or, d'habitude, il n'en est pas ainsi, et les cavités se développent au milieu d'une tumeur, sarcome, épithélioma, carcinome, qui, quel qu'en soit le volume, n'atteint guère qu'une partie de la mamelle saine en ses autres points. Ici, la glande est partout envahie, et, de la périphérie au centre, on trouve des kystes épars dans tous les lobes.

Le second caractère n'est pas moins singulier : dans cette affection particulière, les kystes sont bilatéraux. On sait pourtant combien sont exceptionnelles les néoplasies qui siègent à la fois dans les deux glandes ; nos livres les signalent comme des raretés pathologiques, et il faudrait de longues recherches pour en trouver quinze exemples dans les recueils. Ici, les deux mamelles sont atteintes, et, simultanément ou consécutivement, les cavités apparaissent et se développent dans les deux seins.

Voici, du reste, nos observations :

En 1878, une dame de trente-cinq ans nous consultait pour une tumeur que l'on trouvait, au sein gauche, vers la partie inférieure et interne ; elle était du volume d'un œuf de pigeon, arrondie, très dure et difficilement isolable du tissu glandulaire environnant. Au pourtour de cette grosseur principale, un examen attentif permettait de sentir de petites nodosités qui rappelaient les lobules mammaires injectés de matière solide.

Ces nodules se rencontraient un peu partout dans la glande, mais en plus grande abondance vers le centre, qui semblait criblé de grains de plomb. La pression ne réveillait pas de douleur ; à peine survenait-il de temps en temps un élancement rapide. Il n'y avait pas d'écoulement séreux ou sanguin par le mamelon. La peau était normale et souple, et la mamelle glissait facilement dans sa mince enveloppe de graisse. Les ganglions de l'aisselle étaient sains.

Nous eûmes recours au professeur Broca, qui sans

hésitation porta le diagnostic de tumeur maligne. Notre maître était surtout influencé par les antécédents de famille de notre malade, dont la grand'mère était morte d'un cancer de l'utérus et dont l'oncle était atteint d'un vaste cancroïde de la face, dont il devait mourir un an plus tard.

L'opération fut décidée ; elle eut lieu au mois de juin, et la moitié inférieure de la mamelle fut enlevée. Nous y trouvons un kyste à contenu liquide, à parois minces, lisses, parcourues par des vaisseaux déliés, et fort adhérentes au tissu glandulaire qui présentait çà et là de petites cavités de la grosseur d'un pois et en tout semblable, sauf le volume, à la poche principale.

La malade, mariée sans enfant, était rhumatisante, cardiaque, très affaiblie par des fièvres intermittentes rebelles. La cicatrisation fut lente. Tout était terminé, cependant, et la santé paraissait s'affermir lorsque, au commencement de 1880, elle nous consulte de nouveau : une tumeur s'était développée dans ce qui lui restait de mamelle. En tout semblable à la première, elle était entourée de petits grains durs perdus dans le tissu fibreux.

Toujours hanté par les antécédents de famille, Broca crut à une rédicive ou même à une continuation d'un cancer qu'un examen superficiel aurait fait prendre pour un kyste simple, L'ablation fut décidée et pratiquée au mois d'avril. Nous trouvons encore un kyste central entouré de kystes plus petits, à parois minces et lisses, à liquide transparent. Une fois encore, on dut renoncer au diagnostic de tumeur maligne.

Un an ne s'était pas écoulé que la malade nous consultait pour le sein droit. Autour d'une tumeur du volume d'une noix, on constatait les petits renflements que nous avions déjà notés deux fois. Leur nombre paraissait considérable ; il y en avait jusqu'à la périphérie de la glande. Broca était mort ; nous envoyâmes notre cliente à M. le professeur Verneuil, qui nous écrivit sur la lettre de consultation : « Tumeur maligne, ablation rapide. »

Je pratiquai cette opération au mois d'août 1880, avec l'aide de mes confrères les docteurs Brissaud et Minière. J'enlevai toute la glande, dont la dissection fut assez délicate, et nous trouvâmes, selon nos prévisions, des kystes en tout semblables à ceux que nous avions observés à gauche, deux fois déjà ; des cavités à parois minces, remplies d'un liquide dont la coloration variait suivant les poches. La mamelle en était criblée et, après dissection, rappelait une grappe de raisin.

La guérison fut assez rapide ; la malade se remit très bien. Les années 1880, 1881 et 1882 ont été bonnes. Malheureusement, des pertes abondantes viennent de survenir, qui tiennent à l'existence d'une tumeur fibreuse de l'utérus. Tel est du moins notre diagnostic et celui de M. Siredey. Mais les cicatrices de la mamelle sont absolument nettes, les ganglions axillaires sont sains, et rien ne fait prévoir une agression nouvelle de la maladie kystique.

Cette observation nous avait beaucoup frappé par la multiplicité des kystes, leur dissémination non seulement dans toute la glande, mais dans les deux glandes, leur évolution continue et l'absence de tumeur proprement dite. Nous n'avions rien lu de semblable, et l'erreur de Broca, celle de M. Verneuil, me prouvaient qu'il s'agissait là de faits peu communs et non encore décrits.

Or, en 1882, nous fûmes consulté par une femme de quarante-cinq ans, bien portante d'ailleurs, bien réglée et qui ne pouvait nous signaler, dans ses antécédents, aucune maladie antérieure; elle n'avait pas d'enfant, n'était pas mariée. Sa mère était morte en couches à trente ans, son père à soixante-quatorze.

Au mois de mars 1882, elle reconnut par hasard, en se lavant, l'existence, dans le sein gauche, d'une grosseur survenue sournoisement, mais qui se développait vite. Je trouvai au centre de la glande, sur le mamelon, un noyau dur, ferme, élastique, du volume d'un œuf de pigeon. En même temps, je constatais, dans toute la mamelle, l'existence de grains analogues à ceux que j'avais appris à connaître chez ma première malade. Ils hérissaient, pour ainsi dire, chacun des lobes, et lorsque, déprimant la peau, on insinuait la main sur la mamelle, on sentait des nodosités jusque sous la face profonde.

Nous examinons immédiatement le sein droit; le mamelon est rétracté. Il en a été toujours ainsi, nous dit la malade. La glande ne présente point de tumeur principale, mais elle est parsemée de ces petits renflements durs, qui donnent la sensation d'une mamelle injectée au suif. Les grains abondent en tous points, mais ils sont plus saillants vers la partie externe et inférieure. Peau mobile et souple au niveau des deux glandes; peu d'écoulement par le mamelon; pas d'engorgement ganglionnaire.

Nous priâmes notre ami M. F. Terrier, de voir la malade. Il conclut, comme l'avaient fait dans notre premier cas Broca et Verneuil, à une tumeur maligne, et, sans s'expliquer sur la bilatéralité de l'affection, il conseilla l'ablation de la mamelle gauche, qui fut enlevée le 18 mai. L'opération eut des suites très simples, et la guérison fut rapide. Au mois de décembre suivant, nous extirpions la seconde mamelle, dont le volume cependant était resté stationnaire, mais que nos connaissances histologiques acquises depuis notre première opération nous faisaient considérer comme un danger permanent.

Voici deux autres observations inédites de la pratique de M. Verneuil, et qui nous ont été communiquées, l'une par son interne, M. Tuffier, aide d'anatomie de la Faculté, et l'autre par le docteur Huette, de Montargis :

Il s'agit, dans le premier cas, d'une femme de cinquante-un ans, entrée le 26 octobre 1878 à la clinique de la Pitié, pour une double tumeur des mamelles. On note chez la malade des douleurs qui ont laissé des craquements articulaires à leur suite, une déformation rhumatismale du gros orteil et des varices survenues après une grossesse.

Il y a deux ans environ, quelques mois avant la ménopause, une branche, brisée sur le genou, vint heurter violemment le sein droit. La douleur fut très vive, et le lendemain une ecchymose apparaissait qui s'effaça au bout de quelques jours. Mais, un mois après cet accident, la femme sentit, au point frappé, rouler sous le doigt un noyau dur, qui peu à peu grossit et devint le siège de quelques élancements.

Quatre mois avant son entrée, une nodosité semblable apparaissait spontanément dans la mamelle gauche. La tumeur s'accrut avec plus de rapidité que la précédente. La moindre pression y est douloureuse, et les mouvements du bras provoquent des élancements. Comme toutes les pommades conseillées restent inefficaces, la malade vient consulter M. le professeur Verneuil et se résout à entrer à l'hôpital.

La mamelle droite, la première atteinte, n'est que peu augmentée de volume; elle paraîtrait même normale si la palpation attentive n'y faisait découvrir, autour d'un noyau central induré, une foule de petites nodosités de la grosseur d'un pois à celle d'un grain de raisin et qui donnent la sensation exagérée des lobes et des lobules d'une glande en lactation. D'ailleurs la peau est souple et mobile; il n'existe pas d'adhérence avec les parties profondes. On distingue quelques petits ganglions dans l'aisselle, mais ils sont indolents et sans caractères bien nets.

La mamelle gauche, un peu moins grosse que la droite, présente les mêmes nodosités dures, élastiques, enchâssées dans le tissu glandulaire, mais mobiles sous la peau et sur l'aponévrose du grand pectoral. Leur nombre est aussi considérable que dans l'autre sein, mais peut-être leur volume est-il moindre. L'engorgement ganglionnaire est ici manifeste, et l'on trouve, dans l'aisselle, deux ou trois ganglions douloureux et gênants dans les mouvements du bras.

M. Verneuil, sans conclure d'une manière bien positive, penchait vers un double adénome. Toutefois l'évolution relativement rapide lui fit faire de grandes réserves sur la nature de la lésion. Devant l'insistance de la malade, il se décide à opérer et commence par le sein droit dont le volume est plus considérable. Il se contente d'amputer la glande et n'ouvre pas l'aisselle, persuadé que les ganglions qui s'y trouvent sont simplement irrités.

Les suites de l'opération sont des plus simples. La cicatrisation est rapide, les ganglions restent stationnaires, la mamelle gauche n'augmente pas de volume et la malade demande à quitter l'hôpital, promettant de revenir plus tard se faire amputer l'autre sein. Mais elle n'a pas reparu à la consultation. Nous ne décrirons pas plus la pièce que nous ne l'avons fait pour les observations antérieures. Les lésions toujours identiques seront étudiées en bloc, dans un paragraphe spécial.

L'observation du Dr Huette est beaucoup plus sommaire, et, si nous la transcrivons ici, c'est que la pièce nous a été confiée et qu'elle est une des quatre dont l'examen histologique a été pratiqué par M. Brissaud.

Il s'agit d'une dame de quarante-cinq ans, dans la famille de laquelle on trouve plusieurs cancéreux. Depuis plusieurs mois, elle sentait une tumeur dure et légèrement douloureuse au sein droit. Elle l'attribuait à un coup. En 1881, la mamelle prit un développement plus marqué et devint plus sensible encore. Aussi la malade réclama-t-elle les soins de M. Huette, qui voulut prendre conseil de M. Verneuil.

On constata l'existence, dans la mamelle droite, d'une

tumeur bosselée, fort dure, à limites assez indécises et qui occupait la plus grande partie de la glande. Le sein gauche d'ailleurs ne semblait pas normal; il était parsemé çà et là de petits renflements et paraissait disposé à suivre la même évolution que son congénère.

L'amputation de la mamelle droite fut pratiquée le 4 novembre 1882. La plaie cicatrisa fort bien et maintenant, dix mois après l'opération, il ne paraît avoir aucune tendance à la récidive; la cicatrice et la région axillaire sont absolument saines. La seconde mamelle, examinée récemment par M. Verneuil, n'a subi aucun changement.

La pièce nous a été remise et nous avons trouvé au milieu d'un tissu blanc nacré, très dur, un nombre considérable de kystes noirâtres et qui faisaient ressembler la glande à une grappe de raisin. Au centre se trouvait une cavité plus considérable, qui contenait un liquide hématique. Nous avions affaire à des lésions absolument semblables à celles que nous avions constatées dans les autres mamelles kystiques. L'examen histologique confirma cette première appréciation.

M. G. Richelot, dans sa thèse d'agrégation sur les *Tumeurs kystiques de la mamelle,* nous parle d'une glande extirpée par M. Monod en 1875, où se trouvait un nombre considérable de kystes. Au bout de quelque temps, on s'aperçut que la seconde mamelle était atteinte d'une affection semblable, mais on n'opéra pas. M. Monod nous apprend que la femme mourut en 1881 d'une congestion cérébrale; il n'y avait eu ni récidive de la glande opérée, ni changement appréciable du sein respecté.

Enfin, j'ajouterai que je fus, l'année dernière, consulté

par une dame russe âgée de vingt-six ans, mariée à seize ans et qui, à dix-sept, avait fait une fausse couche. Elle n'avait point eu de nouvelle grossesse. Il y a deux ans, elle s'aperçut que ses deux seins, petits, peu doublés de graisse, devenaient durs et bosselés. Elle nous demanda notre avis, après avoir déjà consulté un de nos collègues des hôpitaux, dont le diagnostic avait été : mastite chronique double.

Pour notre part, la sensation de mamelle injectée au suif, les bosselures irrégulières et leur diffusion dans toute la mamelle, la bilatéralité de la lésion nous firent penser à la maladie kystique. Malgré la compression recommandée par notre collègue, les tumeurs ne s'affaissent pas. Mais nous n'osâmes prendre l'initiative d'une double opération, qui eût fait ressembler notre cliente à une de ses compatriotes Skoptzy. D'ailleurs, au milieu de nos incertitudes, cette dame regagna son pays.

Nous avons, à cette heure, examiné déjà cinq mamelles atteintes de maladie kystique, et aussi bien au microscope qu'à l'œil nu, leurs lésions se ressemblent assez pour que nous puissions en faire une description unique.

Un premier point fort remarquable est l'absence de tumeur au sens propre du mot : l'existence d'un kyste volumineux avait fait penser à des cliniciens tels que Broca, Verneuil et Terrier qu'un néoplasme s'était développé dans la mamelle. Mais la dissection nous prouve qu'il s'agit de cavités éparses dans le parenchyme et entourées de tissus d'une résistance, d'une coloration et d'une structure normales. Nous avons donc affaire, non à une tumeur limitée, mais à une glande saine en apparence et dont les acini et les conduits sont dilatés par une formation kystique plus ou moins confluente.

Ces kystes sont plus abondants d'ailleurs qu'on ne le soupçonnerait au premier abord. On en distingue quinze, vingt, trente au centre ou à la périphérie de la glande; mais bientôt la coupe en révèle un plus grand nombre, que la palpation ne permettait pas de reconnaître. Le volume en est moindre; pourtant leur localisation, la structure de leurs parois et leur contenu les rapprochent en tout des plus gros; et de la cavité qui logerait à peine une tête d'épingle à celle qui atteint un grain de raisin ou même un œuf de pigeon, il n'y a point de différence essentielle.

Tout au plus leur contenu varie-t-il de couleur et de fluidité. Ceux-ci renferment un liquide plus clair, plus transparent, citrin ou légèrement verdâtre; ceux-là sont jaunes, café au lait, chocolat ou noir. Les uns sont remplis d'une substance visqueuse, demi-solide, chargée de globules huileux; les autres, d'une sorte de bouillie athéromateuse tenant en suspension un sable crayeux. Ces caractères se rencontrent surtout dans les petits kystes, et, lorsqu'on presse la glande entre les doigts, on voit sourdre une infinité de filaments vermiformes identiques à ceux des tannes cutanées.

A ces aspects divers ne correspondent pas des différences très considérables de composition : il s'agit toujours d'une substance mucoïde plus ou moins fluide et qui tient en suspension des matières colorantes du sang, des globules déformés, des cellules tuméfiées et granuleuses, de la graisse et quelques cristaux Du reste, l'étude de ce liquide a été fait, ailleurs et très complètement, par MM. Cadiat, Coyne et Malassez; nous n'avons pas à y revenir.

Les kystes, avons-nous dit, sont épars dans un parenchyme glandulaire normal. Mais, écrit M. Brissaud, la mamelle a plusieurs manières d'être normale ; elle peut être active ou inactive et la section d'un sein qui sécrète est absolument différente de celle d'un sein qui ne sécrète pas encore, et un sein qui n'a pas encore sécrété ne ressemble pas davantage à un sein qui ne sécrète plus. Or, les glandes kystiques présentent, en des régions différentes, ces trois aspects distincts : la substance dure, fibreuse et nacrée du sein vierge ; la substance grenue, grisâtre et lobulée du sein en lactation ; enfin la substance fibro-graisseuse du sein flétri.

Voici maintenant ce que nous révèle le microscope. Cette étude est due à M. Malassez et à M. Édouard Brissaud. Nous transcrivons dans son entier la note plus sommaire que nous avons rédigée d'après les préparations de M. Malassez, et ne donnons que le résumé des recherches de M. Brissaud, qui d'ailleurs doivent paraître intégralement dans les *Archives de physiologie*.

Les lésions ne sont point partout les mêmes, et l'on peut, dans la glande, étudier successivement : 1° une région fibreuse voisine du mamelon ; 2° une région d'aspect adénoïde ; 3° une région d'aspect adénoïde avec petits kystes visibles à l'œil nu ; 4° enfin la région des grands kystes.

La région d'*aspect fibreux* qui avoisine le mamelon est traversée par les conduits galactophores, dont les uns ont une apparence normale, tandis que les autres sont dilatés, et parmi eux il en est dont le tissu cellulaire sous-épithélial est infiltré de petits éléments ronds qui forment là une sorte de gaîne plus ou moins épaisse suivant les points et semblent témoigner d'un certain degré d'irritation superficielle. L'épithélium, du reste, est à peu près normal.

La région d'*aspect adénoïde* nous montre d'abord des lobules qui ont subi une transformation fibreuse plus ou moins complète. Les acini ont en partie disparu, et ceux qui persistent sont séparés les uns des autres par d'épaisses travées de tissu conjonctif. Mais, à côté de ces lobules étouffés par cette hypertrophie fibreuse, il en est d'autres dont les cavités glandulaires (acini et conduits) sont au contraire dilatées et forment de petits kystes révélés par le microscope. L'épithélium n'y est plus cubique, comme à l'état normal; les cellules en sont très développées et s'accumulent par places en petites végétations.

Ici, le tissu fibreux semble atrophié, et certaines cavités ne sont séparées que par une cloison conjonctive très mince, une simple lamelle que la moindre pression pourra déchirer. De là à une fusion de deux cavités, il n'y a qu'un pas, et l'on comprend facilement le mode de formation des kystes plus volumineux. Les portions fibreuses occupent un espace plus restreint que les portions kystiques. La première paraît être la lésion primitive ; l'apparition de la seconde serait même de date beaucoup plus récente. Il y aurait donc deux phases, l'une caractérisée par un processus fibreux, et l'autre par un processus épithélial.

La région d'*aspect adénoïde à petits kystes visibles à l'œil nu* présente, à côté des lobules étouffés par l'hypertrophie du tissu fibreux et des cavités glandulaires dilatées que nous venons d'étudier, des kystes beaucoup plus volumineux et dont la plupart semblent dus à l'agrandissement des conduits galactophores. Ils sont tapissés par un épithélium à grosses cellules granuleuses, au-dessous desquelles on distingue, par places, la prétendue couche musculaire sous-épithéliale. Parfois l'épithélium remplit la cavité, comme on l'observe dans l'épithélium intra-glandulaire. Mais il ne semble pas s'être fait encore d'irruption dans le tissu conjonctif avoisinant, et partout les masses épithéliales sont emprisonnées par la membrane propre des cavités glandulaires.

La région des *grands kystes* est caractérisée par des cavités, dont quelques-unes peuvent atteindre les dimensions d'un œuf de pigeon. Ces kystes semblent résulter de la dilatation des kystes précédents, de la rupture des parois intermédiaires et de la fusion des diverses cavités. En effet, on trouve sur les parois des pointes, des sortes d'éperons, vestiges probables d'un cloisonnement antérieur. L'épithélium qui tapisse les cavités est tantôt très aplati; tantôt, au contraire, il est très développé et s'élève en végétations qui proéminent dans l'intérieur du kyste.

Nous retranchons de l'intéressante étude que nous a remise M. Brissaud toute la première partie, qui n'est qu'un long commentaire de la description beaucoup plus succincte donnée par M. Malassez. Cependant

M. Brissaud a vu des altérations diffuses autour des acini, et leur importance est trop grande au point de vue du pronostic et de la récidive possible pour que nous n'insistions pas sur ce point.

« Nous avons signalé plusieurs fois l'intégrité du tissu interstitiel ; mais il y a sous ce rapport deux restrictions à faire. Si l'on envisage sur une préparation, vue à un faible grossissement, le tissu cellulo-fibreux qui sépare plusieurs grains glandulaires, on constate du premier coup que ce tissu est sain. Mais si, avec un plus fort grossissement, on limite son examen au lobule lui-même, on voit que tous les acini sont en quelque sorte encerclés dans une série de lames fibreuses très épaisses, sur lesquelles l'épithélium paraît reposer immédiatement. Dans les espaces géométriques laissés libres par ces cercles cotangents, sont accumulés des éléments en travail de prolifération active. Là peut-être sont des capillaires sanguins, dont la sclérose péri-acineuse a fait disparaître la lumière. En dehors de cette sclérose circonscrite à la région des lobules glandulaires, le tissu interstitiel n'est pas altéré ; les cellules adipeuses, interposées aux lames fibro-conjonctives, sont même conservées indemnes.

« Sur d'autres points, alors que les lobules sont moins nettement isolés les uns des autres, le tissu fibreux présente quelques modifications très importantes. Entre les culs-de-sac acineux, l'infiltration cellulaire est plus confluente, et, par places elle prend une disposition telle qu'on peut croire à un envahissement des lymphatiques. On voit en effet des espaces triangulaires remplis d'éléments irréguliers, à gros noyaux, comparables aux cellules métatypiques qui remplissent les cavités voisines. La différenciation des éléments en question est cependant trop peu prononcée pour qu'on puisse rien affirmer relativement à l'infiltration lymphatique. Il y a lieu aussi de tenir compte de ce fait que ces espaces triangulaires sont beaucoup trop voisins des culs-de-sac pour être considérés sûrement comme des lymphatiques. Les lymphatiques du parenchyme mammaire sont en effet séparés des acini par une lame de tissu dermique assez épaisse, et ici les culs-de-sac et les espaces sont, en bon nombre d'endroits, presque au contact.

« Il serait très utile de pouvoir être affirmatif sur ce point. En tout cas, on sait qne les ganglions sont et demeurent absolument sains, au moins pendant fort longtemps, et, si la propagation du processus épithélial se fait, à un moment donné, dans les lymphatiques ou dans les mailles du tissu conjonctif, le retentissement ganglionnaire est singulièrement tardif.

« Enfin, il ne semble pas que la tendance invariable de ce travail irritatif soit, comme dans certaines tumeurs, l'envahissement progressif du stroma et la généralisation. Nous en avons la preuve dans ce fait que certains lobules subissent l'atrophie scléreuse dont nous avons fait mention. Et il ne peut s'agir là de l'atrophie des grains glandulaires qu'on constate chez les femmes qui ont été nourrices, puisque nous l'avons observée chez une femme vierge.

« Cette description, comme on l'a pu voir, se rapproche beaucoup de celle que Billroth et Coyne ont consacrée aux épithéliomas intra-canaliculaires. Le dernier de ces auteurs a signalé aussi la possibilité de l'existence de kystes dans cette espèce anatomo-pathologique, mais il la considère comme exceptionnelle. Dans nos observations, les kystes ne manquaient jamais, même dans les régions où la palpation n'avait pu en déceler la présence. M. Coyne considère encore que l'épithélioma intra-canaliculaire est une modalité particulière d'irritation *secondaire à une autre tumeur*. Dans nos préparations (et elles sont nombreuses), rien ne permet de supposer qu'il en soit ainsi; tout prouve le contraire. Nous acceptons qu'une tumeur puisse exercer sur une portion de mamelle inactive une irritation d'où résultent quelques-unes des modifications que nous venons de décrire. Mais, entre ces modifications localisées et secondaires et les lésions généralisées de nos observations, il y a autre chose qu'une différence du plus au moins.

« Enfin, la grande abondance des kystes n'est-elle pas un fait bien spécial? Jointe à toutes les variétés d'altération de l'épithélium, elle permet de classer l'affection dont il s'agit dans la catégorie des *épithéliomes kystiques* de Malassez; et la bilatéralité de la lésion est un fait qui les rapproche encore des tumeurs ovariennes de la même espèce, tumeurs auxquelles Malassez et de Sinéty ont consacré une étude si consciencieuse. »

Cette affection est trop fréquente pour avoir pu échapper complètement à l'attention des auteurs. Mais son histoire est peut-être scindée. Sa description anatomique a bien des traits de ressemblance, comme nous l'avons déjà vu, avec les épithéliomas intra-canaliculaires de Coyne et Labbé, tandis que sa clinique touche par plusieurs points à certains kystes séreux où l'on nous parle de cavités multiples éparses dans une glande mammaire, parfois même dans les deux. Velpeau, Holmes, Birkett, en ont recueilli des exemples.

Velpeau, dans son *Traité des maladies du sein*, nous parle de la femme d'un médecin de Bourgogne qu'il opéra d'un kyste séreux. Il fit une injection iodée. Trois ans après, la malade, « qui, deux ans avant l'intervention, s'était déjà aperçue de bosselures semblables à quelque distance de la tumeur, revint à Paris avec un nouveau kyste dans chaque sein. Ils furent opérés dans la même séance par l'injection iodée et se sont dissipés sans plus de troubles que la première fois ». En tout cas, Velpeau nous dit « que ces tumeurs ne sont susceptibles d'aucune dégénérescence maligne et que le pronostic n'est ni plus ni moins grave que celui d'une hydrocèle ordinaire ».

Holmes, dans *System of Surgery*, nous parle de kystes tantôt multiples, tantôt uniques, et qui parfois peuvent envahir les deux seins. Les plus petits existent à la périphérie de la glande, les plus volumineux au centre et près du mamelon. Les premiers sont durs, les seconds fluctuants; ils sont dus à la distension des canaux galactophores. L'évacuation du liquide et l'injection iodée suffisent pour en débarrasser la malade. Mais lorsque les kystes sont très nombreux, l'extirpation de la glande est indiquée. Ici encore le processus épithélial est absolument méconnu. Pourtant l'auteur ajoute que ces kystes s'associent souvent aux cancers.

Paget nous fait une description analogue. Les kystes nombreux, pleins de liquide diversement coloré et que l'on rencontre épars dans la substance glandulaire, sont dus à la dilatation des canaux excréteurs. Les cavités prennent parfois un grand développement et deviennent fluctuantes. Après l'évacuation d'un gros kyste, un petit peut grossir. Les parois, quoique minces, sont très adhérentes au tissu glandulaire. C'est une affection de nature bénigne, bien qu'elle coexiste souvent avec le cancer. Birkett étudie aussi ces kystes séreux. Il cite un cas où la tumeur était bilatérale. Mais son anatomie pathologique et sa description clinique sont aussi indécises que celles de ses prédécesseurs.

Nous ne décrirons pas ici la maladie kystique des mamelles; sa physionomie ressort assez nettement de nos observations pour qu'il ne soit pas besoin de retracer un tableau d'ensemble. Nous nous contenterons de revenir sur quelques détails.

La présence d'une cavité relativement volumineuse, et qui dans nos cas a parfois dépassé la grosseur d'un œuf de pigeon, pourrait faire noter la fluctuation parmi les signes de la maladie kystique. Il n'en est rien, et nous avons vu que Broca, Verneuil et Terrier ont toujours cru à une tumeur solide. Pour nous qui examinions la glande avec le parti pris d'y découvrir des kystes, nous n'avons jamais éprouvé pourtant cette sensation de rénitence, cette élasticité particulière, ce soulèvement, cette transmission de pression qui révèlent les collections liquides. La trame serrée du tissu qui enveloppe les cavités, la grande distension de la poche, sont sans doute les causes de la dureté qui caractérise les grands et les petits kystes.

Tous les cliniciens, du reste, insistent sur la résistance particulière de ces tumeurs et Nélaton nous dit qu'on possède « plusieurs observations de kystes du sein pris pour des tumeurs squirrheuses ou fibreuses et dont on n'a reconnu la nature qu'au cours de l'opération ». Ce n'est que lorsque la poche, déjà très distendue, a pris un grand développement et refoulé les tissus pour faire saillie sur la peau, que la fluctuation et même la transparence peuvent être notées.

La maladie kystique est-elle toujours bilatérale? Évidemment non! et nous avons trouvé dans les auteurs, Velpeau, Paget, Birkett, Brodie, décrites sous le nom kystes séreux, des tumeurs très probablement identiques à celles que nous étudions et où les cavités multiples n'existaient que dans une mamelle. Dans un des cas de M. Verneuil, la bilatéralité n'est pas absolument évidente et M. Pozzi nous signalait un fait de sa pratique où le même sein nécessita trois opérations pour trois kystes consécutifs; or la seconde mamelle paraît encore indemne.

Nous pensons cependant que la bilatéralité est beaucoup plus fréquente qu'on ne le croit. Notre deuxième observation nous montre une malade chez qui les kystes volumineux n'existaient que dans le sein droit, qui seul était douloureux et seul préoccupait la patiente. Cependant l'autre mamelle était atteinte et nous avons insisté pour une opération qu'on ne réclamait nullement et dont l'urgence paraissait plus que douteuse. Or, non seulement nous avons trouvé la glande criblée de petits kystes, mais le microscope nous révéla une plus grande ancienneté des lésions et peut-être la diffusion des masses épithéliales dans le tissu péri-acineux.

Il arrivera sans doute, maintenant que l'attention est appelée sur ce point, qu'un examen plus attentif permettra de reconnaître cette dureté particulière de la glande, ces saillies hémisphériques, nombreuses surtout à la périphérie, cette sensation de mamelle injectée au suif, de grain de plomb enchâssé dans le tissu du sein. En tout cas, l'esprit devra être en éveil, et, si la seconde mamelle est intacte, il faut se rappeler que la maladie kystique a des chances sérieuses de s'y développer plus tard. Chez notre première malade, ce n'est que deux ans après l'extirpation du sein droit que le sein gauche revêtait les altérations caractéristiques.

La maladie kystique est-elle bénigne? Jusqu'ici, la clinique est rassurante. Notre première cliente est opérée depuis six ans de la mamelle droite, depuis trois ans de la mamelle gauche et il n'y a pas trace de récidive; la cicatrice est souple et l'aisselle libre de ganglions. Chez notre deuxième malade, l'un des deux seins est extirpé depuis quinze mois et l'autre depuis dix, et ici encore la guérison semble devoir être durable. La dame de Montargis amputée depuis onze mois par M. Verneuil ne paraît pas non plus menacée; enfin l'observation de M. Monod nous montre une femme qui meurt cinq ans après l'opération, mais d'une congestion cérébrale et sans récidive mammaire.

L'anatomie pathologique n'est malheureusement pas aussi confiante. Jusqu'à présent, on n'a pas trouvé de masses épithéliales ayant franchi sûrement la membrane d'enveloppe des acini et diffuses au milieu du tissu conjonctif. Si Brissaud reste sur la réserve, Malassez est très affirmatif sur ce point. Mais il n'en est pas moins vrai qu'en certains endroits les lésions sont déjà très avancées; des cellules atypiques distendent des cavités glandulaires et l'étape est bien courte que la tumeur devrait franchir pour devenir un de ces épithéliomas de nature franchement maligne, si bien connus depuis les travaux de Valdeyer et de Malassez.

On sait, en effet, que les végétations épithéliales n'ont aucune tendance à l'envahissement rapide tant qu'elles sont contenues par la membrane d'enveloppe des cavités glandulaires. Cette membrane forme une barrière qui sépare les acini des lacunes et des capillaires lymphatiques, voie naturelle de l'infection. Mais dès que cet obstacle est forcé, rien ne s'oppose à la marche progressive de la tumeur, qui prend les allures d'un véritable cancer. Pour bien des auteurs mêmes, le carcinome ne serait qu'un épithélioma dont les cellules migreraient dans le tissu conjonctif et s'y creuseraient des cavités séparées les uns des autres par des travées fibreuses, trame alvéolaire du carcinome de Virchow.

Aussi le pronostic doit-il être très réservé; nous devons attendre une plus longue observation de nos opérées, et des faits plus nombreux avant de nous prononcer sur la bénignité de la maladie kystique des mamelles. Heureusement nos deux cas et l'un de ceux de M. Verneuil appartiennent à la clientèle de ville. Nous connaissons ces malades, et rien ne nous sera plus facile que de suivre au jour le jour leur histoire.

Du moins le traitement nous semble nettement indiqué, et bien que, pendant cinq ans, la lésion du second sein de l'opérée de M. Monod n'ait paru subir aucune aggravation, l'intervention du chirurgien nous paraît de rigueur. Si les kystes seuls s'accroissaient, les malades en seraient quittes pour une mamelle plus ou moins volumineuse, gênante et parfois un peu douloureuse, mais il y a aussi des cavités distendues par des masses épithéliales dont la végétation menace d'infiltrer le tissu péri-acineux et les lacunes lymphatiques. La tumeur deviendrait alors des plus malignes.

L'extirpation doit être totale. Retrancher de la mamelle la seule partie qui paraît soulevée par une tumeur serait un leurre, car les lésions sont diffuses et des kystes existent jusqu'à la périphérie de la glande. Que l'on se rappelle l'opération de Broca, celle de M. Pozzi : une portion de la mamelle fut enlevée ; au bout d'un an, une autre cavité se distendait rapidement et une nouvelle intervention devenait nécessaire.

Et la dissection doit être des plus attentives, pour ne pas laisser à la périphérie quelques lobules égarés dont la prolifération épithéliale amènerait l'apparition d'une tumeur nouvelle. Il ne faut pas croire que cette extirpation soit toujours facile. Dans nos deux cas, nous pourrions dire dans nos quatre, puisque quatre glandes ont été amputées, il s'agissait de ces mamelles maigres, étalées au-devant du grand pectoral, sans pannicule graisseux et reliées par des tractus fibreux à la peau dont il très difficile de la séparer. Comme le marque M. Verneuil, de grandes précautions sont nécessaires si l'on veut, sans s'exposer à trouer les téguments, extirper la totalité de la glande.

Faut-il enlever les deux mamelles à la fois? Ceci est

une question de chirurgie générale que nous ne voulons pas trancher ici. L'état de la malade, ses convenances particulières seront à considérer. Nous dirons seulement que les deux extirpations doivent être aussi rapprochées que possible. Ce n'est pas toujours la glande la plus grosse dont les lésions sont les plus avancées ; un gros kyste est moins redoutable qu'une végétation épithéliale petite et sournoise dans son développement. Chez notre seconde opérée la première mamelle était plus grosse, son accroissement plus rapide, pourtant les lésions s'en trouvèrent plus jeunes et moins redoutables que celles de l'autre mamelle, dont l'évolulion était des plus lentes.

FIN.

TABLE DES MATIÈRES

CHAPITRE V

MALADIES DE LA FACE ET DES VOIES AÉRIENNES

CHAPITRE VI

MALADIES DE LA BOUCHE

CHAPITRE VII

MALADIES DU TUBE DIGESTIF

CHAPITRE VIII

MALADIES DES VOIES URINAIRES

CHAPITRE IX

MALADIES DU TESTICULE

CHAPITRE X

MALADIES DE LA MAMELLE

Paris. — Typ. G. Chamerot, 19, rue des Saints-Pères. — 14927

www.ingramcontent.com/pod-product-compliance
Ingram Content Group UK Ltd.
Pitfield, Milton Keynes, MK11 3LW, UK
UKHW022319190726
13856UKWH00001B/98